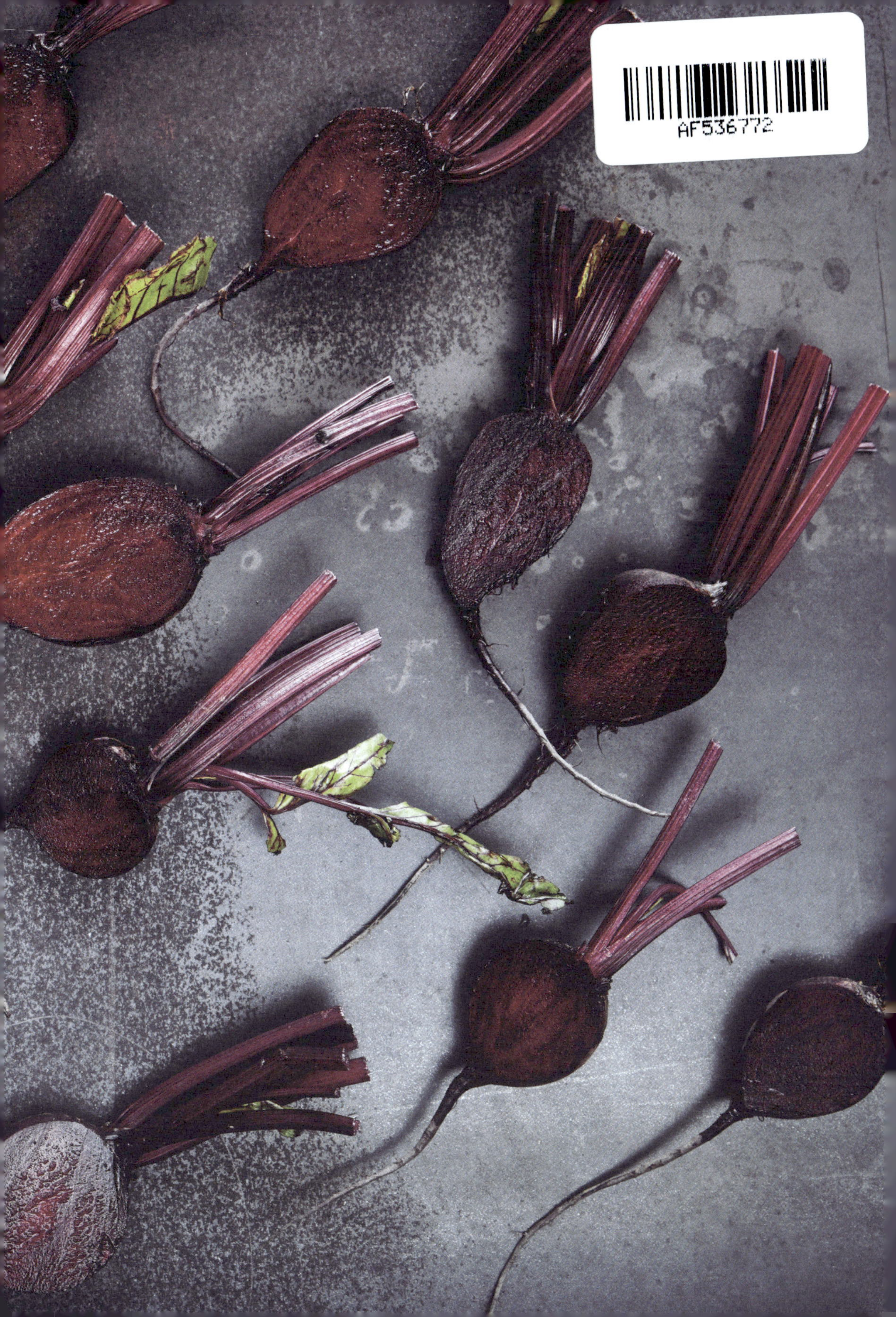

JERK W. LANGER
& JENS LINNET

Gesunder Blutdruck
in 14 Tagen

südwest

Inhalt

VORWORT

Der Professor: »Magisches Essen als Medizin«

In Deutschland ist fast jede/r dritte Erwachsene von Bluthochdruck betroffen, viele nehmen blutdrucksenkende Medikamente ein. Das Problem dabei ist, dass die medikamentöse Therapie nicht nur den hohen Blutdruck und die damit einhergehenden gesundheitlichen Risiken senkt, sondern auch eine ganze Reihe von Nebenwirkungen haben kann: Übelkeit, Schwindel, Dehydrierung, Verstopfung oder Durchfall, Müdigkeit und Impotenz. Wir Ärzte stehen deshalb vor der Frage, ob wir dem Patienten, indem wir ein Rezept ausstellen, nicht in Wirklichkeit mehr schaden, als dass wir ihm Gutes tun.

Mit einer optimierten Ernährung lässt sich genau hier ansetzen: Bestimmte Nahrungsmittel können auf beinahe magische Weise den Blutdruck senken – ohne all die unschönen Nebenwirkungen. Zusammen mit moderater Gewichtsreduzierung und möglichst viel Bewegung kann die Ernährung einen enormen Effekt auf den Blutdruck haben. Als Ernährungswissenschaftler sehe ich mit großer Freude, dass zwei Ärzte – ein brillanter Theoretiker und ein erfahrener Praktiker – sich zusammengetan haben, um zu zeigen, wie man durch den bewussten Genuss von Gemüse, Obst und Beeren, Vollkorngetreide, dunkler Schokolade, Käse usw. nachweisbar eine Blutdrucksenkung erreichen kann.

Dieses Buch bietet weit mehr als simple Vorschriften, wie dass man beim Kochen von Nudeln und Kartoffeln kein Salz ins Wasser tun darf. Am Salz zu sparen hilft vielleicht nur fünf Prozent derer, die erhöhte Blutdruckwerte aufweisen. Stattdessen finden sich hier zahlreiche inspirierende Rezepte für Gerichte und Getränke, die deutlich bessere Alternativen zum Gewohnten darstellen. Und Nebenwirkungen? Ja, vielleicht nehmen Sie etwas ab, die Cholesterolwerte sinken, Sie schlafen besser und verspüren mehr Lust auf Sex. Und mit solchen Nebenwirkungen kann man durchaus gut leben, oder?

Arne Astrup, Leiter des Instituts für Sport und Ernährung der Universität Kopenhagen, Professor, Oberarzt, Dr. med. für Klinische Ernährung in den Krankenhäusern Bispebjerg und Frederiksberg

Die zufriedene Patientin: »Mein Blutdruck sinkt!«

Zum ersten Mal bekam ich die Diagnose »erhöhter Blutdruck« im Herbst 2017 während einer beruflich anstrengenden Phase. Ich unterstütze als Pädagogin sozial benachteiligte, zumeist psychisch kranke Drogenabhängige. Im Juni 2018 waren meine Werte erneut auffällig. Mein Arzt fragte mich, ob ich das Ernährungsprogramm von »Gesunder Blutdruck in 14 Tagen« testen wolle, das zu diesem Zeitpunkt noch ausgearbeitet wurde. Ich stimmte sofort zu. Als Typ-2-Diabetikerin ist es für mich besonders wichtig, dass Blutdruck- und Cholesterinwerte nicht zu sehr ansteigen. Das Ernährungsprogramm zeigte sofort Wirkung. Schon nach 14 Tagen war mein Blutdruck von 145/90 auf 115/80 gesunken. Und auch meine Langzeitblutzuckerwerte haben sich positiv entwickelt.

Heute bin ich einfach nur dankbar und froh, dass ich diese Chance wahrgenommen habe. Die inspirierenden Rezepte und einfachen Regeln zur Auswahl der Lebensmittel haben mir die Umstellung leicht gemacht. Ich fühle mich insgesamt sehr viel wohler, bin nach der Arbeit deutlich weniger müde. Ich habe mir u.a. angewöhnt, vollwertige Zwischenmahlzeiten zu mir zu nehmen und nicht nur einen Apfel oder ein paar Karotten. Positiv ist auch, dass man in diesem Ernährungsprogramm nicht mit Verboten bombardiert wird, im Gegenteil: Da ich nie das Gefühl hatte, dass mir etwas fehlte, hatte ich auch keine Lust auf ungesunde Snacks.

Meine Arbeit bringt wechselnde Schichtzeiten mit sich, deshalb war etwas Planung nötig, um meine Mahlzeiten alle selbst zuzubereiten. Aber ich bin ziemlich strukturiert und experimentiere gerne in der Küche, und so war das Programm eigentlich leicht umsetzbar. Und jetzt, nachdem die ersten 14 Tage mit festem Ernährungsplan vorbei sind, kann ich alles viel flexibler handhaben. Ich werde mich beispielsweise wohl nie so ganz mit Haferbrei anfreunden, den ersetze ich also durch einen der anderen Frühstücksvorschläge.

Helle Andersen, Pädagogin, Næstved

Der praktizierende Arzt: »Ein längst überfälliges Buch!«

In den vergangenen dreißig Jahren habe ich Hunderte von Patienten mit erhöhtem Blutdruck behandelt. Den allermeisten von ihnen musste ich Medikamente verschreiben. Bei manchen Patienten war die Einnahme eines einzigen Mittels ausreichend, andere brauchten bis zu fünf verschiedene Präparate.

Bei der Diagnose *Hypertonie* fragen mich Patienten häufig, ob denn da nichts anderes helfe als nur eine medikamentöse Behandlung. »Natürlich«, sage ich Mal für Mal und erkläre, man könne sich mehr bewegen und vor allem gesünder ernähren. Doch wir alle – Ärzte wie Patienten – wissen um die große Herausforderung, seinen Lebensstil entsprechend solchen doch sehr allgemeinen Empfehlungen zu verändern.

Bis jetzt gab es meines Wissens kein »einfaches Rezept« in Buchform, das aufzeigt, wie man mittels entsprechender Ernährung seinen Blutdruck normalisieren kann. Immer wieder berichten die Medien von blutdrucksenkenden »Wunder«-Lebensmitteln, aber niemand kann sich ausschließlich von Kakaobohnen ernähren.

Umso größer war meine Freude, als ich dieses Buch zu lesen bekam. Es bündelt nicht nur einige der bereits bekannten Ratschläge, sondern berücksichtigt auch viele neue Erkenntnisse. Es baut auf leicht nachvollziehbaren Prinzipien und Rezepten auf, für die sich wohl die allermeisten begeistern lassen. Die Gerichte sind äußerst ansprechend und appetitlich abgebildet, und mir sind auch keine Lebensmittel aufgefallen, die ich nicht in meinem Supermarkt um die Ecke kaufen könnte.

Ich bin mir sicher, dass dieses Buch viele Menschen ansprechen wird – als eine mögliche Alternative oder Ergänzung zur medikamentösen Therapie von Bluthochdruck. Ich und mein Praxisteam freuen uns darauf, es unseren Patienten empfehlen zu können.

Holger Bro, praktizierender Arzt, Næstved

Die Autoren: »Es soll einfach sein – und schmecken!«

Es ist absolut faszinierend, was natürliche Lebensmittel im menschlichen Körper bewirken können, wie viele gefürchtete Krankheiten sich mit ihnen lindern oder sogar heilen lassen. Wir sind immer wieder erstaunt angesichts neuer Forschungsergebnisse, die belegen, wie wichtig es ist, u. a. Gemüse, Beeren, fetten Fisch und Vollkorngetreide zu essen, nicht zuletzt, wenn man einen erhöhten Blutdruck hat.

Forscher auf der ganzen Welt entdecken beständig neue Zusammenhänge zwischen Ernährung und Blutdruck. Wie aber profitiert man als ganz gewöhnlicher Mensch in einem geschäftigen Alltag von diesen wichtigen Erkenntnissen? Die Antwort darauf liefert das vorliegende Buch. Darin bündeln wir das aktuelle Wissen in einem einzigen effektiven Programm, das es Ihnen so leicht wie nur irgend möglich macht, durch Ernährung Ihren Blutdruck in Balance zu bringen.

Aus unserem eigenen übervollen Alltagsleben wissen wir, wie schwer sich Gewohnheiten und nicht zuletzt Essgewohnheiten ändern lassen. Deshalb sollten alle Gerichte in unserem Buch folgenden Ansprüchen genügen: Sie müssen so gut schmecken, dass Sie und Ihre Familie und Freunde sie mit Begeisterung essen – gerne auch öfter. Die verwendeten Lebensmittel sollten in jedem durchschnittlichen Supermarkt erhältlich sein. Die Gerichte müssen ganz einfach (also auch ohne Besuch eines Kochkurses) nachzukochen sein. Und: Unser Programm darf keinesfalls von traurig stimmenden Verboten geprägt sein – sondern vielmehr von verlockenden Möglichkeiten und von Lebensgenuss!

In Erfüllung all dieser Maximen können wir Ihnen hier einen optimalen Ernährungsplan bei Bluthochdruck präsentieren. Sie können sich wirklich auf diese zwei Wochen freuen, die der Startschuss für ein noch glücklicheres und gesünderes Leben sein sollen.

Jerk W. Langer
Arzt und Publizist

Jens Linnet
Praktizierender Arzt

KAPITEL
1

Bluthochdruck

Gute Ernährung als Gegenmittel

Willkommen! In diesem Buch präsentieren wir eine revolutionäre Methode den Blutdruck zu senken, nämlich mit gesunden und wohlschmeckenden Gerichten, die leicht zuzubereiten sind und außerdem die wunderbare Wirkung haben, Ihre Blutdruckwerte auf ein entspannteres Niveau sinken zu lassen. Wir beginnen mit einem Einblick in die Wissenschaft: In diesem Kapitel finden Sie die wichtigsten Belege dafür, dass diese Ernährungsweise wirklich wirkt. Außerdem bietet es eine kurze Einführung in unser blutdrucksenkendes Ernährungsprogramm.

Vielleicht hat Ihr Arzt erst kürzlich einen erhöhten Blutdruck bei Ihnen diagnostiziert. Vielleicht wollen Sie sich noch etwas Zeit geben und sehen, ob Sie nicht durch einen veränderten Lebensstil eine Verbesserung erreichen können. Oder vielleicht nehmen Sie bereits ein blutdrucksenkendes Medikament. Vielleicht leidet jemand anderes in Ihrer Familie unter Bluthochdruck, was Ihnen Grund gibt zu glauben, dass auch für Sie ein höheres Risiko besteht, eines Tages eine entsprechende Diagnose zu erhalten. Oder vielleicht wissen Sie gar nicht, wie es um Ihre Blutdruckwerte bestellt ist, denn nur die wenigsten Menschen bemerken es unmittelbar, wenn der Blutdruck erhöht ist.

Doch unabhängig von Ihrer aktuellen Situation wird Ihr Blutdruck Sie belohnen, wenn Sie Ihre Ernährungsgewohnheiten auf eine Weise verändern, wie wir sie in diesem Buch vorstellen. Zudem werden Sie sich eine ganze Reihe von potenziellen Problemen ersparen. Bluthochdruck nennt man auch »den stillen Killer«, und dieser Ausdruck ist keine Erfindung rabiater Ärzte, die ihre Patienten zu Tode erschrecken wollen. Man kann einen erhöhten Blutdruck leicht ignorieren, weil man damit über Jahre gut leben kann, ohne auch nur kleinste Anzeichen davon zu spüren. Wenn Sie allerdings nichts dagegen unternehmen, kann der Zustand fatale Konsequenzen nach sich ziehen.

Zum Glück können Sie einiges selbst tun, um Ihre Blutdruckwerte zu verbessern.. Nicht zuletzt Ihre Essgewohnheiten sind dabei von zentraler Bedeutung. Neueste Forschung hat u.a. nachgewiesen, dass einige Gemüse- und Obstsorten bestimmte Stoffe enthalten, die mit den Wirkstoffen der Natur den Blutdruck auf vergleichbare Art und Weise beeinflussen wie blutdrucksenkende Medikamente.

Vielleicht haben Sie schon die eine oder andere Diät ausprobiert, sich nach strikten und sonderbaren Regeln ernährt, Zutatenlisten gelesen und Kalorien gezählt, ohne dass sich ein Erfolg eingestellt hat. Lassen Sie sich von solchen Erfahrungen bitte nicht entmutigen. Wir wollen Sie nicht zu einer weiteren wundersamen Diät überreden, sondern Ihnen einen Weg aufzeigen, wie Sie Ihren Lebensstil dahingehend verändern können, dass Ihr Leben lebenswerter und leichter wird – mit etwas so Erfreulichem wie wohlschmeckenden natürlichen Lebensmitteln, die Sie und Ihr Blutdruck lieben werden.

Zusammen starten wir das Projekt mit einem kompletten Ernährungsplan und Rezepten für die ersten 14 Tage. Sie können entscheiden, ob Sie unserem Plan ganz genau folgen wollen oder ob Sie sich lieber etwas freier an den simplen Prinzipien orientieren, die wir Ihnen an die Hand geben. Danach sind Sie bestens vorbereitet, um selbst das Steuern und Planen zu übernehmen.

»Werde ich Hunger leiden?«, befürchten Sie vielleicht. Aber nein, keine Sorge! Sie können sich jeden Tag satt essen. Von Gemüse beispielsweise dürfen Sie so viel genießen, wie Sie Lust haben. Und wahrscheinlich werden Ihre neuen Mahlzeiten mehr sättigende Getreideprodukte wie Brot und Nudeln beinhalten, als Sie es gewohnt sind.

All das können Sie erreichen

- Eine Blutdrucksenkung, wenn Ihre Werte derzeit erhöht sind
- Geringeres Risiko für Bluthochdruck, wenn Ihre Werte derzeit im Normbereich sind
- Womöglich einen verminderten Bedarf an blutdrucksenkenden Medikamenten
- Gewichtsverlust ohne Hungerdiät
- Weniger ungesundes Bauchfett
- Weniger Entzündungen im Körper
- Geringeres Risiko für Blutgerinnsel in Blutgefäßen und Herz
- Geringeres Risiko für Herzversagen
- Geringeres Risiko für Hirnblutung bzw. Schlaganfall
- Konstante Sättigung im Tagesverlauf durch stabilere Blutzuckerwerte
- Geringeres Risiko einer Diabetes-Typ-2-Erkrankung
- Bessere Cholesterinwerte
- Besserer Schutz vor verschiedenen Arten von Krebs
- Bessere Verdauung
- Mehr Energie und Lebensfreude
- Besseren Schlaf
- Ein besseres Gedächtnis und geringeres Demenz-Risiko
- Geringeres Risiko für Schädigungen der Nieren und Augen
- Allgemein ein gesteigertes Wohlbefinden

Sie dürfen auch Fisch, Fleisch, Geflügel, Obst, Milchprodukte, Nüsse, Olivenöl und Schokolade genießen – und ab und an ein Glas Wein. Grundsätzlich ist das meiste erlaubt, auch wenn Sie Ihren Blutdruck sinken sehen wollen. Wir mögen keine Verbote, ebenso wenig wie Sie wahrscheinlich. Uns ist wichtig, dass alles seinen Platz haben darf, zu seiner Zeit, sofern es in Maßen geschieht. Und falls die Gelüste doch überhandnehmen sollten, sind wir mit gesünderen Optionen zur Stelle. Denn je mehr Sie die weniger gesunden Lebensmittel reduzieren, desto positiver wird sich dies auf Ihren Blutdruck und Ihre Gesundheit im Allgemeinen auswirken.

Für die meisten Menschen wird die von uns vorgeschlagene Ernährungsumstellung bedeuten, dass es weniger gibt vom Weißen und Weichen, dafür mehr von Grünem und Gröberem. Aber um Ihre Zweifel gleich zu zerstreuen: Sie werden sich schnell daran gewöhnen. Wir haben viele gute Tipps parat, die Ihnen den Übergang erleichtern. Die Gerichte in unserem Programm basieren auf Lebensmitteln, die auf angenehme Weise und anhaltend sättigen. Wenn Ihr Blutzuckerspiegel stabil ist, werden Sie nicht so leicht von Hungerhormonen überwältigt, die dem angestrebten Ziel entgegenarbeiten. Die in diesem Buch vorgestellte Ernährungsweise soll Ihnen so viel Energie und Wohlbefinden geben, dass Sie den süßen »Kick« nicht mehr brauchen.

Gewichtsverlust ohne Kalorienzählen

Das Ernährungsprogramm und die Rezepte wurden vor allem mit Blick auf eine Blutdrucksenkung erarbeitet, und nicht, um Sie um ein paar eventuelle Extrakilos zu erleichtern. Es kann aber sehr gut sein, dass Sie dennoch abnehmen. Der Ernährungsplan ist maßgeschneidert für einen täglichen Energiebedarf von etwa 2000 Kilokalorien (kcal), wobei 2000 Kilokalorien in unserem Ernährungsuniversum sehr viel stärker sättigen als 2000 Kilokalorien in Form der durchschnittlichen westlichen Ernährung, u.a. aufgrund der vielen Ballaststoffe. Probieren Sie also die Portionsgrößen, die wir in unseren Rezepten ansetzen, ein oder zwei Wochen lang für sich aus. (Details zur individuellen Mengenanpassung Ihres Ernährungsplans finden Sie ab Seite 253.) Sie müssen jedoch keine Kalorien zählen. Wenn Sie dem 14-tägigen Ernährungsplan strikt folgen, brauchen Sie gar nichts zu zählen oder zu messen – außer den Lebensmitteln, die Sie zur Zubereitung Ihrer Mahlzeiten benötigen.

Wenn Sie sich entscheiden, etwas freier nach den Prinzipien dieses Buches zu kochen, sollten Sie allerdings eines im Blick behalten: die Portionen der sieben Lebensmittelgruppen, auf denen die blutdrucksenkende Ernährungsweise aufbaut. Am Anfang werden Sie noch recht fleißig die Küchenwaage benutzen, um dann bald schon per Augenmaß abschätzen zu können, wie groß eine Portion von z. B. Fisch, Brot, Vollkornnudeln oder Nüssen ist. Von manchen Lebensmitteln werden die Portionen größer sein, als Sie es gewohnt sind – und andere kleiner.

»Gesunder Blutdruck in 14 Tagen« – Wie funktioniert das?

Wir haben einen Ernährungsplan für 14 Tage zusammengestellt. Die Mahlzeiten und Rezepte wurden so konzipiert und kombiniert, dass sie für eine Person mit einem täglichen Energiebedarf von etwa 2000 Kilokalorien angemessen sind. Das Zählen von Kalorien und Portionen haben wir dabei für Sie übernommen.

Der Ernährungsplan sieht für jeden Tag drei Haupt- und zwei Zwischenmahlzeiten vor (siehe Seite 134–139). Sollten Sie lieber auf Zwischenmahlzeiten verzichten wollen (etwa weil Ihr Alltag oft allzu hektisch ist) oder sich vegetarisch ernähren, finden Sie auf Seite 141–143 wertvolle Hinweise.

Die Zielsetzung für diese zwei Wochen ist, dass Sie einen guten Einstieg finden und mit allen Sinnen erleben, worum es bei alledem geht. Unsere Erfahrung hat gezeigt, dass sich schon nach wenigen Tagen ein neues Wohlgefühl einstellt – mit einem Plus an Energie bei weniger Müdigkeit, besserem Schlaf und sicherlich auch besserer Laune.

Manche Menschen benötigen mehr Kalorien, als der Ernährungsplan und die Rezepte für die Tage 1 bis 14 bereitstellen. Das liegt vielleicht an der Körpergröße oder daran, dass sie einer physisch fordernden Arbeit nachgehen, im Alltag sehr aktiv sind oder viel Sport treiben. Wenn Sie den Ernährungsplan befolgen und trotzdem Hunger verspüren, ist es (auch für den Blutdruck) am besten, mehr Gemüse und Vollkornprodukte zu essen, bis sich ein Sättigungsgefühl einstellt. Eventuell sollten Sie in einem solchen Fall die Portionsgrößen der vorgeschlagenen Gerichte insgesamt etwas vergrößern.

Grundsätzlich gilt: Essen Sie bitte nur zu den vorgesehenen Mahlzeiten. Vermeiden Sie es, zwischendurch und zusätzlich viele unnötige Kalorien zu sich zu nehmen, wie z.B. in Form einer verlockenden Handvoll Nüsse oder beim allzu ausgiebigen Abschmecken während des Kochens. Gleiches gilt für die Reste auf dem Teller, der in die Spülmaschine soll. All diese »Kleinigkeiten« summieren sich und können Ihre Tages- und Wochenbalance ungünstig verschieben.

Vielleicht möchten Sie aber auch weniger essen, als unser Plan es vorsieht, weil Sie von eher zierlicher Statur sind, Gewicht verlieren wollen oder einfach nicht so großen Appetit haben. Dann ist es am einfachsten, generell kleinere Portionen zuzubereiten. Idealerweise sparen Sie dabei aber nicht am Gemüse oder an den Vollkornprodukten.

Sie können frei mit der vorgeschlagenen Reihenfolge der Tage in unserem Ernährungsplan umgehen, doch für die einzelnen Tage sind die Gerichte mit Bedacht zusammengestellt, sodass Sie einigermaßen exakt die passende Anzahl an Portionen der sieben Lebensmittelgruppen erreichen, welche die Basis des Programms ausmachen.

Gerichte, die Sie aus dem einen oder anderen Grund nicht essen können oder wollen, lassen sich in der Regel problemlos durch andere Rezepte aus diesem Buch ersetzen – vorausgesetzt, diese sind bezüglich ihrer Zusammenstellung aus den sieben Lebensmittelgruppen gleichwertig. Jedem Rezept in diesem Buch stellen wir ein sogenanntes DASHBOARD zur Seite. Das Dashboard zeigt an, was eine Portion eines Gerichts an den verschiedenen Lebensmittelgruppen anteilig enthält.

Es ist gut möglich, dass Ihr Magen sich zu Beginn bemerkbar macht, vor allem wenn Sie es nicht gewohnt sind, größere Mengen an Ballaststoffen zu sich zu nehmen. Vielleicht melden sich auch leichte Kopfschmerzen, weil Sie weniger Zucker konsumieren. Doch diese im Grunde positiven Signale zeigen sich, wenn überhaupt, zumeist nur in den ersten Tagen.

Vergessen Sie nicht, dass immer Raum für Experimente und individuelle Vorlieben sein sollte. Sie brauchen dem Ernährungsplan nicht verbissen zu folgen, aber geben Sie ihm auf alle Fälle eine Chance – wir haben uns darum bemüht, ihn optimal zu gestalten.

Die Rezepte für die Tage 1 bis 14 finden Sie auf den Seiten 144–249.

Setzen Sie Ihre Medikamente keinesfalls sofort ab!

Wenn Sie wegen Ihres Blutdrucks bereits eine medikamentöse Therapie begonnen haben, sollten Sie diese in keinem Fall ohne Absprache mit Ihrem behandelnden Arzt abbrechen. Beim nächsten Arztbesuch informieren Sie ihn bitte, dass Sie Ihre Ernährung umgestellt haben, und zeigen ihm gerne die Seiten 270 und 271. Während nach und nach Ihr Blutdruck sinkt, können Sie wahrscheinlich die Medikamentendosis reduzieren und irgendwann womöglich ganz darauf verzichten.

Was verändert sich auf Ihrem Teller?

Folgen Sie unserem Plan, werden Sie im Vergleich zu einer durchschnittlichen westeuropäischen Ernährungsweise von manchem mehr, von manchem weniger zu sich nehmen. Hier die größten Unterschiede:

- Mehr Ballaststoffe und Vollkorngetreide (siehe Seiten 68–73)
- Mehr Kalium, Magnesium und Calcium (siehe Seite 125)
- Mehr natürliches Nitrat aus Gemüse (siehe Seiten 100–104)
- Weniger Kochsalz (siehe Seiten 122–129)
- Gesundes Fett in den richtigen Mengen (siehe Seiten 92–97 und 105–107)
- Weniger ungesundes Fett (siehe Seiten 96 und 105)
- Angemessene Mengen an Milchprodukten (siehe Seiten 80–83)
- Weniger Süßigkeiten und schnelle »weiße« Kohlenhydrate (siehe Seite 131)
- Weniger verarbeitete Nahrungsmittel (siehe Seite 89)
- Weniger Junkfood (siehe Seiten 89 und 105)
- Weniger Alkohol (siehe Seite 119)

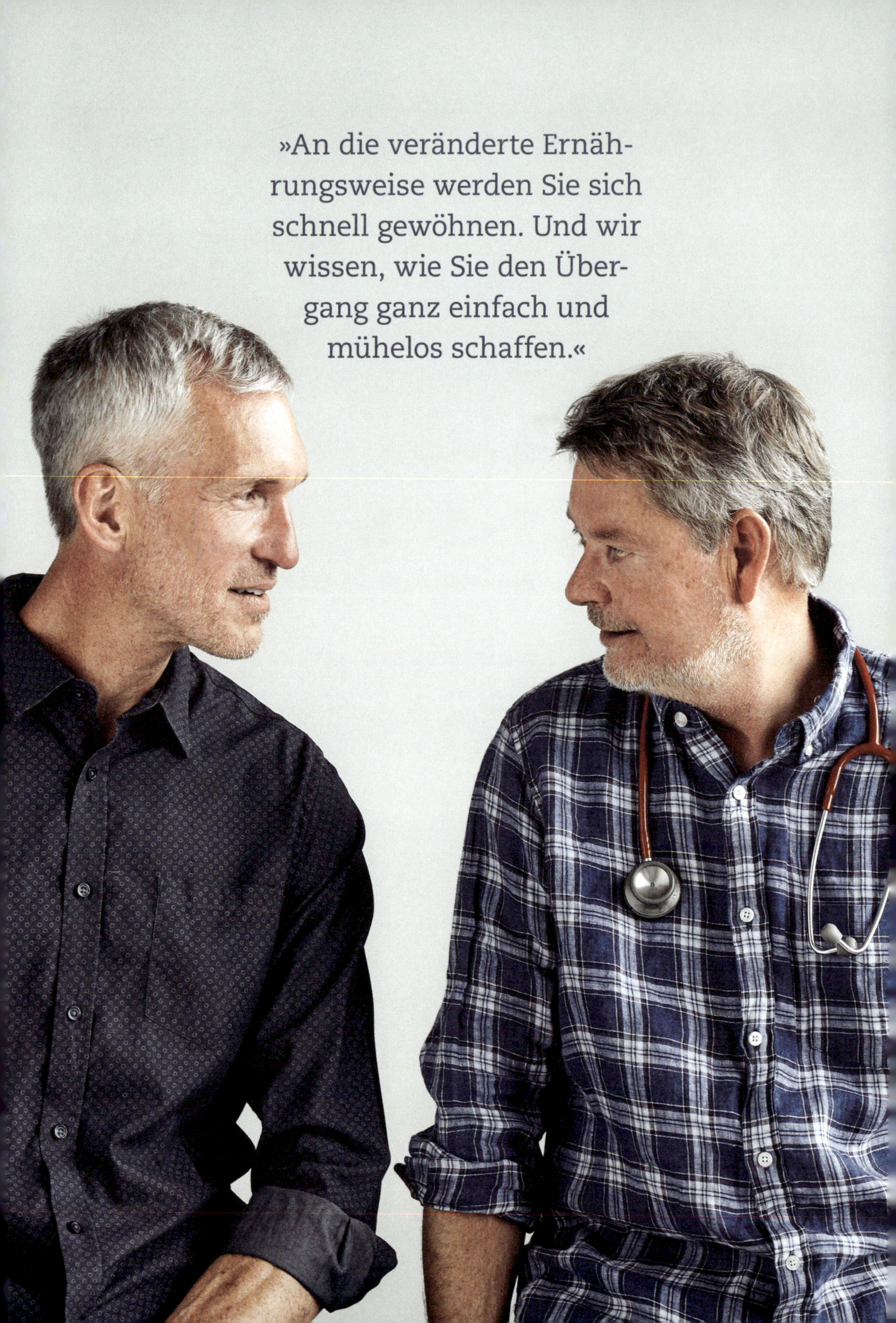
»An die veränderte Ernährungsweise werden Sie sich schnell gewöhnen. Und wir wissen, wie Sie den Übergang ganz einfach und mühelos schaffen.«

So viel werden Sie pro Tag essen

Anzahl der täglichen Portionen bei einem Energiebedarf von ca. 2000 Kilokalorien

Lebensmittelgruppe	Portionen pro Tag	
Gemüse	6	Und gerne auch mehr. Lesen Sie hierzu auf den Seiten 60-63.
Obst und Beeren	2-4	Essen Sie viele verschiedene Sorten. Mehr hierzu auf den Seiten 64-67.
Getreide und Kartoffeln	6	In der Vollkornvariante, wann immer möglich. Siehe Seiten 68-73.
Hülsenfrüchte, Nüsse und Samen	1-2	Lesen Sie mehr hierzu auf den Seiten 74-79.
Milch und Milchprodukte	2	Bevorzugen Sie fettarme Produkte. Mehr hierzu auf den Seiten 80-83.
Fisch, Fleisch, Geflügel und Eier	3	Bevorzugt Fisch und mageres Fleisch. Aus dieser Gruppe darf es gerne weniger sein. Mehr hierzu auf den Seiten 84-91.
Öl, Butter und Fette	Begrenzte Menge, z.B. 2-3	Wenn möglich gesunde Pflanzenöle. Mehr hierzu auf den Seiten 92-97.

Das Dashboard zeigt die Portionen an

Zu jedem Rezept gehört ein DASHBOARD. Dieses zeigt an, wie viele Portionen der sieben Lebensmittelgruppen ein Rezept enthält. Auf der Website **www.suedwest-verlag.de/blutdruck** finden Sie ein Dashboard-Formular zum kostenlosen Download, das Sie ausdrucken und ausfüllen können, wenn die ersten 14 Tage geschafft sind und Sie beginnen, Ihre Mahlzeiten frei zu kombinieren. Das Dashboard verschafft Ihnen einen genauen Überblick über die einzelnen Tage und erleichtert es Ihnen, einen eigenen Plan zusammenzustellen, teils mit Rezepten aus diesem Buch, teils mit anderen (modifizierten) Lieblingsgerichten.

DASHBOARD pro Portion

Gemüse ●●●●◖
Obst/Beeren
Getreide und Kartoffeln ●
Hülsenfrüchte/Nüsse
Milch/Milchprodukte
Fisch/Fleisch/Geflügel/Eier ●●
Öl/Butter/Fette ●

Die Wissenschaft hinter »Gesunder Blutdruck in 14 Tagen«

Das hier vorgestellte Ernährungsprogramm entstand in Anlehnung an klinische Untersuchungen US-amerikanischer Forscher zu blutdrucksenkender Ernährung, wie sie in bedeutenden medizinischen Fachzeitschriften publiziert wurden. Für dieses Buch haben wir die Prinzipien weiterentwickelt, verfeinert und für unsere europäischen Lebensverhältnisse und Essgewohnheiten optimiert. Doch zunächst wollen wir einen Blick auf die zugrunde liegende Forschung werfen.

An einer Untersuchung nahmen 459 Personen mit einem systolischen Blutdruck (dem höheren Wert) unter 160 mmHg (Millimeter-Quecksilbersäule) und einem diastolischen Blutdruck (dem niedrigeren Wert) von 80 bis 95 mmHg teil (Details zu diesen zwei Werten siehe Seite 25). Einige der Teilnehmer wiesen erhöhte Blutdruckwerte auf, andere solche im Normbereich. Die Teilnehmer wurden in drei verschiedene Gruppen eingeteilt, die acht Wochen lang jeweils einen Ernährungsplan befolgten:

Gruppe 1: Gewöhnliche westliche Ernährungsweise
Hier kam es zu keinen Veränderungen der Blutdruckwerte.

Gruppe 2: Westliche Ernährungsweise mit zusätzlichem Obst und Gemüse
Der systolische Wert sank deutlich, der diastolische veränderte sich dagegen kaum.

Gruppe 3: Die in diesem Buch vorgestellte Ernährungsweise
Es war eine deutliche Senkung der Blutdruckwerte zu verzeichnen, der systolischen wie der diastolischen. Diese Entwicklung begann bereits in der ersten Woche der Untersuchung und verlief schnell bis zum Ende der zweiten Woche, wonach sich die Werte auf diesem niedrigen Niveau stabilisierten (siehe Grafik auf Seite 19). Bei den Teilnehmern mit Bluthochdruck beobachtete man die deutlichste Absenkung, nämlich um durchschnittlich 11,4 mmHg (systolisch) bzw. 5,5 mmHg (diastolisch). Das entspricht der Wirkung eines typischen blutdrucksenkenden Medikaments.

Die rasche Wirkung und damit Senkung des Blutdrucks – innerhalb von nur zwei Wochen – ist verblüffend. Auch die Erkenntnis, dass diese Verbesserung sich stabilisiert, solange man diese Ernährungsweise beibehält, beeindruckt. Selbst wenn die Blutdruckwerte vor der Ernährungsumstellung nicht drastisch erhöht sind, sinkt, wie belegt wurde, der Blutdruck. Die Ernährungsumstellung kann also auch der Entwicklung von besorgniserregendem Bluthochdruck vorbeugen. Weitere Untersuchungen haben zudem gezeigt, dass die Ernährungsweise am besten wirkt, wenn nur maßvoll gesalzen wird.

Auswirkungen einer angepassten Ernährungsweise auf den Blutdruck

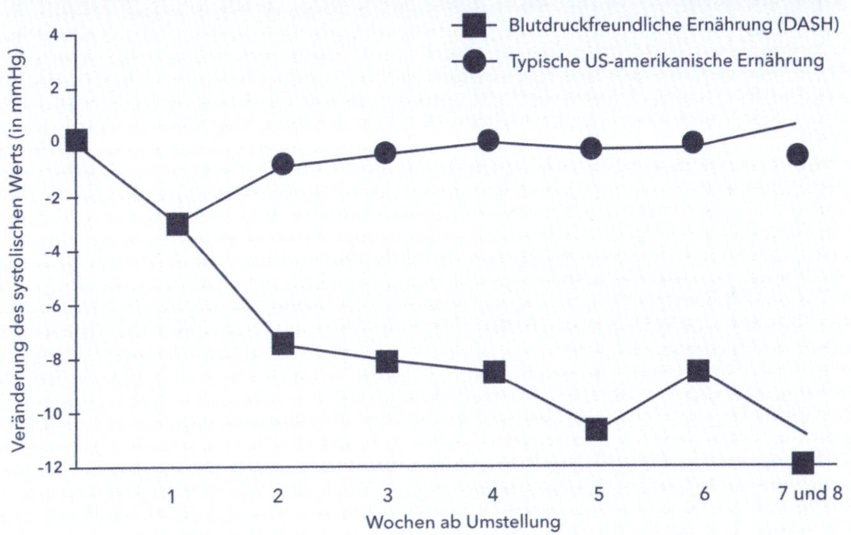

In dieser Untersuchung wurde bei den Testpersonen, die acht Wochen lang den blutdruckfreundlichen DASH-Ernährungsplan befolgten, eine durchschnittliche Blutdrucksenkung von 11,4 mmHg verzeichnet. Am deutlichsten sanken die Werte innerhalb der ersten 14 Tage. Die Kontrollgruppe, die eine typische US-amerikanische Kost zu sich nahm, erfuhr – kaum überraschend – keine Blutdrucksenkung (DASH Collaborative Research Group).

Zusätzlich zur raschen Absenkung der Blutdruckwerte wiesen die Forscher weitere positive Veränderungen nach: Der Wert für Cholesterin sank um sieben Prozent, für Homocystein um neun Prozent (Homocystein wird mit Herzkrankheiten, Schlaganfall und Demenz in Verbindung gebracht). Die blutdruckfreundliche Ernährungsumstellung hatte keinerlei Nebenwirkungen, abgesehen von Blähungen und einer Tendenz zu Durchfall in wenigen Fällen; diese anfänglichen Beschwerden verschwanden rasch wieder, nachdem sich das Verdauungssystem an die größeren Mengen von Gemüse und Obst gewöhnt hatte. Die Forscher sammelten darüber hinaus auch einige erfreuliche Ergebnisse bezüglich der Lebensqualität vor und nach der Untersuchung. Die Teilnehmer, die im Rahmen der Untersuchung blutdrucksenkendes Essen zu sich nahmen, konnten von gesteigertem Wohlbefinden berichteten – was auch unseren eigenen Erfahrungen entspricht: Die meisten wollen nicht wieder zurück zu ihren alten Essgewohnheiten.

Eine blutdrucksenkende Ernährungsweise schützt vor Herzinfarkt und Schlaganfall. Dies belegt eine Studie, die über den Verlauf von 24 Jahren knapp 90 000 Krankenpflegerinnen begleitete. Die Frauen, die den Prinzipien der blutdrucksenkenden Ernährungsweise am genauesten folgten, wiesen durchschnittlich ein um 24 Prozent verringertes Risiko für Herzerkrankungen und ein um 18 Prozent verringertes Risiko für Schlaganfall auf.

Die Forschungsergebnisse zu den Auswirkungen der DASH-Ernährungsweise auf den Blutdruck lassen sich wie folgt zusammenfassen:

- Der Blutdruck sinkt bereits innerhalb der ersten 14 Tage deutlich.
- Die reduzierten Blutdruckwerte bestehen fort, wenn man die gesunden Essgewohnheiten beibehält.
- Die positiven Auswirkungen können bei manchen Menschen durch reduziertes Salzen noch gesteigert werden.
- Die Ernährungsumstellung beugt bei gesunden Blutdruckwerten einem Anstieg vor.
- Der Cholesterinwert sinkt.
- Die allgemeine Lebensqualität verbessert sich.

Und wir haben die Strategie noch weiter optimiert ...

Für unseren Ernährungsplan haben wir die als Vorbild dienende DASH-Diät gemäß dem neuesten Stand der Ernährungswissenschaft weiter optimiert, damit sie gegen Entzündungen im Körper, für die Stabilisierung des Blutzuckers und für die Gesundheit der wichtigen Darmflora noch erfolgreicher wirkt. Diese Verbesserungen sind von großer Bedeutung, um den Blutdruck in einem gesunden Bereich zu halten und den Beschwerden vorzubeugen, die ein erhöhter Blutdruck mit sich bringen kann. Wir setzen u.a. auf:

- reichlich Gemüse – es spielt die Hauptrolle auf dem Teller
- den blutdrucksenkenden Effekt von Nitrat in Gemüse
- Fisch und Meeresfrüchte als die wichtigsten Quellen von anti-entzündlich wirkenden Omega-3-Fettsäuren
- eine optimale Balance von Omega-3- und Omega-6-Fettsäuren
- vollwertige und ballaststoffreiche Lebensmittel – idealerweise Vollkorngetreide
- Hülsenfrüchte als wichtige Lieferanten von pflanzlichen Proteinen und Ballaststoffen
- moderate Mengen an Obst, um blutdrucksenkende Mineralstoffe zuzuführen, dabei aber nicht zu viele Kilokalorien
- Pflanzenöle von guter Qualität – nicht im Übermaß, sondern in einer angemessenen Dosierung, sodass weder Blutdruck noch Geschmack leiden.

»Aber wie und wieso wirkt denn nun dieses Ernährungsprogramm?«, fragen Sie sich bestimmt. Grundsätzlich lässt sich feststellen, dass es viele Tropfen sind, die gemeinsam den Stein höhlen. All die wertvollen Nährstoffe, auf die unser Ernährungsplan setzt, bewirken zusammen eine effiziente Senkung des Blutdrucks – die Gesamtwirkung ist größer als die Summe der Einzeleffekte.

Im Vergleich zu den typischen Essgewohnheiten in unserem Kulturraum nehmen Sie mehr Ballaststoffe, gesunde Omega-3- und Omega-9-Fettsäuren, sättigendes Eiweiß und blutdrucksenkende Mineralstoffe wie Kalzium, Magnesium, Kalium und Nitrat zu sich – und gleichzeitig weniger Salz, Zucker, gesättigte Fettsäuren und Alkohol. Wahrscheinlich nehmen Sie dabei ab.

Wenn Sie Ihre Ernährung nach unseren Vorschlägen umstellen, werden Sie ziemlich sicher auch beginnen, in Ihrem Alltag allgemein mehr auf Ihre Gesundheit zu achten – und zwar auf ganzer Linie. Sie werden sich mehr bewegen wollen, besser schlafen, weniger Stress verspüren und beim Einkauf Lebensmittel von besserer Qualität wählen. All das zusammengenommen hilft Ihnen, Ihr Ziel zu erreichen.

KAPITEL
2

Ihr persönlicher Blutdruck

und eine maßgeschneiderte Strategie

Unser Ernährungsprogramm zur Blutdrucksenkung in kürzester Zeit kommt Ihrer Gesundheit zugute, ganz gleich, wie Ihre Blutdruckwerte derzeit aussehen. Doch was Sie konkret an positiven Veränderungen erwarten können und wie Sie das Projekt am besten angehen, ist abhängig von Ihren aktuellen Werten – davon, ob sich Ihr Blutdruck eher im unteren oder oberen Bereich befindet. Das herauszufinden ist nicht immer so einfach. Mit diesem Kapitel liefern wir Ihnen einen Leitfaden, wie Sie sich leicht mit Ihrem Blutdruck vertraut machen können.

____

»155 zu 95«, sagt der Arzt. Für Laien mag das Ergebnis einer Blutdruckmessung nach willkürlich in die Luft geworfenen Zahlen klingen. Dabei sind sie natürlich weder zufällig noch beliebig, sondern ernst zu nehmende Indikatoren eines (in diesem Fall mangelhaften) Gesundheitszustands. Gleichzeitig weisen die Werte darauf hin, welche Strategie Sie wählen sollten, um einen möglichst ausbalancierten Blutdruck zu erreichen. Was aber bedeuten eigentlich diese Zahlen?

Das Herz pumpt Blut durch ein Netzwerk von größeren und kleineren Blutgefäßen und versorgt damit unseren Körper. Im Durchschnitt zieht sich das Herz 60- bis 80-mal in der Minute zusammen. Der Blutdruck ist diejenige Kraft, die das Herz beim Kontrahieren schafft und die das Blut durch unseren gesamten Körper strömen lässt. Wäre der Blutdruck gleich null, gäbe es keinen Blutfluss. Deshalb ist auch höchster Alarm angesagt, wenn – ob nun in echt oder in Filmen und Fernsehserien – ein Schwerverletzter in der Notaufnahme oder auf dem OP-Tisch landet und der Blutdruck des Patienten abfällt. Denn nur solange ein messbarer Blutdruck da ist, ist auch Leben im Körper.

Aber abgesehen von solchen Extremsituationen stellt es für viele Menschen ein weit größeres Problem dar, dass ihr Blutdruck erhöht ist. Denn das setzt das gesamte System unter Druck und kann den Weg bahnen für diverse Krankheiten, die Sie sicherlich nicht bekommen wollen – Krankheiten, die die Lebensdauer beträchtlich verkürzen können.

Zum Glück können Sie eine ganze Menge selbst tun, um zu verhindern, dass es dazu kommt, und idealerweise geschieht dies in Zusammenarbeit mit einem Arzt. Die Strategie wirkt nämlich am nachhaltigsten, wenn Sie sich frühzeitig ein klares Bild von Ihrem Blutdruck und Ihrer allgemeinen Gesundheit machen. Hierbei kann Ihr Arzt Sie bestens unterstützen.

Wie auch ein Auto dem Gesetz nach in gewissen Abständen überprüft werden muss, ist es wichtig, regelmäßig den Blutdruck zu messen und sich mit ihm genauso vertraut zu machen, wie Sie es wahrscheinlich mit Ihrem Körpergewicht tun. Der Blutdruck ist nämlich alles andere als eine konstante Größe. Er steigt oft mit dem Alter an. Sei es aufgrund von Veranlagung und erblichen Krankheiten oder durch veränderte Gewohnheiten und Ereignisse in Ihrem Leben, die sich in Ihrem aktuellen Blutdruck widerspiegeln. Oft genug finden wir aber keine einfache Erklärung für Veränderungen des Blutdrucks.

Letztgenanntes Szenario ist tatsächlich die häufigste Situation. Wir können davon ausgehen, dass der Blutdruck ungünstig auf gewisse Faktoren in Ihrem Lebensstil reagiert – doch ob nun ein Zuviel an Salz schuld ist oder ein Mangel an Ballaststoffen, allgemein Stress oder noch etwas ganz anderes, kann sehr schwer festzustellen sein. Deshalb gilt grundlegend die Empfehlung, den Blick zu öffnen und den Lebensstil in allen Bereichen zu hinterfragen und zu optimieren, von denen wir wissen, dass sie in Zusammenhang mit dem Blutdruck stehen.

Lernen Sie Ihren Blutdruck kennen

Der Blutdruck wird durch zwei Werte dargestellt:

Gemessen wird in der Einheit Millimeter-Quecksilbersäule, abgekürzt mmHg. Ist das Ergebnis z. B. 140/90 mmHg, beschreibt man den Blutdruck als »140 zu 90«. 140 ist dabei der systolische Blutdruck, 90 der diastolische.

Systolischer Blutdruck:

Der hohe Druck, während sich der Herzmuskel zusammenzieht.

Diastolischer Blutdruck:

Der niedrige Druck, während sich das Herz entspannt und mit Blut füllt.

Ihr Blutdruck ist erhöht, wenn der Arzt Werte von über 140 für den systolischen Druck und/oder von über 90 für den diastolischen Druck misst. Wenn Sie zu Hause Ihren Blutdruck messen, liegen die Grenzen etwas niedriger: bei einem systolischen Blutdruck von über 135 mmHg und/oder einem diastolischen Blutdruck von über 85 mmHg.

Dabei ist wichtig zu wissen, dass eine Blutdruckerhöhung über Jahre hinweg ohne auffällige Symptome bestehen kann. Je länger jedoch der Blutdruck erhöht bleibt und je höher er ist, desto schwerwiegender sind die Schäden, die möglicherweise schon im Körper entstanden sind. Die einzige verlässliche Methode, Bluthochdruck zu erkennen, ist eine fachmännische Messung in regelmäßigen Abständen.

Für Menschen mit einem gesunden Blutdruck empfehlen wir mindestens zwei Messungen im Jahr. Ist Ihr Blutdruck erhöht, aber gut eingestellt, wären drei Messungen jährlich angemessen. Ist Ihr Blutdruck jedoch erhöht und nicht gut eingestellt, sollten Sie ihn mindestens einmal im Monat messen lassen, bis ein stabiles Niveau erreicht ist. Tun Sie sich also den Gefallen und gehen Sie bitte zur Blutdruckmessung zum Arzt. Und am besten sorgen Sie auch dafür, dass Freunde und Familie sich ebenfalls untersuchen lassen.

Bluthochdruck – oder nur falscher Alarm?

Wahrscheinlich wird Ihr Arzt routinemäßig eine Blutdruckmessung vornehmen, da Sie schon einmal bei ihm sind, auch wenn Sie aus einem ganz anderen Grund gekommen sein mögen. Ein erhöhter Blutdruck kann nämlich die Ursache verschiedenster Symptome sein. Doch wenn Sie eher ungern zum Arzt gehen, kann einige Zeit verstreichen zwischen den Gelegenheiten, bei denen Ihr Arzt Ihnen die Manschette anlegen könnte.

Heutzutage sind es aber gar nicht mehr unbedingt Ärzte, die einen erhöhten Blutdruck entdecken. Man nimmt Blutdruckmessungen auch in der Apotheke vor, in der Hebammenpraxis oder in der Notaufnahme, bei Veranstaltungen rund ums Thema Gesundheit oder im Rahmen von betrieblichen Gesundheitsaktionen, im Sportverein oder im Fitnessstudio. Oder auch bei Freunden, die sich gerade ein Blutdruckmessgerät gekauft haben und sich bei der nächsten Feier einen Spaß daraus machen, die Neuanschaffung an ihren nichts ahnenden Gästen auszutesten.

Wenn Ihr Blutdruck bei einer solchen Gelegenheit gemessen wird und dabei erhöhte Werte angezeigt werden, dann seien Sie zunächst einmal unbesorgt. Gehen Sie aber bei nächster Gelegenheit zum Arzt, um den Blutdruck noch einmal professionell messen zu lassen. Der Blutdruck reagiert nämlich höchst sensibel auf alles, was in Ihnen und um Sie herum geschieht. Stress, Nervosität, physische Aktivität und z. B. Kaffee oder Alkohol können den Blutdruck auch nur kurzzeitig ansteigen lassen, weshalb eine Messung u. U. verzerrte erhöhte Werte ergibt. Damit wir von einem verlässlichen Ergebnis sprechen können, muss der Blutdruck unter klinischen Bedingungen und mehrmals wiederholt gemessen werden. Beispielsweise sollten Sie sich vor der Blutdruckmessung im Idealfall mindestens eine Viertelstunde ausruhen, sehr gerne auch im Liegen.

Wenn der Arzt zwar den Verdacht hegt, dass Ihr Blutdruck erhöht ist, die Messergebnisse aber nicht alarmierend hoch sind und Sie keine klaren Krankheitssymptome zeigen, werden Sie in der Regel mit einem Blutdruckmessgerät nach Hause geschickt – mit der Aufgabe, über drei/vier Tage hinweg drei- bis viermal täglich den Blutdruck zu messen. Diese Messungen sind aussagekräftiger als diejenigen, die beim Arzt vorgenommen werden. Tatsächlich sind die in heimischer Umgebung gemessenen Werte meist durchschnittlich 5 mmHg niedriger. Danach suchen Sie wieder Ihren Arzt auf, der die Resultate auswertet und die Diagnose stellt. Oder keine Krankheit diagnostiziert.

Warum wirkt sich Bluthochdruck auf den ganzen Körper aus?

Ist Ihr Blutdruck erhöht, wird Ihr Arzt untersuchen, ob dies schon zu Schädigungen im Körper geführt hat. Es werden typischerweise Bluttests vorgenommen und Urinproben auf Proteine untersucht, um zu sehen, ob die Nieren beeinträchtigt sind. Ihr Arzt wird auch dafür sorgen, dass Herz und Lungen geröntgt werden. Bei Anzeichen dafür, dass der Bluthochdruck das Herz angegriffen hat, wird der Arzt eine Ultraschalluntersuchung des Herzens veranlassen, eine sogenannte Echokardiografie. Die möglichen Auswirkungen von Bluthochdruck auf das Herz veranschaulicht ein Vergleich mit einem Haushaltsgummi, der beständig überdehnt wird und deshalb mit der Zeit an Elastizität verliert.

Das Herz ist ein starker Muskel, für dessen Pumpleistung eine gewisse Elastizität erforderlich ist. Wenn die große linke Herzkammer aufgrund des Bluthochdrucks über längere Zeit besonders stark belastet ist, wird sie geschwächt und schafft es immer weniger gut, Blut durch den Kreislauf zu pumpen. Die Folgen sind Atemnot und Wasseransammlungen im Körper. Auch auf das Gehirn wirkt sich Bluthochdruck aus, das Risiko für Durchblutungsstörungen und Schlaganfall steigt.

Wie hoch ist zu hoch?

Bluthochdruck wird auch Hypertonie genannt. Generell sprechen wir von einem erhöhten Blutdruck, wenn er in einer Ruhesituation so weit über dem Normalwert liegt, dass das Risiko für Herzgefäßkrankheiten und andere Beschwerden deutlich zunimmt und damit die Gesundheit beeinträchtigt und die Lebensdauer verkürzt sein kann. Wie bereits erwähnt, ist es aber normal, dass der Blutdruck kurzzeitig, z. B. in Stresssituationen, ansteigt. Bei tatsächlichem Bluthochdruck sind die Werte jedoch auch im Zustand körperlicher und mentaler Ruhe erhöht.

Beim Arzt gemessen: Ihr Blutdruck wird als erhöht definiert, wenn Sie
- einen systolischen Blutdruck von über 140 mmgH und/oder
- einen diastolischen Blutdruck von über 90 mmgH haben.

Zu Hause gemessen: Oft wird nach einer gründlichen Anleitung von ärztlicher Seite ein Blutdruckmessgerät nach Hause mitgegeben. Im Durchschnitt sind die Werte der Eigenmessung zu Hause um 5 mmgH niedriger als beim Arzt, weshalb sich auch der Wert, ab dem man von einem erhöhten Blutdruck spricht, verschiebt:
- für den systolischen Blutdruck auf über 135 mmgH und/oder
- für den diastolischen Blutdruck auf über 85 mmgH.

Bei Diabetes gelten folgende Grenzen: 140/85 für die Messung beim Arzt und 135/80 für die Messung zu Hause.

Bei chronischer Nierenschwäche liegt die Grenze bei 130/80, unabhängig davon, wo und von wem gemessen wird.

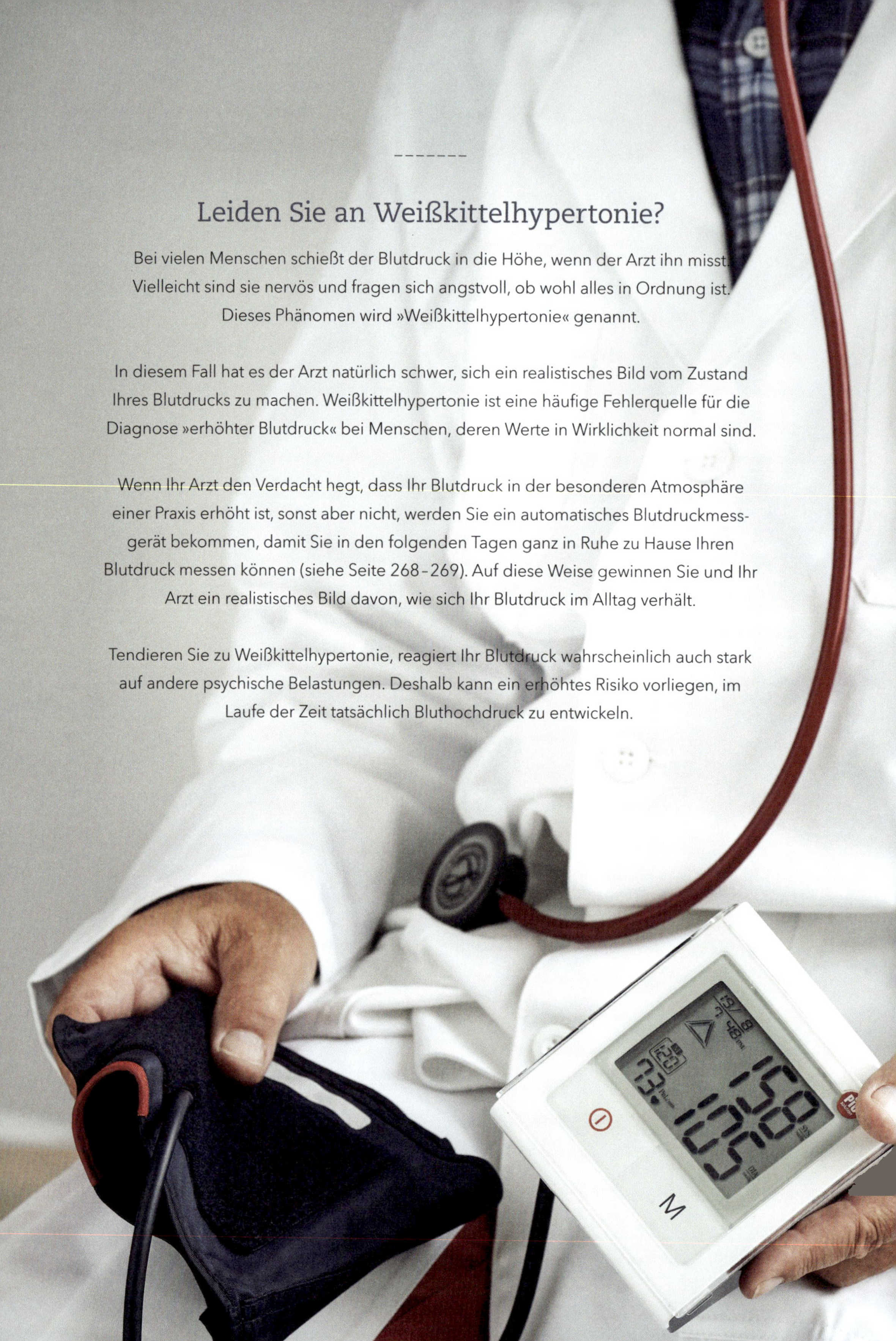

Leiden Sie an Weißkittelhypertonie?

Bei vielen Menschen schießt der Blutdruck in die Höhe, wenn der Arzt ihn misst. Vielleicht sind sie nervös und fragen sich angstvoll, ob wohl alles in Ordnung ist. Dieses Phänomen wird »Weißkittelhypertonie« genannt.

In diesem Fall hat es der Arzt natürlich schwer, sich ein realistisches Bild vom Zustand Ihres Blutdrucks zu machen. Weißkittelhypertonie ist eine häufige Fehlerquelle für die Diagnose »erhöhter Blutdruck« bei Menschen, deren Werte in Wirklichkeit normal sind.

Wenn Ihr Arzt den Verdacht hegt, dass Ihr Blutdruck in der besonderen Atmosphäre einer Praxis erhöht ist, sonst aber nicht, werden Sie ein automatisches Blutdruckmessgerät bekommen, damit Sie in den folgenden Tagen ganz in Ruhe zu Hause Ihren Blutdruck messen können (siehe Seite 268–269). Auf diese Weise gewinnen Sie und Ihr Arzt ein realistisches Bild davon, wie sich Ihr Blutdruck im Alltag verhält.

Tendieren Sie zu Weißkittelhypertonie, reagiert Ihr Blutdruck wahrscheinlich auch stark auf andere psychische Belastungen. Deshalb kann ein erhöhtes Risiko vorliegen, im Laufe der Zeit tatsächlich Bluthochdruck zu entwickeln.

In unserer Lebenswirklichkeit gibt es allerdings keine messerscharfe Grenze zwischen »normal« und »erhöht«. Der Arzt wird in seiner Beurteilung der Situation auch berücksichtigen, ob andere Risikofaktoren für Herzgefäßkrankheiten vorliegen, z.B., ob Sie rauchen, übergewichtig sind, erhöhte Cholesterinwerte aufweisen, an Nierenschwäche oder Diabetes leiden – oder ob in Ihrer Familie schon Fälle von Gefäßkrankheiten auftraten.

Häufig steigt mit fortschreitendem Alter der systolische Blutdruck an, weil die Blutgefäße mit den Jahren »verkalken«, während der diastolische Blutdruck stabil unter 90 bleibt, also innerhalb des Normalbereichs. Dies bezeichnet man als systolische Hypertonie. Vielleicht haben Sie auch schon gehört, ein altersbedingter Blutdruckanstieg sei völlig normal. Das glaubte man früher, doch heute wissen wir, dass auch dieser Anstieg zu Komplikationen führen kann. Dennoch gelten etwas andere Regeln und Richtwerte für Menschen, die auf achtzig Lebensjahre zurückschauen können. Wenn Sie zu dieser Altersgruppe gehören, sprechen Sie mit Ihrem Arzt über Ihre individuelle Situation.

Bei älteren Menschen mit schwachem Kreislauf, z.B. durch Gefäßverengungen in den Beinen, lässt sich der Blutdruck nicht ohne Weiteres auf ein niedrigeres Niveau senken. Denn um Blut durch verengte Gefäße zu pumpen, ist einer gewisser Mindestdruck erforderlich. Hier gilt es für den Arzt, einen Mittelweg zu finden.

Zu Hause den Blutdruck messen

Nach der Diagnose Bluthochdruck haben Sie in der Regel alle drei bis sechs Monate Kontakt zu Ihrem Arzt. Deshalb ist es sinnvoll, dazwischen den Blutdruck auch eigenständig messen zu können. Wenn Sie Ihren Lebensstil nach unserem Programm umstellen und auch in der Folge die blutdruckfreundliche Ernährungsweise beibehalten, werden Sie wahrscheinlich regelmäßig kontrollieren wollen, wie sich Ihr Blutdruck verhält. Das hoffentlich erfreuliche Ergebnis der Blutdruckmessung wird Sie weiter motivieren, an den gesunden Essgewohnheiten festzuhalten.

Die Messung zu Hause ist auch dann sinn- und wertvoll, wenn Sie gar keinen erhöhten Blutdruck haben, aber aufgrund Ihres Lebensstils oder genetischer Belastung ein höheres Risiko für Blutdruckprobleme besteht oder Sie z.B. unter Diabetes oder einer Nierenkrankheit leiden, was Bluthochdruck noch weniger wünschenswert macht. Deshalb ist die Anschaffung eines automatischen Blutdruckmessgeräts für die Nutzung zu Hause eine wirklich gute Investition.

Forschungsergebnisse zeigen übrigens, dass der Blutdruck oft noch etwas deutlicher sinkt, wenn man ihn selbst misst und dem Arzt die Resultate zuschickt, anstatt die Werte nur mit gewissen zeitlichen Abständen in der Praxis überprüfen zu lassen. Ob bzw. wie Sie die Messergebnisse Ihrem Arzt zukommen lassen, besprechen Sie am besten mit ihm.

Wir empfehlen, im Verlauf der ersten 14 Tage den Blutdruck höchstens einmal täglich zu messen. Sie brauchen Ihre Werte nicht den ganzen Tag über abzufragen. Das birgt die Gefahr, dass Sie sich allzu sehr auf den Blutdruck fixieren und ihn damit stressbedingt in die Höhe treiben. Wenn Ihnen die Umstellung auf die neue gesunde Ernährungsweise gelungen ist, ist eine Blutdruckmessung wöchentlich oder monatlich ausreichend, je nachdem, womit Sie sich wohlfühlen.

Es ist ganz einfach, eine Blutdruckmessung an sich selbst vorzunehmen, wenn man sich nur etwas Zeit lässt und auf ein paar Dinge achtet. Eine genaue Anleitung gibt Ihnen oftmals Ihr Arzt, oder Sie befolgen die Gebrauchsanweisung des Geräts. Und auch in diesem Buch finden Sie auf Seite 268–269 ausführlichere Informationen.

Wählen Sie Ihre Strategie

Bei erhöhtem Blutdruck ist eine vollkommene Heilung kaum möglich. Das müssen wir akzeptieren, auch weil sich selten mit Bestimmtheit sagen lässt, weshalb der Blutdruck in schwindelnde Höhen steigt. Doch Sie können selbst eine ganze Menge dafür tun, ihn zu senken, und damit ernsthaften Komplikationen wie Schlaganfall, Herzinsuffizienz, Herzinfarkt, Demenz und Nierenschwäche vorbeugen.

Gemeinsam mit dem Arzt finden Sie zu einer Einschätzung, ob eine medikamentöse Behandlung zur Blutdrucksenkung nötig ist. Diese Entscheidung hängt u.a. davon ab, wie hoch die Werte sind und ob weitere Risikofaktoren für Herzgefäßkrankheiten vorliegen, wie z.B. Rauchen, Übergewicht, Diabetes und erhöhtes Cholesterin, oder ob in der Familie eine Vorbelastung besteht.

Ihnen selbst bleibt aber die wichtigste Entscheidung überlassen – nämlich inwieweit Sie »blutdruckvernünftig« leben wollen und Sie bereit sind, Ihre Lebensweise entsprechend anzupassen. Wir empfehlen einen solchen gesunden und bewussten Lebensstil wärmstens, unabhängig davon, ob Ihr Blutdruck im Normalbereich liegt oder leicht bzw. deutlich erhöht ist. Die positiven Auswirkungen sind enorm – und das ganz ohne Nebenwirkungen. Eine blutdruckfreundliche Ernährung und Lebensweise zeigen ausschließlich erfreuliche Effekte.

Medikamente gegen erhöhten Blutdruck

Ist Ihr Blutdruck stark erhöht oder zeigen die Untersuchungen, dass Ihre Organe bereits Schaden genommen haben, wird man Ihnen zu einer medikamentösen Behandlung raten. Nehmen Sie den Ratschlag an – und betrachten Sie die Behandlung als Ergänzung zu den Lebensstilveränderungen, die Sie sich vorgenommen haben.

Zum Glück gibt es heute viele gute und effektive Medikamente mit nur wenigen Nebenwirkungen. Oftmals reicht eine einzige Tablette täglich aus, deren Wirkung 24 Stunden anhält. Manchmal ist auch eine Kombination von Präparaten nötig, nicht selten werden aber auch zwei oder drei Medikamente eingesetzt, um den Blutdruck bis zur nächsten Einnahme auf einem niedrigen Niveau zu halten. Manche Patienten nehmen zur Stabilisierung des Blutdrucks bis zu fünf verschiedene Tabletten ein.

Wenn nach und nach die veränderte Ernährungsweise und andere den Blutdruck begünstigende Alltagsgewohnheiten Wirkung zeigen, kann es gut sein, dass weniger Präparate oder eine geringere Dosierung ausreichen – oder dass Sie irgendwann ganz auf eine medikamentöse Behandlung verzichten können.

Dennoch ist ein erhöhter Blutdruck generell als chronisch zu betrachten. Deshalb empfiehlt sich ein dauerhafter aktiver Einsatz, um ihn auf einem niedrigen Niveau zu halten – ganz gleich, ob Sie die »Heilmittel« beim Gemüsehändler oder in der Apotheke kaufen. Abhängig von der Ausprägung Ihrer Blutdruckerhöhung wird Ihnen der Arzt mehrere Untersuchungen ans Herz legen, darunter in der Regel eine jährliche Kontrolle mit Elektrokardiogramm und Bluttests.

Je weiter Sie Ihren Lebensstil in Richtung »gesund« umstellen, desto klarer profitieren Sie davon. Wenn Ihr Blutdruck erhöht ist, Sie ein paar Extrakilos auf die Waage bringen, reichlich Salz und Zucker essen und mehr Alkohol trinken, als gut für Sie ist, werden Sie einen enormen Unterschied bemerken, sobald es Ihnen gelingt, durch vernünftige Ernährungsgewohnheiten und Bewegung abzunehmen und sich bei Schokoladenriegel, Salzstreuer und Rotweinflasche zurückzuhalten.

Die positiven Auswirkungen durch die beschriebene Umstellung auf den Blutdruck sind – in Zahlen gemessen – von Person zu Person unterschiedlich. Sie lassen sich schwerlich vorhersagen. Doch eine Blutdrucksenkung von 20 mmHg oder mehr ist nicht ungewöhnlich, und das ist u.U. mehr, als Sie mit Medikamenten erreichen können. Gleichzeitig schützt eine gesunde Lebensweise vor diversen Krankheiten, steigert allgemein die Lebensqualität, unterstützt Stimmung und Schlaf, verlangsamt den Alterungsprozess und wirkt lebensverlängernd.

Im Folgenden beschreiben wir überblicksweise, wie Sie hinsichtlich der Anpassung Ihres Lebensstils am besten verfahren, je nach Ihrer aktuellen Situation. Da bei erhöhtem Blutdruck immer auch individuelle Faktoren hineinspielen, empfehlen wir grundsätzlich eine fachmedizinische Abklärung Ihres gesundheitlichen Zustands vor Beginn unseres Programms.

Finden Sie Ihre Blutdruckgruppe

Die Grenzen für Blutdruckwerte gelten unabhängig von Alter oder biologischem Geschlecht. In der Regel bewegt sich das Verhältnis zwischen dem höheren systolischen und dem niedrigeren diastolischen Wert in einem erwartbaren Rahmen, wie die Grenzwerte in der Übersicht auf den Folgeseiten widerspiegeln.

Mitunter »entgleist« jedoch der eine oder der andere Wert. Orientieren Sie sich dann jeweils am stärker erhöhten Wert. Haben Sie z. B. einen Blutdruck von 148/85, sind Sie richtig auf Seite 35, auch wenn Ihr niedrigerer Wert auf Seite 34 eingeordnet wird. Entsprechend gilt: Haben Sie einen Blutdruck von z. B. 134/95, ist also der diastolische Wert erhöht, gilt ebenfalls Seite 35 für Sie.

In der Übersicht sind wir von Blutdruckwerten ausgegangen, die beim Arzt gemessen werden.

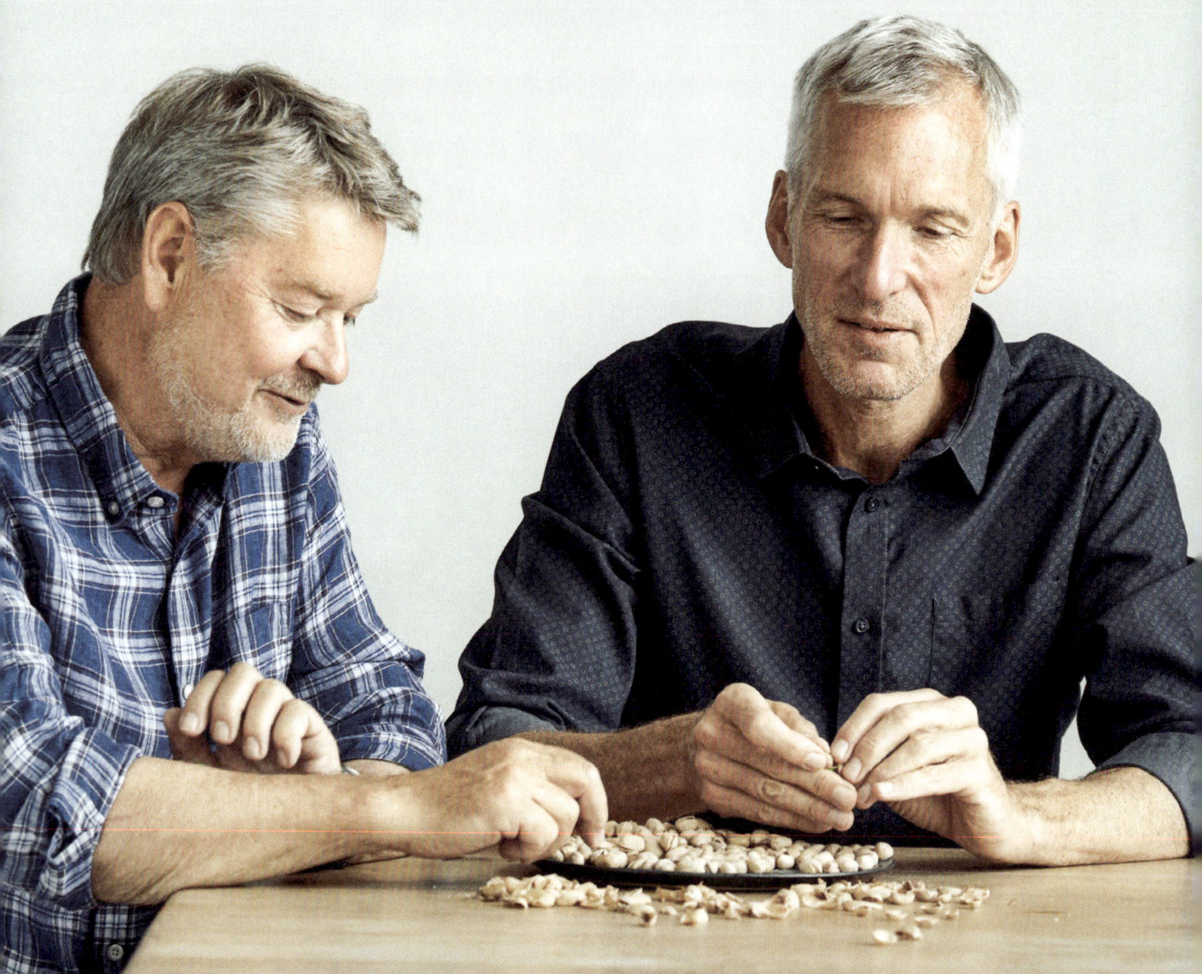

Ihr Blutdruck liegt **unter 120/80**

(normaler Blutdruck, eher niedrig)

Herzlichen Glückwunsch! Statistisch gesehen liegt ein rundum gesunder Blutdruck bei etwa 120/80. Einen so niedrigen Blutdruck können die wenigsten von uns vorweisen. Freuen Sie sich!
Ihr Blutdruck ist optimal, und so soll es am besten auch bleiben.

Ihr Plan

Offenbar leben Sie bereits gesund und vernünftig – behalten Sie diesen günstigen Lebensstil unbedingt bei! Vermutlich haben Sie von Ihren Eltern auch gute Gene mitbekommen. Falls Sie im Alltag aber wenig auf Ihre Gesundheit achten, sollten Sie fortan Ihre Aufmerksamkeit diesbezüglich ein Stück weit erhöhen, denn der Blutdruck hat generell die Tendenz, mit dem Alter zu steigen.

Selbst wenn Ihr Blutdruck jetzt optimal ist, kann eine kleine Absenkung nicht schaden, die sich vielleicht mit einer Ernährungsumstellung entsprechend unseren Vorschlägen einstellt: Ihr Blutdruck darf niedrig sein, solange Sie keine Symptome wie Schwindel verspüren, wenn Sie z. B. schnell vom Sofa aufstehen.

Anders ausgedrückt: Für die meisten von uns ist ein Lebensstil, der einen niedrigen Blutdruck oder eine Blutdrucksenkung begünstigt, vorteilhaft – selbst wenn individuell zunächst keine Veranlassung zum Handeln besteht. Auch wenn Ihr Blutdruck den allgemeinen Normwerten entspricht, d. h. unter 140/90 liegt, tun Sie sich etwas Gutes, wenn Sie blutdruckvernünftig denken und sich nach den in diesem Buch vorgestellten Prinzipien ernähren. Warten Sie nicht, bis Ihr Blutdruck still und heimlich auf über 140/90 geklettert ist.

Ihr Blutdruck liegt **zwischen 120/80 und 139/89**

(normaler Blutdruck, eher hoch)

Liegt Ihr systolischer Blutdruck zwischen 120 und 139 mmHg und/oder der diastolische Blutdruck zwischen 80 und 89 mmHg, ist Ihr Blutdruck nicht wirklich erhöht – aber die Tendenz weist doch in diese Richtung. Mit der Zeit kann sich ein ernst zu nehmender Bluthochdruck entwickeln, wenn Sie nicht Ihren Lebensstil unter die Lupe nehmen und, wo nötig, entsprechende Veränderungen einleiten.

Das Risiko für Schädigungen der Blutgefäße beginnt statistisch gesehen schon bei einem Blutdruck von 120/80 langsam anzusteigen. Mit jeder weiteren Erhöhung des systolischen Blutdrucks um 20 mmHg oder des diastolischen um 10 mmHg verdoppelt sich das Risiko für Herzkrankheiten und Schlaganfall.

Deshalb gibt es für die Vorstufe zu Bluthochdruck auch den Begriff Prähypertonie, also für einen systolischen Blutdruck im Bereich 120 bis 139 und/oder einen diastolischen Blutdruck im Bereich 80 bis 89.

Ihr Plan

Liegen bei Ihnen keine weiteren Risikofaktoren für Herzgefäßkrankheiten vor, ist ein gesunder Lebensstil Ihre zentrale Strategie.

Besondere Bedingungen

Leiden Sie an Typ-2-Diabetes oder Nierenschwäche, erwägt Ihr Arzt womöglich bereits, ob nicht die Einnahme eines Medikaments gegen Bluthochdruck angezeigt ist, sofern dieser nicht durch einen gesunden Lebensstil längerfristig auf einem niedrigen Niveau gehalten werden kann.

Ihr Blutdruck liegt **zwischen 140/90 und 159/99**

(moderat erhöhter Blutdruck)

Wenn der systolische Blutdruck im Bereich 140 bis 159 mmHg und/oder der diastolische Blutdruck im Bereich 90 bis 99 mmHg liegt, sprechen wir von Hypertonie Grad 1.

Ihr Plan

Ihr Arzt ist wahrscheinlich damit einverstanden, dass Sie in der nahen Zukunft, vielleicht über die nächsten zwölf Monate, ausprobieren, ob nicht das von uns vorgestellte Ernährungsprogramm ausreicht, um Ihren Blutdruck zu senken.

Bedenken Sie: Sie haben die Chance, das Übel an der Wurzel zu packen und mit ausgewogenen, gleichzeitig wohlschmeckenden Gerichten Ihren Blutdruck wirksam genug zu senken, sodass Sie im besten Fall ganz auf eine medikamentöse Behandlung verzichten können.

Lässt sich Ihr Blutdruck durch die Ernährungsumstellung nicht ausreichend absenken, schlägt Ihnen der Arzt wahrscheinlich eine Behandlung mit einem einzigen Präparat vor. Dank Ihres gesunden Lebensstils ist hoffentlich eine geringe Dosis des Präparats ausreichend – was auch bedeutet: geringere Ausgaben, geringeres Risiko für Nebenwirkungen und eine höhere Lebensqualität.

Besondere Bedingungen

Liegen erschwerende Faktoren wie Herzkrankheiten, Diabetes Typ 2, Nierenschwäche oder frühere Schlaganfälle vor, ist es in der Regel angezeigt, die medikamentöse Behandlung ohne Aufschub zu beginnen.

Ihr Blutdruck ist **160/100 oder höher**

(stark erhöhter Blutdruck)

Wenn der systolische Blutdruck bei mindestens 160 mmHg und/oder der diastolische Blutdruck bei mindestens 100 mmHg liegt, spricht man von Hypertonie Grad 2 oder im schlimmsten Fall von Grad 3 – was unbehandelt zu ernsthaften Komplikationen führen kann.

Ihr Plan

In dieser Situation müssen Sie eigentlich immer vom Arzt verordnete Medikamente einnehmen. Das gibt Ihnen allerdings keinen Freifahrtschein, Ihren Lebensstil nicht kritisch zu hinterfragen und zu verändern. Ganz im Gegenteil: Ist der Blutdruck extrem erhöht, ist auf ganzer Linie Einsatz gefragt, um ihn wieder zu senken. Wir empfehlen Ihnen dringend, unser Ernährungsprogramm zu befolgen. Sie werden kaum innerhalb von zwei Wochen Ihr finales Ziel erreichen, aber Sie können nur gewinnen.

Motivieren Sie auch Ihre Familie, das Programm gemeinsam auszuprobieren. Die meisten Veränderungen des Lebensstils, die für den Blutdruck günstig sind, schützen auch vor diversen anderen Beschwerden und Krankheiten, u.a. Krebs, Übergewicht und Demenz. Mit anderen Worten: Das ist eine großartige Gelegenheit für die ganze Familie, gemeinsam einen gesunden Lebensstil zu wählen, der für Sie jetzt wichtiger ist als je zuvor.

Besondere Bedingungen

Finden Sie sich in dieser Gruppe wieder, möchten wir Ihnen sehr ans Herz legen, Ihren Arzt zurate zu ziehen, wenn Sie mit unserem Ernährungsprogramm beginnen. Wenn Ihr Arzt es nicht kennt, bitten Sie ihn, die Seiten 270 und 271 dieses Buchs zu lesen.

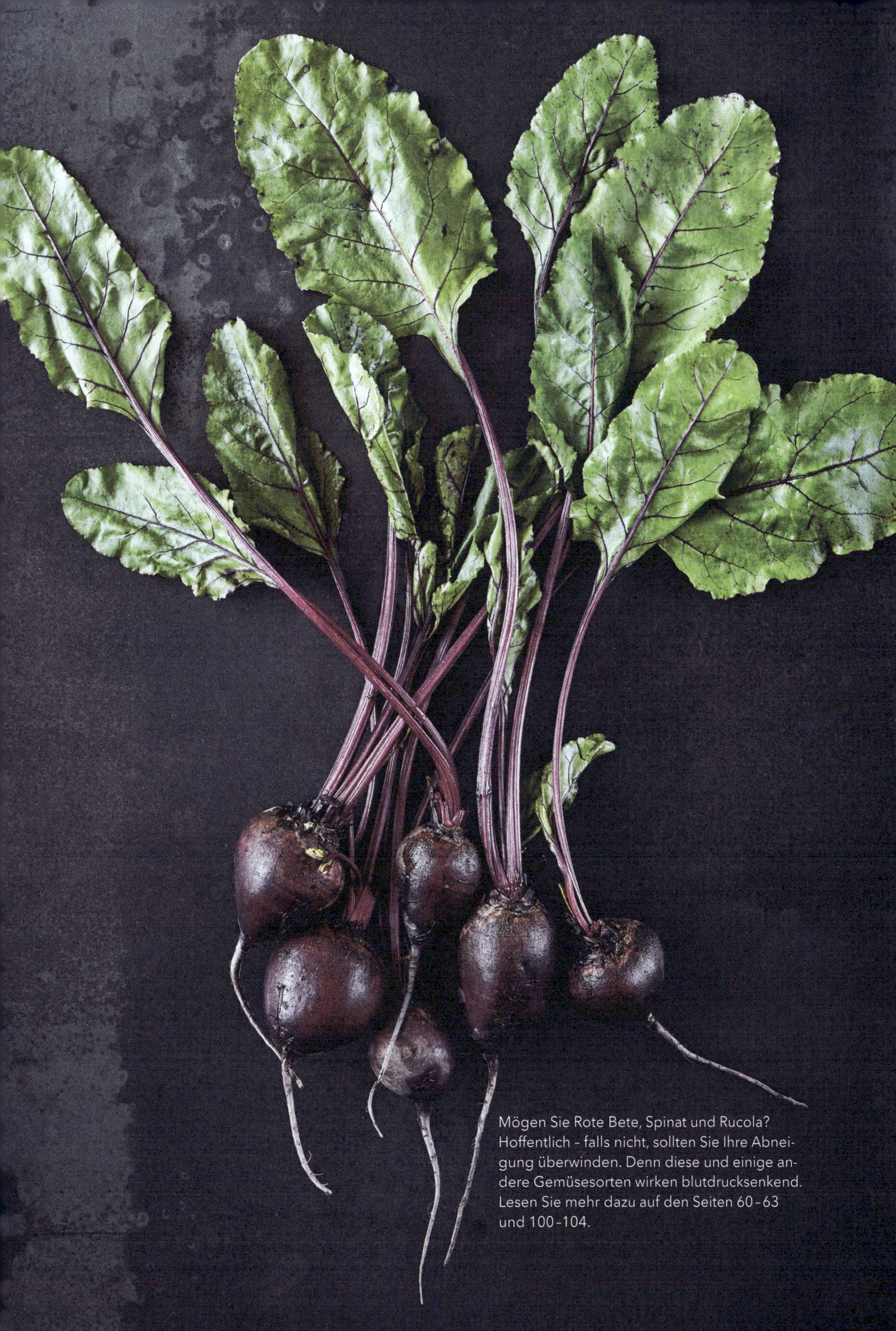

Mögen Sie Rote Bete, Spinat und Rucola? Hoffentlich – falls nicht, sollten Sie Ihre Abneigung überwinden. Denn diese und einige andere Gemüsesorten wirken blutdrucksenkend. Lesen Sie mehr dazu auf den Seiten 60–63 und 100–104.

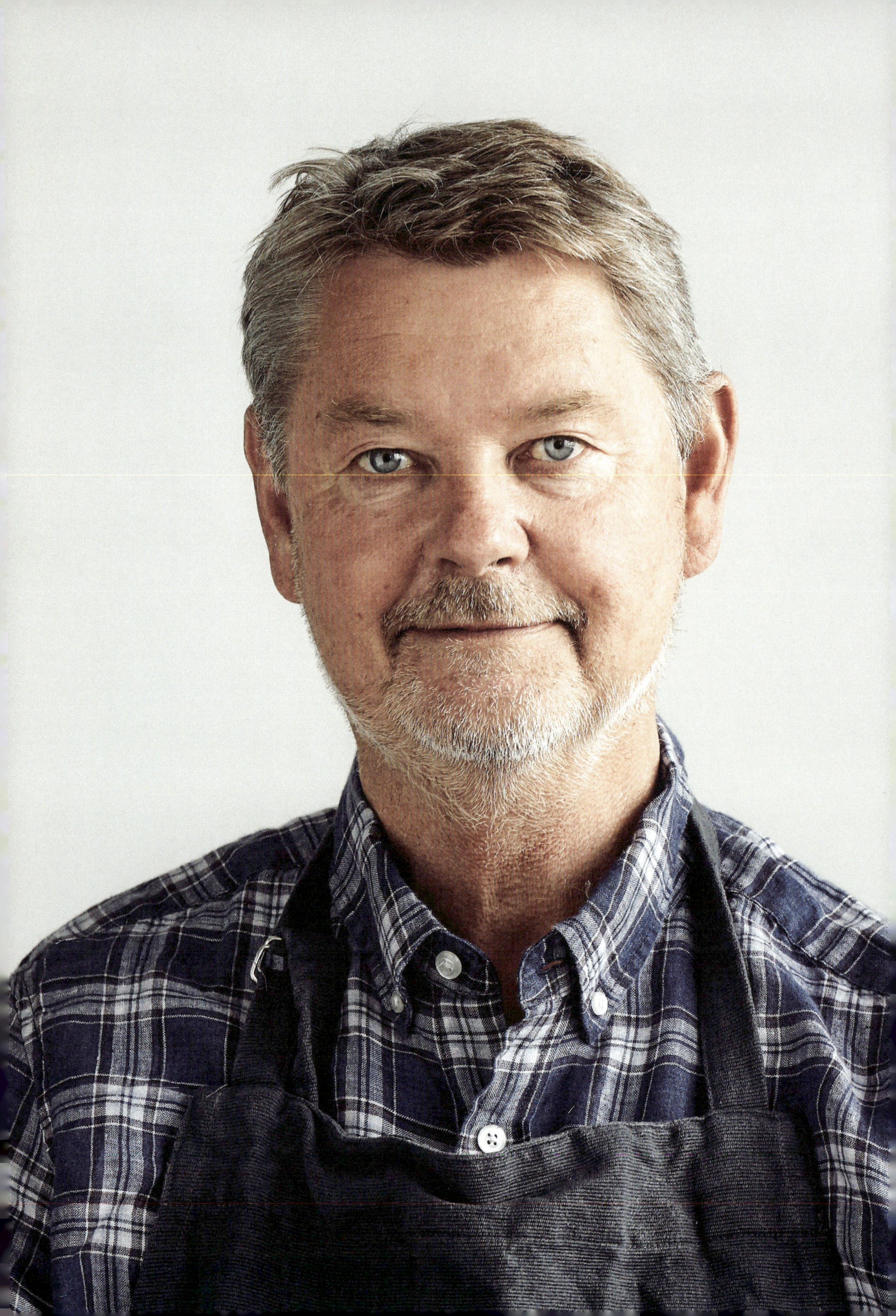

Wie mein Blutdruck klammheimlich nach oben kletterte

Vor ein paar Jahren schreckte ich Nacht für Nacht mit starkem Herzrasen auf. Nachdem das einige Nächte so gegangen war, überprüfte ich endlich meinen Blutdruck – und entdeckte zu meiner Verblüffung, dass er bei 200/110 lag. Mit anderen Worten: Ich lebte mit einer so drastischen Blutdruckerhöhung, dass ich, hätte ich solche Werte bei einem Patienten gemessen, ihm ohne zu zögern zu einer intensiven medikamentösen Behandlung geraten hätte.

Mir war sofort klar, was das bedeutete: Die Tendenz zu Bluthochdruck in meiner Familie sparte mich nicht aus. Sie hatte meine Großmutter in viel zu jungen Jahren das Leben gekostet und war auch schuld daran, dass meine Mutter über viele Jahre jeden Tag blutdrucksenkende Medikamente einnehmen musste. Meiner Schwester ergeht es genauso – und auch meine Töchter müssen darauf achten, wie sich ihr Blutdruck entwickelt.

Ich hatte gewissermaßen Glück, dass ich die Alarmsignale meines Herzens erkannte. Denn die meisten, deren Blutdruck erhöht ist, merken nichts davon, bevor der hohe Blutdruck schon zu Schädigungen im Körper geführt hat. Aber so wie ich gewarnt wurde, gibt es auch noch andere Symptome, die auf eine Erhöhung des Blutdrucks hinweisen können – und die Anlass genug sind, diesen schnellstmöglich messen zu lassen:

- Kopfschmerzen
- Migräne
- Schwindel
- Blutung im Auge
- Nasenbluten
- Herzklopfen
- Atemnot
- Druckgefühl in der Brust
- Blut im Sperma
- Geschwollene Knöchel

Aufgrund meiner Familiengeschichte kann ich nicht auf die Einnahme von blutdrucksenkenden Medikamenten verzichten – egal, wie streng ich es mit den Empfehlungen für einen blutdrucksenkenden Lebensstil halte. Für Menschen wie mich ist das Ziel des in diesem Buch vorgestellten Ernährungsprogramms, mit einer möglichst geringen Menge an Medikamenten auszukommen. Und natürlich profitiere ich ohne Einschränkung davon, dass die gesunden Gerichte auch auf andere Art und Weise herzfreundlich und darüber hinaus ganzheitlich krankheitsvorbeugend wirken.

KAPITEL
3

Mentaler Last-Minute-Check

bevor Sie starten

Wir wissen alle, wie schwierig es sein kann, Essgewohnheiten zu verändern. Die meisten von uns haben tief sitzende Vorlieben für bestimmte Lebensmittel und Gerichte, die wir entsprechend häufig genießen. Zudem wirkt es im Gesellschaftsleben nach wie vor irritierend, wenn man anstelle einer grünen Pilsflasche plötzlich einen Spinatshot aus der Tasche zieht oder zur Grillparty kein saftiges Ribeyesteak mitbringt, sondern Fisch und Gemüsespieße. Aber nur Mut: Mit genügend Willen schaffen Sie die Umstellung! Wir motivieren Sie jedenfalls im Folgenden, so gut wir können.

_ _ _ _ _ _ _

Stärken Sie Ihre innere Motivation

Natürlich ist es verlockend, sofort mit dem Programm zu starten. Sie können es wahrscheinlich kaum erwarten, Ihren Blutdruck in Balance zu bringen und zu spüren, wie viel besser es Ihnen im Alltag geht. Die Erfahrung zeigt allerdings, dass Ihre Aussichten auf Erfolg noch wachsen, wenn Sie sich ein wenig Zeit nehmen, um sich mental vorzubereiten und den Ablauf des Programms im Detail zu durchdenken. Nehmen Sie zum Vergleich eine Autoreise durch Europa. Sie würden wohl kaum einfach losfahren, ohne zuvor die Route zu planen sowie die Übernachtungen, das nötige Gepäck und einen Werkstattcheck Ihres Autos zu organisieren, nicht wahr?

Verspüren Sie einen inneren Widerstand, dann lassen Sie sich Zeit mit der Umstellung. Schritt für Schritt können sich Magen und Geschmack an die neuen Lebensmittel und Kombinationen gewöhnen, nicht zuletzt daran, dass die Gerichte weniger Salz und deutlich mehr Ballaststoffe enthalten. Die Umstellung sollte nicht »auf einen Ruck« geschehen, damit Sie nicht die Motivation verlieren und das ganze Projekt scheitert.

Verwenden Sie gut und gerne eine Woche darauf, sich einen mentalen Schlachtplan zurechtzulegen und ein paar der Rezepte auszuprobieren. Gewöhnen Sie Magen und Verdauung behutsam an das Neue, bevor Sie ernsthaft einsteigen.

Sie haben eine wichtige Entscheidung getroffen, vielleicht eine der wichtigsten für Ihre Gesundheit: mit ungünstigen Ernährungsgewohnheiten zu brechen, den Blutdruck in Balance zu bringen und Ihre Lebensqualität zu verbessern. Sie haben beschlossen, nicht länger Zeit und Gesundheit auf nur vermeintlich gutes Essen zu verschwenden, das Ihrem Blutdruck und Ihrer Gesundheit schadet. Sie stecken sich Ziele und haben wohl auch schon ein Startdatum anvisiert.

Sind Sie also bereit? Können Sie aus ganzer Überzeugung Ja sagen – dazu, dass Sie dieses Projekt WIRKLICH WOLLEN? Dass Sie sich durchgreifend ein besseres Leben wünschen? Wenn Sie diese Fragen bejahen, können Sie sich Ihrer inneren Motivation sicher sein, die entscheidend für den Erfolg ist.

Von zentraler Bedeutung ist dabei: Es muss Ihre eigene persönliche Entscheidung sein. Sie müssen aus sich heraus motiviert sein. Andere appellieren vielleicht an Ihr Gewissen. Der Arzt hebt die Augenbrauen angesichts Ihres steigenden Blutdrucks und der Gewichtszunahme. Die Familie bedenkt Sie mit bekümmerten Blicken. Ihr Partner sendet vielleicht diskrete Signale, versteckt die Rotweinflasche und die Chipstüten. Aber ganz gleich, welche wohlgemeinten Hinweise und guten Ratschläge an Sie herangetragen werden – einem gesunden Blutdruck bringt Sie das alles nicht näher. Beginnen Sie das Programm nur, um die Erwartungen anderer zu erfüllen, fällt das Ergebnis leider oft entsprechend aus. Allein Ihre innere Motivation ist entscheidend und bringt Sie ans Ziel, sie ist Ihr Antrieb für die ersten zwei Wochen mit unserem Plan und für die Zeit danach.

Setzen Sie sich konkrete Ziele

Warum wollen Sie dieses Projekt durchführen und welche positiven Ziele wollen Sie erreichen, indem Sie sich besser ernähren? Lassen Sie sich Zeit für die Antworten. Natürlich geht es in erster Linie darum, den Blutdruck in Balance zu bringen. Versuchen Sie aber auch, darüber hinausgehende Wünsche zu präzisieren, eventuell zusammen mit Ihrem Arzt.

- Welche Blutdruckwerte wollen Sie erreichen?
- Soll der Blutdruck vielleicht so weit gesenkt werden, dass Sie keine medikamentöse Behandlung benötigen?
- Oder denken Sie eher in die Richtung: die Medizindosis senken, nur noch ein einziges Präparat anstelle von zweien einnehmen?
- Liegt Ihr Fokus auch darauf, Beschwerden wie z.B. Gefäßverkalkung und Herzkrankheiten vorzubeugen? Vielleicht weil Sie bereits die ersten Folgen einer Blutdruckerhöhung spüren?
- Wollen Sie einem erhöhten Blutdruck vorbeugen, weil eine entsprechende Veranlagung in der Familie vorliegt?
- Möchten Sie Gewicht verlieren?
- Wünschen Sie sich mehr Energie und Vitalität, weniger Müdigkeit und bessere Laune, ein präziseres Gedächtnis, tieferen Schlaf, bessere Verdauung, weniger Stress?
- Sonst noch etwas?

Formulieren Sie Ihre Ziele möglichst konkret. »Ich will meinen Blutdruck auf unter 140/90 senken, damit ich auf Medikamente verzichten kann« und »Ich will bis zum 1. Juni fünf Kilo abnehmen« – solche Zielsetzungen sind deutlich wirksamer als vage und unverbindliche Absichtsäußerungen wie »Der Blutdruck soll sinken« oder »Ich will abnehmen«.

Gleichzeitig ist es wichtig, offen und realistisch zu bleiben und sich nicht in überzogene Erwartungen zu zwingen. Allzu schnell können kleine Enttäuschungen das Projekt ins Wanken bringen und Sie die Motivation verlieren lassen. Stecken Sie eher nahe Ziele, die Sie bei realistisch bemessenem Einsatz erreichen können. Mit kleinen Schritten, einem nach dem anderen, kommen Sie dem Erfolg ganz sicher näher.

Einige der oben genannten Punkte können Sie auch als Etappenziele auf Ihrer Reise anvisieren, wie beispielsweise die geringere Dosierung der Medikamente.

So messen Sie Ihren Taillenumfang

Der Taillenumfang lässt darauf schließen, wie viel gefährliches Fett sich zwischen den Organen im Körperinneren versteckt, in Leber und Bauchspeicheldrüse und um Ihr Herz herum. Das Messergebnis spiegelt wider, wie es um Entzündungen im Körper bestellt ist, was wiederum in einem engen Zusammenhang mit erhöhtem Blutdruck steht. Das Maßband ist Ihr »Gesundheitsthermometer« und im Alltag zusammen mit dem Blutdruckmessgerät Ihr verlässlichstes Instrument für die Erfolgskontrolle. Deshalb sollte die Messung korrekt und jedes Mal auf die gleiche Art und Weise erfolgen, sodass die Werte untereinander vergleichbar sind.

- Finden Sie mit den Fingern auf beiden Flanken die Vertiefung zwischen der jeweils untersten Rippe und dem Beckenknochen, und legen Sie auf dieser Höhe das Maßband an.
- Atmen Sie aus.
- Entspannen Sie die Bauchmuskulatur.
- Messen Sie Ihren Körperumfang, und notieren Sie das Ergebnis.

Ihr Taillenumfang sollte – idealerweise – höchstens die Hälfte Ihre Körpergröße betragen; man nennt dies die 50-Prozent-Regel. Sind Sie 1,76 Meter groß, sollte Ihr Taillenumfang also weniger als 88 Zentimeter betragen. Dies gilt für Frauen wie Männer, groß oder klein, und auch größere Kinder. Vergessen Sie beliebte Zentimeter-Regeln wie: Der Taillenumfang einer Frau sollte unter 80 Zentimeter liegen usw., sie sind veraltet und ungenau. Die 50-Prozent-Regel ist einfacher und zudem aussagekräftiger.

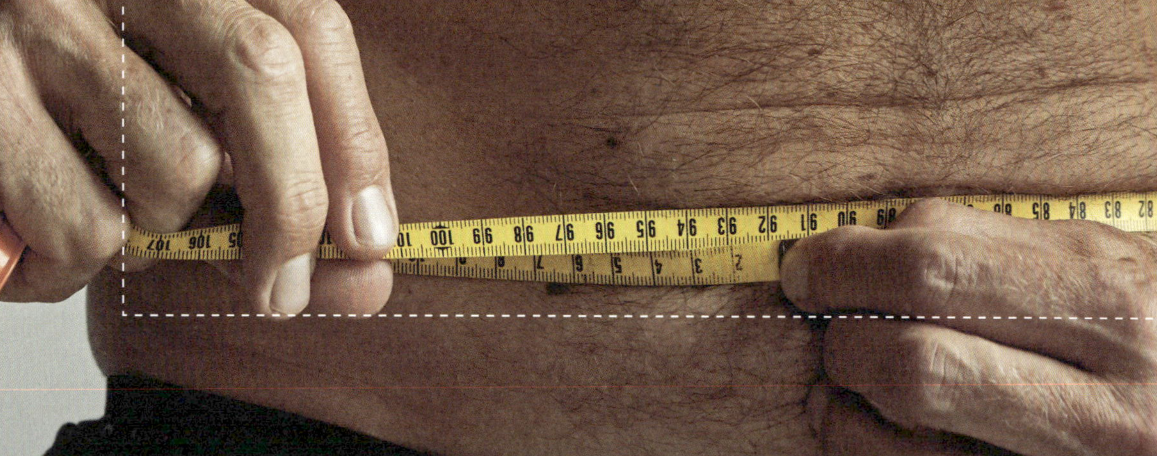

Nehmen Sie aber auch die 50-Prozent-Regel nicht allzu wichtig, denn entscheidend ist, dass Ihr Taillenumfang durch die Ernährungsumstellung abnimmt. Für jeden Zentimeter, den Sie um die Taille herum verlieren, haben Sie ein Kilogramm Körperfett abgebaut – so eine Faustregel –, wovon der größte Teil blutdruckerhöhendes und entzündungsförderndes Fett zwischen Ihren Organen ist.

Die Taillenmessung hat einen klaren Vorteil gegenüber der Bestimmung des Körpergewichts und des BMI (Body-Mass-Index: Körpergewicht geteilt durch Körpergröße x Körpergröße), also den zwei häufigsten Messmethoden. Natürlich ist das Körpergewicht ein wichtiger Indikator, aber wie der BMI sagt der Wert nur etwas über das Gesamtgewicht des Körpers aus und nichts über die Anteile von Fett, Muskelmasse und Knochen. Der BMI zeigt nicht, wo das Fett am und im Körper sitzt, also ob das Gewicht recht harmlosem Fett an Gesäß, Oberschenkeln und Armen geschuldet ist oder ob es sich um bedenklicheres Fett am und vor allem im Bauch handelt.

Selbst wenn Sie »wohlgepolstert« aussehen, von vorne wie von hinten, können Sie, was den Blutdruck betrifft, zweifellos ziemlich gesund sein, besonders wenn Sie körperlich in Bewegung bleiben und das gefährliche versteckte Bauchfett verbrennen. Das Beste für den Blutdruck ist natürlich, wenn Sie sowohl normalgewichtig als auch körperlich aktiv sind.

Es gibt aber auch den »dünnfetten« Körpertyp (engl. skinny fat). Das betrifft zumeist jüngere Frauen, aber man sieht mit steigender Tendenz auch dünnfette Männer. Solche Körper wirken unmittelbar schlank, und doch versteckt sich schädliches entzündungsförderndes Fett im Bauch, daher die Bezeichnung »dünnfett«. Solche Menschen meiden meist Sport, essen eher wenig, stehen oftmals unter Stress und sind häufig Raucher. Dieser Zustand kann mit erhöhtem Blutdruck verbunden sein.

Um es deutlich zu machen: Der leicht übergewichtige Fahrradfahrer mit stets wohlgefülltem »Tank« kann, den Blutdruck betreffend, deutlich gesünder sein als der schlanke Autofahrer, der gerade zum nächsten Fast-Food-Restaurant rollt.

Schaffen Sie Struktur durch Zahlen

Eigentlich alle Ratgeberbücher zum Thema »Motivation« betonen, wie wichtig es ist, Ziele messbar zu machen. In diesem Punkt ist ein Ernährungsprogramm zur Blutdrucksenkung wie unseres geradezu vorbildlich, denn die Auswirkungen können gut und genau gemessen werden und Ihnen weiteren An- und Auftrieb geben. Je deutlicher Sie sehen, wie Ihr Einsatz Früchte trägt, umso motivierter werden Sie sich fühlen. Notieren Sie Ihre Erfolge im Kalender, oder stellen Sie Ihre Leistungen in schönen Kurven anschaulich dar.

Protokollieren Sie die folgenden Werte:

- Blutdruck
- Taillenumfang
- Körpergewicht
- Cholesterin (Gesamtcholesterin, LDL und HDL)
- Triglyceride im Blut
- Nüchternblutzucker

In diesem Buch spielt natürlich der Blutdruck die Hauptrolle, aber mit größter Wahrscheinlichkeit wird unser Ernährungsprogramm Ihrer Gesundheit auf ganzer Linie zugutekommen. Deshalb empfiehlt es sich, auch die Werte für Cholesterin, Triglyceride (Blutfett) und Blutzucker im Blick zu behalten und in regelmäßigen Abständen den Taillenumfang zu messen. Nach aktuellem Wissensstand haben all diese Faktoren Einfluss auf den Blutdruck.

Messen Sie Ihren Blutdruck regelmäßig mit einem automatischen Blutdruckmessgerät, wie auf Seite 268–269 beschrieben. Taillenumfang und Körpergewicht können Sie ebenfalls selbst ermitteln. Wir möchten Ihnen zudem sehr ans Herz legen, die übrigen Werte beim Arzt bestimmen zu lassen, bevor Sie die Ernährungsumstellung beginnen.

Schließen Sie einen Vertrag mit sich selbst

An diesem Punkt sollten Sie einen Vertrag mit sich selbst eingehen – einen positiv formulierten Vertrag, in dem Ihre Zielsetzungen festgehalten sind. Lesen Sie sich die Vertragsinhalte eventuell laut vor, damit Sie sicher sein können, dass sie klar und deutlich formuliert sind und dass Sie nichts vergessen haben.

Vermeiden Sie negative Formulierungen wie: »Ich will nicht mehr krank sein.« Denken Sie stattdessen positiv. Hängen Sie den Vertrag an die Kühlschranktür, oder legen Sie ihn neben Ihr Bett. So werden Sie immer wieder daran erinnert, was Sie sich von diesem Projekt wirklich wünschen und erhoffen.

Machen Sie ein paar Fotos von sich selbst, am besten ohne Kleidung, bevor Sie beginnen. Nichts motiviert mehr als Vorher- und Nachherbilder, auf denen Sie die Veränderungen im Gesicht und am Körper tatsächlich sehen können. Man vergisst allzu schnell, wie man nur ein paar Wochen zuvor aussah.

Beziehen Sie Ihr Umfeld mit ein

Erzählen Sie Ihrem Ehepartner oder Ihrer Lebenspartnerin, Freunden und Bekannten, Familie und Kollegen von Ihrem Vorhaben. Zum einen nehmen Sie sich so in die Pflicht und erhöhen Ihre Motivation. Zum anderen verhindern Sie, dass Ihre Mitmenschen Ihnen mit den besten Absichten das Durchhalten erschweren, indem sie Sie zu üppigen Abendessen oder Kuchenorgien einladen oder Sie mit den besten Jahrgangsweinen oder Ihren Lieblingssüßigkeiten überraschen.

Manche Menschen berichten gerne täglich auf Facebook von Fortschritten, Problemen, Stimmungsschwankungen etc., andere bevorzugen ein privates Tagebuch. Sie könnten auch Ihre Mahlzeiten tagebuchartig auf Instagram veröffentlichen, um zum Nachahmen zu inspirieren. Es ist eine Frage des Temperaments, wie Sie mit Ihren Erfahrungen umgehen, wem Sie was wie kommunizieren. Vielleicht machen Sie die Dinge am liebsten mit sich selbst aus.

Am wichtigsten ist, dass Sie Ihre Nächsten in Ihr Projekt einbeziehen. Idealerweise essen auch die anderen Familienmitglieder (in etwa) dasselbe wie Sie. Das erleichtert die Umsetzung im Alltag, und Sie können gemeinsam neue Rezepte ausprobieren. Viele machen die Erfahrung, dass in der Familie eine neue Energie und Dynamik entsteht, wenn man gemeinsam kocht. Unser Ernährungsprogramm ist ganz bewusst so abgestimmt, dass ALLE davon profitieren können – Erwachsene und Kinder gleichermaßen.

Positive und negative Reaktionen

Die allermeisten werden Sie für Ihren Mut, Ihre Entschlossenheit und Ihren Willen bewundern, Ihren Gesundheitszustand zu verbessern und für die Stabilisierung des Blutdrucks gewisse Anstrengungen zu unternehmen. Einige wenige hingegen mögen sich herausgefordert, vielleicht sogar provoziert fühlen und entsprechend negativ darauf reagieren, dass man den Lebensstil umkrempelt und aktiv etwas für die eigene Gesundheit tut. Solche Reaktionen sind natürlich unsinnig und glücklicherweise selten. Aber Sie müssen auch mit Äußerungen rechnen wie: »Dass du uns aber nicht zu fanatisch wirst«, »Wirst du nicht langsam zu dünn?«, »Ein einziges Stück Kuchen wird dich schon nicht aus der Bahn werfen, du Spielverderber« oder »Das Leben sollte man aber auch schon noch genießen, nicht wahr?«.

Mit solchen Äußerungen projizieren andere zumeist ihr eigenes schlechtes Gewissen auf Sie. Entsprechende Reaktionen haben weniger mit Ihnen als mit der Person, die sie äußert, zu tun. Eigentlich hätte sie gerne selbst den Mut und Antrieb, eine vergleichbare Herausforderung anzunehmen. Das Bier, der Erdbeerkuchen oder die Tüte Gummibärchen, die sie sonst mit Ihnen geteilt hat, schmecken nun einfach nicht mehr so gut, wenn Sie neben ihr sitzend ein Glas Rote-Bete-Saft trinken oder Karottensticks snacken.

Nehmen Sie sich solchen Widerstand also nicht zu Herzen, lassen Sie ihn souverän an sich abperlen. Sammeln Sie stattdessen (aktiv und positiv!) zusammen mit Ihren Mitmenschen Ideen, was Ihnen in Zukunft gemeinsam Freude bereiten kann, abgesehen von Essen und Trinken. Es ist eine schlechte und kurzsichtige Strategie, sich zu isolieren und soziale Zusammenkünfte zu meiden, nur weil Sie sich für eine gesündere Zukunft entschieden haben. Wenn Sie Ihren Mitmenschen glaubhaft vermitteln, dass Sie keinerlei Interesse hegen, sie zu missionieren, können Sie sich ihrer Unterstützung umso eher sicher sein. Und sollte es geschehen, dass andere ohne Überredung Ihrerseits Ihrem Beispiel folgen, ist das doch einfach nur wunderbar.

Denken Sie auch im Vorfeld darüber nach, wie Sie reagieren, wenn es einmal schwierig werden sollte, die Prinzipien unseres Ernährungsprogramms einzuhalten. Notieren Sie mögliche Hindernisse und Fallgruben, die Ihnen bei der Umstellung begegnen könnten. Überlegen Sie für jede Situation, wie Sie sich verhalten wollen, um weiterzukommen.

Genussvoll essen – und besser satt werden

Unser Ernährungsplan ist ausreichend bemessen – er liefert alles, was Ihr Körper braucht, um Sie gesünder und stärker werden zu lassen. Allerdings kann es gerade zu Beginn des Programms vorkommen, dass Sie sich nicht in gleicher Weise gesättigt fühlen wie nach Ihren gewohnten Mahlzeiten.

Appetit und Sättigung sind komplexe Größen. Wenn sich der Magen mit fester Nahrung und Flüssigkeit füllt, beginnt er, Sättigungssignale an das Appetitzentrum im Gehirn zu senden. Wenig später bildet der Zwölffingerdarm Sattheitshormone, die dem Gehirn anzeigen, dass es jetzt an der Zeit ist, mit dem Essen aufzuhören. Diese Abläufe brauchen Zeit: Das Gehirn nimmt die Sättigungssignale erst langsam wahr, etwa 20 Minuten, nachdem das Essen im Magen angekommen ist.

Deshalb ist die Essgeschwindigkeit von großer Bedeutung, wenn es darum geht, wie viel Sie bei einer Mahlzeit zu sich nehmen. Essen Sie sehr schnell, ohne sich auf die Nahrungsaufnahme zu konzentrieren, wie es typischerweise beim Essen vor dem Fernseher geschieht oder wenn man alleine isst, besteht ein größeres Risiko, zu viel zu essen, bevor das Gehirn Stopp sagen kann.

Je langsamer Sie essen, desto weniger werden Sie letztlich zu sich nehmen, auch wenn Sie am Ende die gleiche Sättigung verspüren. Eine wirklich nützliche Faustregel besagt, dass eine Mahlzeit mindestens 30 Minuten in Anspruch nehmen sollte. Das können Sie schon ab sofort üben. Schalten Sie den Fernseher oder Computer aus, stellen Sie Ihr Mobiltelefon auf »lautlos«, und legen Sie es in einiger Entfernung vom Esstisch ab. Räumen Sie auch Zeitungen und anderen Lesestoff beiseite. Konzentrieren Sie sich vollkommen darauf, die Mahlzeit und, wenn Sie in Gesellschaft essen, das Beisammensein zu genießen. Nehmen Sie kleinere Bissen und kauen Sie diese gründlich. Legen Sie immer wieder das Besteck ab, und unterhalten Sie sich während der Mahlzeit mit Ihren Tischgenossen.

Leeren Sie niemals pflichtschuldig den Teller, wenn sich bereits ein Sättigungsgefühl eingestellt hat – auch nicht im Restaurant, selbst wenn Sie für das Gericht viel Geld bezahlen. Bitten Sie darum, die Reste mitnehmen zu dürfen. Das ist Ihr gutes Recht.

Eine sehr lehrreiche Übung ist die Selbstreflexion darüber, warum man eigentlich just in diesem Augenblick isst. Signalisiert der Körper tatsächlich einen physischen Bedarf nach Nährstoffen? Oder isst man aus ganz anderen Gründen, ohne wirklich hungrig zu sein? Das tun wir oft mehrmals am Tag unbewusst und beinahe automatisch, weil andere um uns herum essen, weil ein Teller mit Essbarem herumsteht, weil die Uhr Essenszeit anzeigt – und aus zahllosen anderen Gründen.

Sie haben bestimmt auch schon gegessen, weil Sie traurig waren, gestresst, erschöpft oder einfach aus purer Langeweile. Oder Sie hatten sich ein ordentliches Stück Schokolade verdient, weil Sie eine wichtige Aufgabe erfolgreich gemeistert hatten. Wir alle kennen emotionales Essen.

Manchmal isst man, als wäre es das letzte Mal, als hätte man gerade das allerletzte Stückchen Schokolade im Mund. Wenn dann Menschen um Sie herum Chips, Süßigkeiten und Kuchen genießen, werden Sie womöglich den Ihrem Vorhaben widersprechenden Impuls verspüren und denken, es sei schon in Ordnung, sich auch selbst diese Leckereien einzuverleiben.

Es geschieht nur allzu leicht, dass man fast mal ohne Unterlass isst, ohne tatsächlich hungrig zu sein. Doch all diese unbewusste Nahrungsaufnahme führt dem Körper reichlich Ungesundes und unnötig Blutdruckerhöhendes zu, wie Zucker, Fett und Salz.

Spüren Sie also in sich hinein, ob Sie wirklich Hunger haben, wenn Sie Lust oder Drang verspüren zu essen. Sie werden schnell bemerken, dass das in den meisten Situationen nicht so ist. Sie würden nur aus Gewohnheit etwas zu sich nehmen – und um die Dinge beim Namen zu nennen: lediglich aus schlechter Gewohnheit. Doch leider rächt sich ein solches Verhalten auf Dauer, und zwar zuungunsten Ihres Blutdrucks, Gewichts und Wohlbefindens.

Es ist an der Zeit, den Entschluss zu fassen, dass Sie das nicht mehr wollen. Wenn Sie fortan essen, halten Sie sich an die wunderbar einfache Regel: Essen Sie, bis Sie keinen Hunger mehr verspüren – und nicht, bis Sie pappsatt sind.

Bleiben Sie motiviert, auch bei Misserfolgen

Denken Sie daran, dass die Welt nicht zusammenbricht und nicht alle Mühen vergebens waren, wenn Sie sich nicht an jedem einzelnen Tag bis aufs Letzte an die Prinzipien unseres Ernährungsplans halten. Wenn ein oder zwei Tage lang alles misslingt, dann starten Sie am dritten Tag eben mit neuem Mut – und zwar genau an jenem Punkt, an dem Sie bereits angelangt waren.

An jedem weiteren Tag und angesichts jeden noch so kleinen Fortschritts in Ihrem Gesundheitsprojekt können Sie sich immer wieder daran erinnern, wo Sie angefangen haben. Es kann überaus motivierend sein, daran zurückzudenken, wie es Ihnen ging, als eine weniger gesunde Ernährungsweise noch ein zentraler Bestandteil Ihres Alltags war.

Ihr Blutdruck ist wahrscheinlich bereits messbar gesunken, aber betrachten Sie sich auch einmal im Ganzen. Sehen Sie die Fotos an, die Sie zu Beginn unseres Ernährungsprogramms gemacht haben. Können Sie die Veränderungen sehen? Denken Sie an die Zukunft, die mit großen Veränderungen in allen Bereichen aufwarten wird – physisch, psychisch, sozial. Möchten Sie wirklich mit all den Leiden leben, die Ihnen früher drohten? Wollen Sie nicht lieber das Leben voll auskosten – und lange leben? Wir gehen schwer davon aus, dass Sie diese Fragen mit einem klaren Ja beantworten!

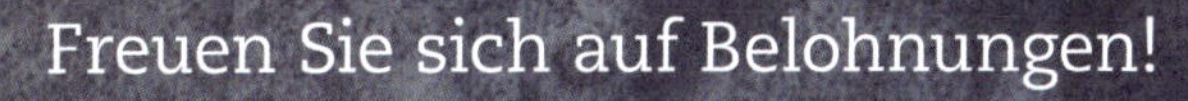

Freuen Sie sich auf Belohnungen!

Mit das Beste an unserem Programm »Gesunder Blutdruck in 14 Tagen«: Sie brauchen keine halbe Ewigkeit auf die Resultate Ihres Tuns zu warten. Schon sehr bald werden Sie die ersten positiven Auswirkungen der neuen Essgewohnheiten auf Körper und Geist bemerken. Entsprechend leichter wird es Ihnen fallen, sich weiterhin zu motivieren. Sie werden sich schnell an den neuen Lebensstil gewöhnen und ein klares Gespür entwickeln, welche Lebensmittel, Gerichte und Getränke Ihr Wohlbefinden am besten fördern – ohne dass Sie auf Genuss verzichten müssten.

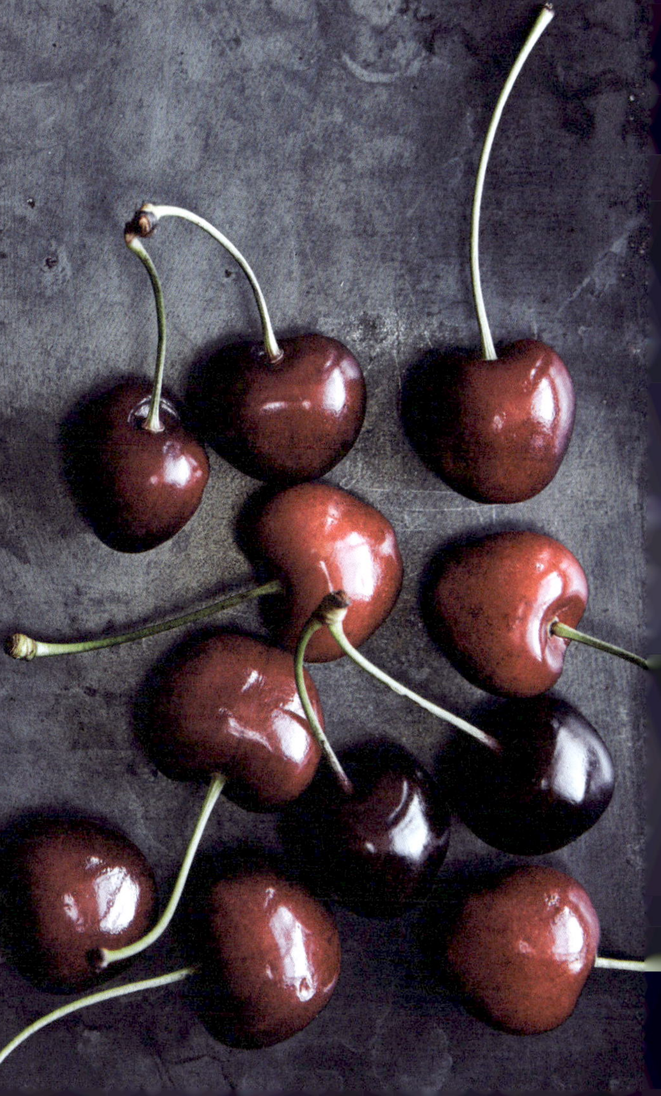

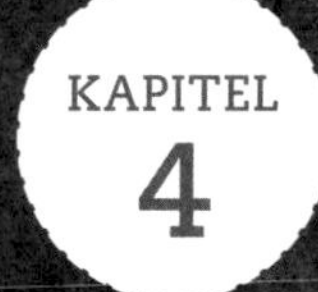

Ab in die Küche!

Das Ernährungsprogramm von »Gesunder Blutdruck in 14 Tagen« erfordert keine exotischen Zutaten, die Sie nur in ausgewählten Läden finden. Die von uns verwendeten Lebensmittel sollten Sie allesamt in jedem gut sortierten Supermarkt kaufen können. Bereiten Sie Ihre Ernährungsumstellung vor, indem Sie Ihre Küchenschränke mit den wichtigsten Grundnahrungsmitteln, die Sie immer wieder brauchen werden, füllen, und verabschieden Sie sich gleichzeitig von Produkten, die Ihrem Projekt entgegenstehen.

———————

Für einen erfolgreichen Start in Ihr blutdruckfreundliches neues Leben füllen Sie Ihre Vorratsschränke mit Lebensmitteln, die Ihren Blutdruck sinken lassen. Gleichzeitig kommen Sie nicht umhin, sich von essbaren Verlockungen zu verabschieden, damit Sie in einem schwachen Moment nicht versucht sind, Ungesundes zu futtern. Denn den meisten von uns ist es nahezu unmöglich, Limonade, Chips, Keksen und anderen Süßigkeiten zu widerstehen, wenn diese die ganze Zeit aus Schränken und Schubladen nach Ihnen rufen.

Entsorgen Sie solche Übeltäter. Vielleicht hilft Ihnen der Gedanke, dass es sich dabei gar nicht um richtiges Essen handelt. Jetzt ersetzen Sie das alles durch tatsächlich nährende Lebensmittel, die den Blutdruck senken, Übergewicht entgegenwirken und Sie stärker, gesünder und glücklicher machen.

Was in den Vorratsschrank gehört

Getreide und Getreideprodukte
- Grobe Haferflocken
- Feine Haferflocken
- Gerstenflocken
- Roggenflocken
- Vollkornmüsli ohne Zuckerzusatz
- Ganze Gersten- oder Haferkörner
- Vollkornnudeln
- Vollkorncouscous
- Vollkornreis (brauner oder auch roter Reis)
- Vollkornroggenmehl (wenn Sie selbst Brot backen möchten)
- Quinoa
- Vollkornknäckebrot
- Roggenvollkornbrot

Hülsenfrüchte (Trockenware, alternativ in Gläsern oder Dosen)
- Kichererbsen
- Linsen
- Bohnen, z.B. weiße, rote oder schwarze

Nüsse, Kerne und Samen
- Walnüsse
- Mandeln
- Cashewkerne
- Pistazienkerne
- Chiasamen
- Hanfsamen

Öl, Essig und andere Würzmittel
- Olivenöl
- Rapsöl
- Walnuss- oder Avocadoöl
- Balsamico-Essig
- Weißweinessig
- Apfelessig
- Sherryessig
- Dijonsenf
- Akazienhonig
- Kapern
- Tahin (Sesammus)
- Erdnussmus ohne Zuckerzusatz
- Gemüsebrühe, salzarm, ohne Konservierungsmittel und Zusatzstoffe

- Sojasauce, salzarm
- Wein zum Kochen
- Mayonnaise (auf Rapsöl-Basis)
- Tomatenmark

Konserven
- Geschälte Tomaten, stückig
- Thunfisch (im eigenen Saft)
- Makrelen in Tomatensauce
- Sardinen in Wasser oder Tomatensauce
- Kichererbsen
- Kidneybohnen und andere Hülsenfrüchte

Gewürze (Trockenware)
- Ingwer
- Kurkuma
- Thymian
- Rosmarin
- Curry
- Muskatnuss
- Schwarzer Pfeffer
- Cayennepfeffer
- Rosa Pfeffer
- Chili
- Oregano
- Meersalz (evtl. Mischsalz mit 50 % Kalium und 50 % Natrium)
- Zimt, als Stangen und gemahlen
- Kardamom
- Lorbeerblätter
- Paprika
- Kreuzkümmel
- Vanille, als Stangen und Pulver ohne Zuckerzusatz

Tiefkühlware
- Beeren, z.B. Himbeeren, Blaubeeren, Brombeeren, Erdbeeren, rote und schwarze Johannisbeeren, Beerenmischung, Sanddorn
- Erbsen
- Grüne Bohnen
- Evtl. Brot und Brötchen, portionsweise eingefroren
- Fisch, z.B. Lachs
- Garnelen
- Hühnerfilets (möglichst Bioqualität), portionsweise eingefroren

Milch und Milchprodukte
- Mager- bzw. fettarme Milch
- Evtl. Pflanzenmilch (z.B. Hafer-, Soja-, Mandel-, Dinkel-, Reis-, Kokos-, Haselnussmilch) ohne Zuckerzusatz, wenn Sie auf tierische Produkte verzichten
- Hüttenkäse, fettarm
- Parmesan
- Ihre Lieblingskäsesorten
- Naturjoghurt, fettarm (oder andere Sauermilchprodukte wie Buttermilch, Dickmilch oder Kefir)
- Sauerrahm, möglichst fettarm
- Butter
- Eier, möglichst in Bioqualität und aus Freilandhaltung

Obst
- Zitronen
- Frische Beeren
- Frische Früchte – wechselnde Sorten
- Getrocknete Aprikosen (in Bioqualität, ungeschwefelt)
- Getrocknete Cranberrys (ohne Zusatz von Zucker, Apfelsaft oder Sonnenblumenöl)

Gemüse
- Knoblauch
- Schalotten
- Karotten
- Rote Bete

- Frisches Gemüse – wechselnde Sorten, immer auch nitrathaltiges grünes Blattgemüse (siehe Seite 100)

Frische Kräuter

- Petersilie
- Dill
- Basilikum
- sowie gerne weitere Arten, nach Geschmack und Rezept

Getränke

- Rote-Bete-Saft, wenn Sie nicht selbst entsaften
- Kaffee
- Tee

Besser nicht

- Nichtvollwertige Frühstücksprodukte mit zugesetztem Zucker oder Salz
- Helles Mehl und nichtvollwertige Nudeln
- Weißbrot und helles Knäckebrot
- Kleingebäck
- Kekse
- Ketchup
- Fertigsaucen und -dressings
- Fertiggerichte, wie z. B. Pizza aus der Tiefkühltheke, mit weißem Mehl, reichlich Salz, Zucker und falschen Fetten (also allem, was Entzündungen und Bluthochdruck begünstigt)
- Margarine
- Öle, die dem Blutdruck-Programm entgegenstehen, z. B. Traubenkernöl, Sonnenblumenöl und Maisöl
- Chips, geröstete und gesalzene Nüsse und Erdnüsse
- Eis und Süßigkeiten (mit Ausnahme von dunkler Schokolade)
- Limonade
- Light-Produkte
- Vollfette Milchprodukte
- Herkömmlicher Fruchtsaft ohne Ballaststoffe

Was Sie zum Kochen benötigen

Abgesehen von der üblichen Küchengrundausstattung benötigen Sie für die Zubereitung der Rezepte in diesem Buch:

- Küchenwaage
- Messbecher
- Beschichtete Pfanne
- Saftpresse (alternativ können Sie auch fertigen Rote-Bete-Saft usw. kaufen)
- Küchenmaschine/Foodprocessor oder ein anderes leistungsstarkes Mixgerät
- Evtl. Stabmixer für Suppen
- Hochwertige Aufbewahrungsboxen für die Gerichte, die Sie evtl. für mehrere Tage vorkochen (um sie als Mittagessen oder Zwischenmahlzeiten zur Arbeit mitzunehmen)
- Evtl. Waffeleisen (oder Sie backen alternativ Pfannkuchen nach dem Rezept auf Seite 160)
- Beschichtete Backformen, wenn Sie selbst Roggenbrot backen wollen

KAPITEL 5

Die sieben Lebensmittelgruppen

So viel dürfen Sie jeden Tag essen

In diesem Kapitel betrachten wir die sieben Lebensmittelgruppen näher, welche die Grundpfeiler unseres Ernährungsprogramms ausmachen, und geben Beispiele dafür, wie groß eine Portion jeweils ist. Diese Angaben sollen Ihnen als Orientierung dienen, wenn Sie in einzelnen Rezepten lieber andere Zutaten verwenden als die in den Beispielen genannten. Die Berücksichtigung der Portionsgrößen in Ihrem Ernährungsplan ist besonders wichtig. Manche Portionen werden wohl etwas kleiner ausfallen, als Sie es gewohnt sind, andere vielleicht etwas üppiger.

Aber gehen Sie es entspannt an: Sie werden ganz schnell ein sicheres Gespür dafür haben, wie groß die Portionen für die verschiedenen Kategorien von Lebensmitteln sind.

– – – – – – –

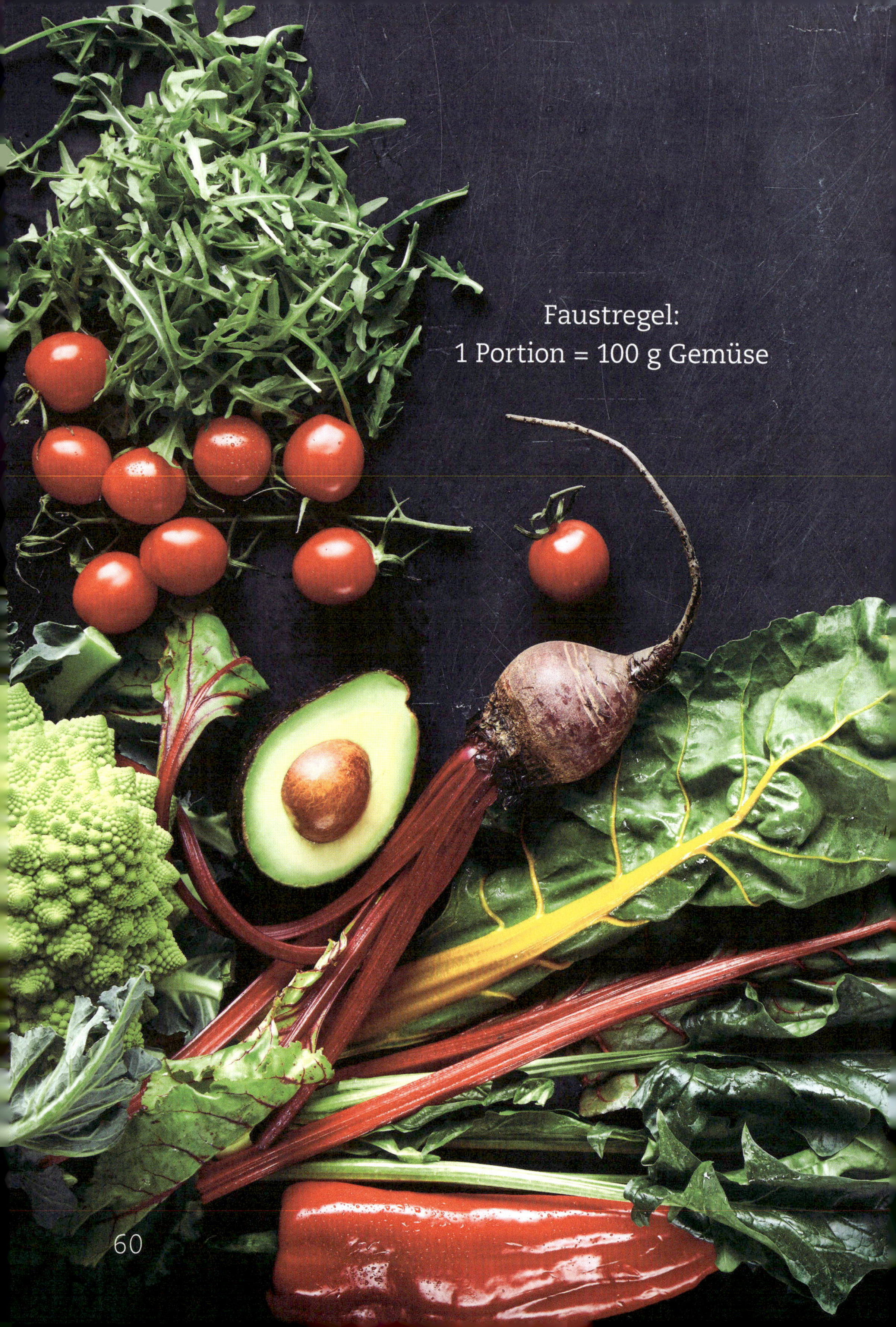

Faustregel:
1 Portion = 100 g Gemüse

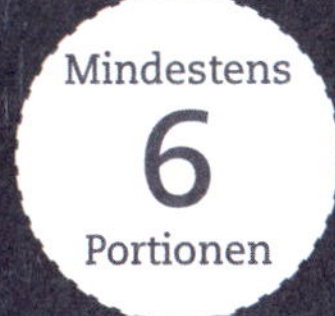

Gemüse

So viel wie möglich: Knapper und klarer können wir es nicht ausdrücken. Ihr Blutdruck liebt Gemüse.
Wann immer auf Ihrem Teller noch Platz ist, den Sie mit mehr Speisen füllen möchten, sollte Gemüse Ihre erste Wahl sein.

1 Portion:

Aubergine: ½ kleine
Avocado: ½ Frucht
Blumenkohl: 2 große Röschen
Bohnen, grün: 100 g
Brokkoli: 2 große Röschen
Champignons: 5–6 mittelgroße
Cherrytomaten: 7 Stück
Edamame (frische grüne Sojabohnen): 100 g
Erbsen, grün: 100 g
Fenchel: 1 mittelgroßer oder 1½ kleine
Frühlingszwiebeln: 5 Stück
Gurke: ⅓
Karotte: 1 große
Lauch: ½ mittelgroße Stange
Mais: 1 mittelgroßer Kolben
Oliven: 5 Stück
Paprika: 1 kleine Schote
Radieschen: 10 Stück
Rosenkohl: 8 mittelgroße
Rote Bete: 1 mittelgroße
Sellerie: ⅛ einer mittelgroßen Knolle
Spargel, grün: 7–8 mittelgroße Stangen
Spargel, weiß: 6–7 dünne Stangen
Spitzkohl: ¼ von einem kleinen Kopf
Staudensellerie: 3 Stangen
Tomate: 1 mittelgroße
Zucchini: ½ große oder 1 kleine
Zwiebel: ¾ einer mittelgroßen

Gemüse – die Pluspunkte

- Senkt den Blutdruck.
- Schützt vor Gefäßerkrankungen, Krebs, Demenz und Diabetes Typ 2.
- Nährt die guten Darmbakterien und stärkt das Immunsystem.
- Sättigt und hält schlank.
- Wirkt Verstopfung entgegen.

Weil …

… es reich an anti-entzündlichen Stoffen, Ballaststoffen, Vitaminen und Mineralstoffen ist; manche Gemüsesorten sind besonders gut für den Blutdruck, weil sie viel Nitrat liefern.

In unseren Ernährungsplan bauen wir pro Tag sechs Portionen Gemüse ein – doch in dieser Kategorie dürfen Sie herzlich gerne das Limit überschreiten: Gemüse kann nie schaden, Sie und Ihr Blutdruck können nur gewinnen. Es ist kalorienarm und reich an blutdrucksenkenden Ballast- und wertvollen Nährstoffen. Es braucht Zeit, Gemüse zu kauen und zu verdauen, weshalb es besonders gut sättigt.

Rucola, Spinat, Salat, Radieschen, Rote Bete, Chinakohl, Rhabarber, Fenchel und Sellerie sind besonders wirksam, wenn es darum geht, den Blutdruck zu senken, weil sie Nitrat enthalten. Dieser Stoff ist in unserem Zusammenhang interessant, denn er weitet die Blutgefäße, sodass das Blut leichter durch den Kreislauf strömen kann – daher der blutdrucksenkende Effekt; mehr hierzu können Sie auf Seite 100 lesen. Aus diesem Grund haben wir auch einen obligatorischen Morgenshot vorgesehen, der Ihnen einen ordentlichen blutdrucksenkenden Kick gibt, um schwungvoll in den Tag zu starten.

Auch andere Kohlsorten, grüne Bohnen, Lauch, Frühlingszwiebeln, Gurken, Karotten, Kartoffeln, Knoblauch und grüne Paprika liefern zumindest kleine Mengen an Nitrat.

Ironischerweise ist nichtbiologisch angebautes Gemüse in dieser Hinsicht am besten, weil Kunstdünger Nitrat enthält. Doch davon abgesehen ist unsere generelle Empfehlung, dass Sie, wann immer möglich, Lebensmitteln in Bioqualität den Vorzug geben.

Letztendlich aber sind diejenigen Gemüsesorten die besten, die Sie auch wirklich gerne essen. Wir selbst lieben Gemüse in allen Farben des Regenbogens. Wir können Sie nur ermuntern, alles zu probieren, was Sie in der Gemüseabteilung finden, und dabei vielleicht sogar systematisch vorzugehen, statt immer nur die gleichen vier oder fünf Sorten zu kaufen.

Indem Sie sich abwechslungsreich und aus dem riesigen Farbenspektrum der Gemüsesorten ernähren, nehmen Sie die gesamte Palette blutdrucksenkender sekundärer Pflanzen- und Ballaststoffe zu sich. Gemüse liefert nicht nur reichlich Folsäure, Carotine, Vitamin C und Vitamin E sowie Mineralstoffe, sondern auch Hunderte wirkungsvoller Phytochemikalien, die ebenfalls den Blutdruck senken und gleichzeitig Gefäßverkalkungen, Demenz, Diabetes Typ 2 und Krebs vorbeugen.

Berücksichtigen Sie, dass sich die meisten wertvollen Nährstoffe an den äußeren Randschichten der Pflanzen befinden und auch maßgeblich für deren Farbe verantwortlich sind. Die allermeisten Nährstoffe liefern Gemüsesorten mit dicker Schale und reichlich Oberfläche im Verhältnis zum Gesamtvolumen. So ist z. B. Brokkoli mit seinen kleinteiligen Röschen reichhaltiger als eine glatte und stromlinienförmige Gurke. Aus diesem Grund sollten Sie wann immer möglich die Schale mitessen.

In Ihr Ernährungsprogramm gehört sowohl rohes als auch gegartes Gemüse. Beim Erhitzen geht ein gewisser Anteil von Vitaminen verloren, besonders wenn das Gemüse mit Wasser in Berührung kommt. Es ist deshalb von Vorteil, Gemüse zu dämpfen oder im Ofen zu garen, beides gerade so lang wie nötig. Bei der Zubereitung im Kochtopf versuchen Sie mit so wenig Wasser wie möglich auszukommen. Der Vitaminverlust durch das Erhitzen von Gemüse wird teilweise dadurch aufgewogen, dass wir leichter größere Mengen von gegartem Gemüse essen als von rohem. Im Übrigen kann Gemüse auch problemlos in der Mikrowelle zubereitet werden.

Gemüse aus dem Tiefkühlfach kann durchaus mit der Ware im Frischeregal mithalten, weil es in reiferem Zustand geerntet wird und dadurch sogar mehr anti-entzündliche Pflanzenstoffe enthalten kann. Unter Berücksichtigung von zum Teil extrem langen Transportwegen ist die Tiefkühlware nicht selten sogar frischer, wenn wir sie verbrauchen.

Tauen Sie tiefgefrorene Lebensmittel evtl. in der Mikrowelle auf. Vermeiden Sie Vitaminverlust (und Lebensmittelverschwendung), indem Sie jeweils nur die benötigte Menge auftauen.

Sollten Sie Gemüse einfrieren wollen, können Sie es zuvor einige Minuten blanchieren, wodurch Vitamine und andere wertvolle Inhaltsstoffe besser erhalten bleiben und die Zubereitungszeit nach dem Auftauen verkürzt wird.

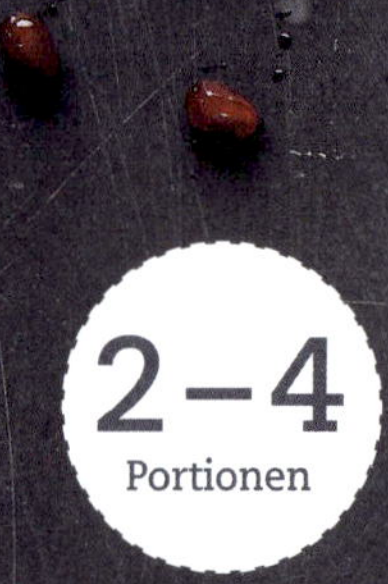

Obst und Beeren

Früchte sind eine fantastische Quelle für den blutdrucksenkenden Mineralstoff Kalium. Mit ihrer Süße und wunderbaren Geschmacksnuancen machen sie es uns leicht, gesundes Essen zu genießen. Maximal ein Glas Saft täglich darf es in dieser Lebensmittelgruppe sein, und dieses nehmen Sie am besten in Form Ihres Morgenshots zu sich.

1 Portion:

Ananas, frisch: 1 große dicke Scheibe
Ananas, ungesüßt aus der Dose: 3 Scheiben
Apfel: 1 mittelgroßer
Aprikosen, frisch: 3 Stück
Banane: 1 mittelgroße
Birne: 1 mittelgroße
Blaubeeren, frisch oder tiefgefroren: 150 g
Brombeeren, frisch oder tiefgefroren: 150 g
Clementinen: 2 kleine
Erdbeeren: 10 Stück (150 g)
Feigen, frisch: 2 Stück
Granatapfel: 100 g Kerne
Grapefruit: 1 kleine
Himbeeren, frisch oder tiefgefroren: 150 g
Kiwi: 1 mittelgroße
Mango: ½ mittelgroße
Nektarine: 1 mittelgroße
Orange: 1 mittelgroße
Passionsfrucht: 5 mittelgroße
Pflaumen: 3 mittelgroße
Trockenfrüchte: 60 g
Wassermelone: ¼ einer kleinen Melone
Weintrauben: 15 Stück

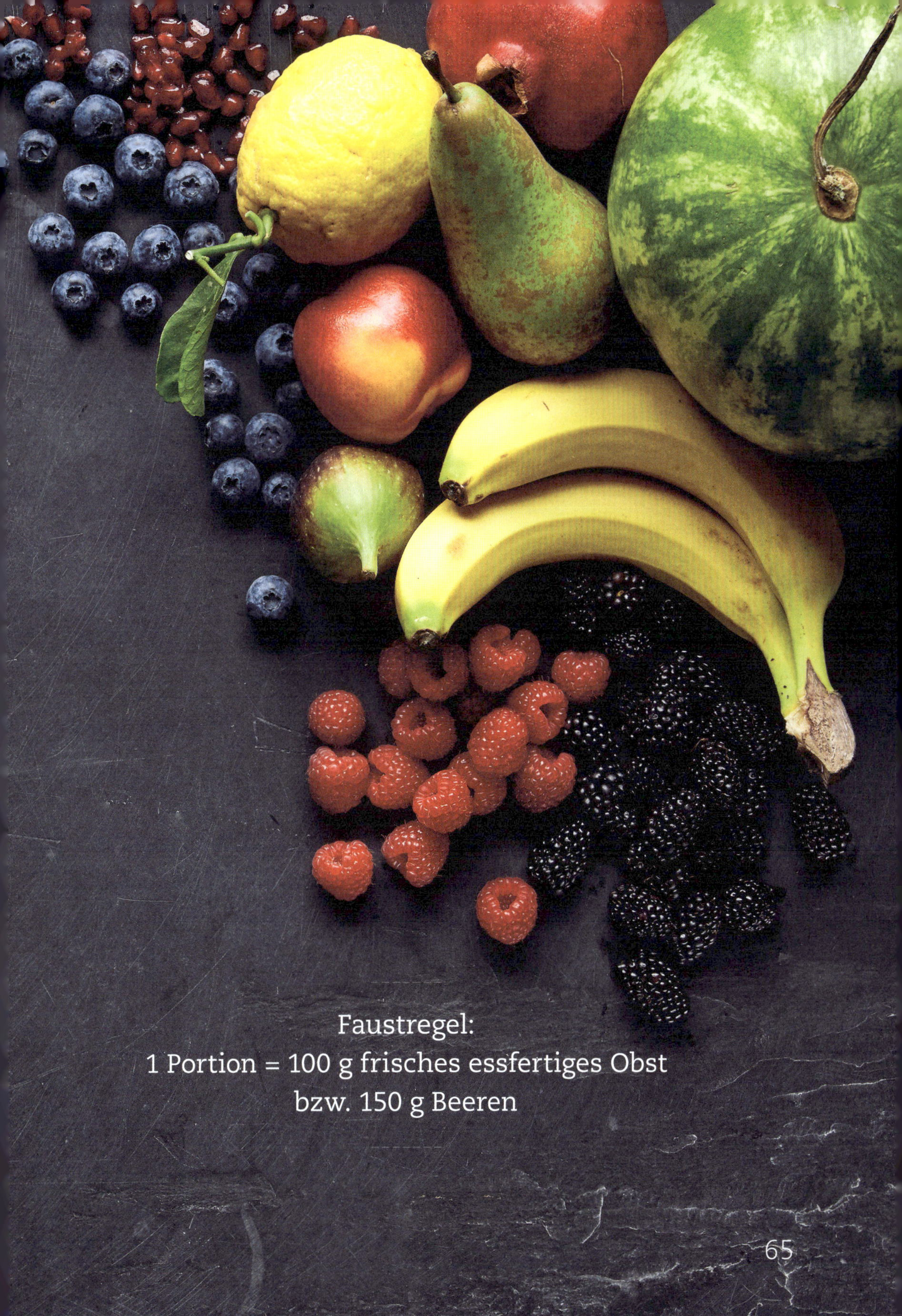

Faustregel:
1 Portion = 100 g frisches essfertiges Obst
bzw. 150 g Beeren

Obst und Beeren – die Pluspunkte

✚ Senken den Blutdruck.

✚ Sättigen und wirken Übergewicht entgegen.

✚ Stillen Hunger auf Süßes auf gesunde Weise.

Weil …

… sie reich an gesunden Pflanzenstoffen, u.a. dem blutdrucksenkenden Mineralstoff Kalium, außerdem an Antioxidantien, anti-entzündlichen Stoffen, Vitaminen und Ballaststoffen sind.

Was die anti-entzündliche Wirkung angeht, sind Beeren die beste Wahl.

Obst

Gemüse steht in unserem Programm eindeutig an erster Stelle vor Obst: Gemüse bildet die Basis, süße Früchte sind eher als erfreuliches Extra zu betrachten. Obst besitzt viele wertvolle Eigenschaften und sättigt ziemlich gut pro Kalorie, wobei es mit der Süße auch mehr Energie liefert als Gemüse. Fruchtsüße kann Ihren Hunger auf Süßes stillen. Ballaststoffe sorgen für Sättigung und unterstützen die Darmflora, was wiederum anti-entzündlich und blutdrucksenkend wirkt.

Der Mineralstoff Kalium, der dazu beiträgt, den Blutdruck in einem gesunden Bereich zu halten, findet sich in der ganzen Frucht. Ansonsten verstecken sich die meisten sekundären Pflanzenstoffe und Ballaststoffe in der Schale, essen Sie also Früchte möglichst mitsamt Schale und in allen Farben, um das ganze Spektrum zu nutzen, da die färbenden und geschmacksgebenden Stoffe meist die wirkungsvollsten sind. Je frischer das Obst, desto mehr Nährstoffe enthält es, wählen Sie deshalb aus dem saisonalen Angebot.

Achten Sie auch darauf, jeden Tag mindestens eine Portion eines guten Vitamin-C-Lieferanten zu essen, wie z.B. Orange, Grapefruit, Kiwi oder Beeren.

Viele Stimmen warnen heute vor Fruchtzucker, auch bekannt als Fruktose. In der Tat haben Untersuchungen an Ratten gezeigt, dass Fruchtzucker zu Ansammlungen von entzündungsförderndem Fett in der Leber und zu Übergewicht führen kann. Doch wenn wir Menschen gesunde Mengen an Obst und natürlichem Fruchtsaft zu uns nehmen, sollten keinerlei Probleme bestehen.

Beeren

Frische, tiefgefrorene und getrocknete Beeren sind Gesundheit in schmackhafter Form. Beginnen Sie am besten gleich, Beeren in allen Farben in Ihre Ernährung einzubauen. Sie enthalten – je nach Sorte – mehr oder weniger viel Antioxidantien, welche Krankheiten vorbeugen und Alterungsprozesse verlangsamen. Blau- und Brombeeren z. B. bekommen ihre blauviolette Farbe von Farbstoffen namens Anthocyanen, die wie ein Rundum-»Rostschutz« für den Körper wirken.

In ganzjährig erhältlicher Tiefkühlware sind der volle Geschmack und die gesunden Nährstoffe fast vollkommen bewahrt, weil die Beeren direkt nach der Ernte eingefroren werden. Gefrorene Himbeeren sollten eine Minute lang gekocht werden, um das Risiko einer Infektion, die mit Erbrechen und Durchfall einhergehen kann, zu minimieren. Wenn Sie die Himbeeren selbst pflücken, ist diese Gefahr jedoch vernachlässigbar. Sammeln Sie wilde Beeren, und frieren Sie überschüssige Mengen am besten sofort ein.

Vermeiden Sie Pflanzenschutzgifte

Spritzmittelreste in Früchten liegen zum Glück nur selten über den zugelassenen Grenzwerten und stellen kaum eine direkte Gefahr dar. Dennoch ist es natürlich besser, gar keine mitzuessen. Wir wissen nur wenig darüber, was geschieht, wenn wir kleine Mengen von vielen verschiedenen Stoffen zu uns nehmen. Womöglich multipliziert sich die schädliche Wirkung zu einem sogenannten Cocktaileffekt. Um unerwünschte Folgen zu vermeiden, empfehlen wir deshalb:

- Wählen Sie Bioqualität, wann immer möglich. Dadurch reduzieren Sie die Belastung durch Chemikalien für Ihren Körper ganz bedeutend. Weintrauben bringen von allen Früchten am meisten Spritzmittel mit, aber auch konventionell angebaute Äpfel, Birnen und Erdbeeren können stark belastet sein.
- Kaufen Sie Obst aus der Region, wenn es Saison hat. Heimisches Obst ist für gewöhnlich weniger belastet mit Pflanzenschutzmitteln, und die saisonal erhältlichen Früchte werden meist weniger gespritzt, über kürzere Distanzen transportiert und beinhalten mehr Vitamine und wertvolle Nährstoffe.
- Waschen Sie Obst und Gemüse immer gründlich unter laufendem Wasser. So können einige der wasserlöslichen Pestizide abgespült werden, und gleichzeitig lassen sich Erdbakterien entfernen. Ein Drittel des Gifts verschwindet dadurch von Erdbeeren, während bis zur Hälfte der Giftstoffe von Weintrauben und Äpfeln gespült werden kann. Es reicht nicht aus, die Früchte mit einem Küchentuch abzureiben.
- In Früchten mit nichtessbarer Schale sitzen die meisten Pestizidrückstände zum Glück in der Schale, z.B. bei Zitrusfrüchten, Melonen, Ananas und Bananen. Zitrusschale sollten Sie nur von unbehandelten Früchten aus Bioanbau verwenden, um Giftstoffe zu vermeiden.

6
Portionen

Getreide
und Kartoffeln

Vollkornprodukte den »weißen« Varianten vorzuziehen ist eine Ihrer wichtigsten Entscheidungen für einen gesunden Blutdruck. In unserem Ernährungsprogramm setzen wir in großem Stil auf volles Korn mit reichlich Ballaststoffen. Sie werden schnell entdecken, dass die vollwertigen Produkte viel besser sättigen als die ballaststoffarmen.

1 Portion:

Brot, grobes Vollkorn: 30 g
Bulgur, Vollkornvariante: 60 g gekocht (24 g ungekocht)
Couscous, Vollkornvariante: 60 g gekocht (30 g ungekocht)
Gerstenflocken: 30 g
Getreide/volles Korn, z.B. Gerste: 60 g gekocht (25 g roh)
Haferflocken, möglichst Großblatt: 30 g
Kartoffeln: 2 mittelgroße
Knäckebrot, Vollkornvariante: 2–3 Scheiben (30 g)
Müsli, ohne Zuckerzusatz: 5 Esslöffel
Nudeln, Vollkornvariante: 60 g gekocht (24 g ungekocht)
Pitabrot, Vollkornvariante: ½ (30 g)
Popcorn, luftgepoppt: 24 g
Quinoa: 60 g gekocht (24 g ungekocht)
Reis, Vollkornvariante: 60 g gekocht (24 g roh)
Roggenbrot, Vollkornvariante: ½–1 Scheibe (30 g)
Roggenflocken: 30 g
Rote-Bete-Brötchen (Seite 236): ½ Brötchen
Toast, Vollkornvariante: 1 Scheibe (30 g)
Tortilla, Vollkornvariante: 1 kleine

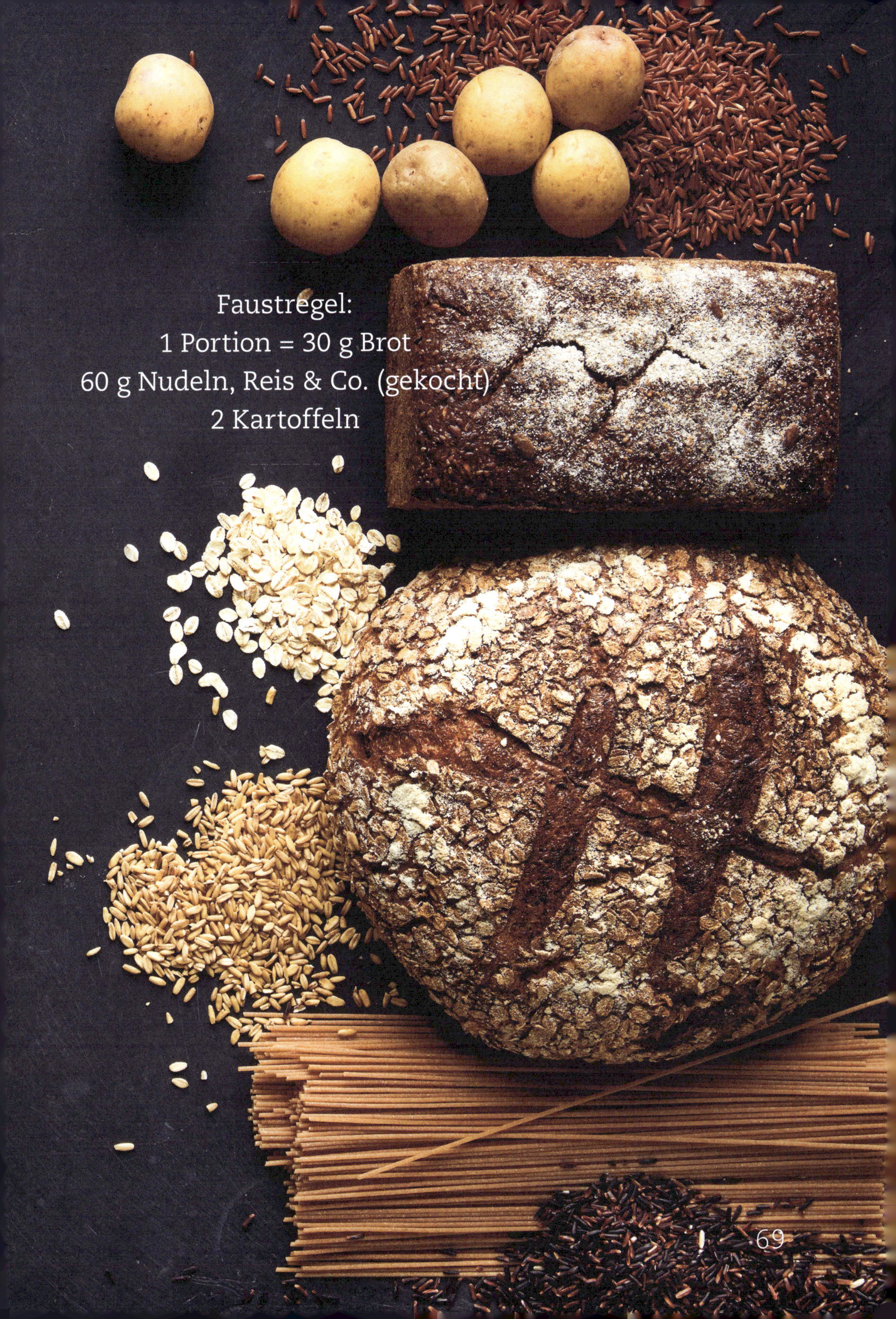

Faustregel:
1 Portion = 30 g Brot
60 g Nudeln, Reis & Co. (gekocht)
2 Kartoffeln

Vollkorngetreide – die Pluspunkte

✚ Senkt den Blutdruck.

✚ Sättigt und hält schlank, dämpft Süßhunger.

✚ Stabilisiert den Blutzucker.

✚ Senkt Cholesterinwerte und beugt Gefäßschädigungen vor.

✚ Wirkt Diabetes Typ 2 entgegen.

✚ Wirkt stark anti-entzündlich.

✚ Beugt Verstopfung vor.

Weil …

… es reich an wichtigen Pflanzenfasern, Vitaminen, Mineralstoffen und weiteren wertvollen Pflanzenstoffen ist. Die Ballaststoffe nähren gute Darmbakterien, die auf ganzer Linie wichtig für unsere Gesundheit sind.

Vollkorngetreide

Bedenken Sie den schnöden Haferbrei und das alltägliche Roggenvollkornbrot gerne mit etwas Dankbarkeit. Das volle Korn kann nämlich signifikant die Lebensdauer verlängern und u.a. Herzgefäßkrankheiten vorbeugen, außerdem Diabetes Typ 2, Krebs, Lungenkrankheiten und generell Infektionen. Laut einer Studie, die den Konsum von Vollkornprodukten und die Gesundheitsfolgen untersuchte, haben Frauen, die reichlich davon zu sich nehmen, im Vergleich zu denjenigen, die am wenigsten davon essen, durchschnittlich ein um 32 Prozent verringertes Risiko, frühzeitig zu sterben. Für Männer gilt ein um 25 Prozent verringertes Risiko.

Erklärend wird vor allem hervorgehoben, dass »grobes« Essen mit vollem Korn und Ballaststoffen effektiv der Ansammlung von entzündungsförderndem und blutdruckerhöhendem Fett im Magen und um die Organe herum entgegenwirkt und den Gehalt an CRP (C-reaktives Protein, ein Eiweiß, das auf Entzündungen hinweist) im Blut senkt.

Die Ballaststoffe, von denen Vollkorngetreide reichlich enthält, regulieren auch den Cholesterinspiegel und den Blutzucker, sodass Sie nicht so leicht von gewaltigem Süßhunger überrascht werden, der Sie Ihre guten Ernährungsabsichten vergessen lassen könnte und Übergewicht begünstigt. Zudem sind Ballaststoffe essenziell für die Verdauung und unterstützen die Magenaktivität.

Aus all diesen Gründen dürfen Sie reichlich Vollkorngetreide und Ballaststoffe zu sich nehmen – wir sehen in unserem Ernährungsplan großzügige sechs Portionen pro Tag vor. Es ist eigentlich ganz einfach, tagtäglich mehr Vollkornprodukte und Ballaststoffe zu essen. Schon durch kleine Veränderungen der Essgewohnheiten bringen Sie beides ganz automatisch auf den Teller. Lesen Sie auf Seite 73 mehr hierzu.

»Vollkornqualität« bedeutet entweder das ganze Getreidekorn oder zu Mehl vermahlenes Getreide, das noch alle wertvollen Bestandteile des Korns enthält. Manchmal sorgt die Abgrenzung von Korn auf der einen Seite und Kernen, Samen und Saaten auf der anderen Seite für Verwirrung. So ist z. B. Steinzeit-Brot kein Vollkornprodukt, weil es kein Getreide und damit keine der so wertvollen Fasern des Korns enthält, sondern stattdessen ölhaltige Kerne.

Überprüfen Sie beim Kauf von hoch- und vollwertigem Brot die Angaben auf der Verpackung. Achten Sie darauf, dass in dem Brot tatsächlich vor allem Vollkorngetreide enthalten ist – und nur wenig Salz, Zucker und Fett. Die wenigsten von uns betrachten Brot als einen Salzlieferanten, aber tatsächlich nehmen wir durch den Verzehr unseres täglichen Brots einiges an Salz zu uns. Wenn Sie Ihr Brot beim Bäcker kaufen, fragen Sie einfach nach Vollkornanteil und Salzgehalt. Sie können sich etwas besonders Gutes tun, indem Sie Ihr eigenes Brot backen. Zum einen können Sie es dadurch so vollwertig wie gewünscht zubereiten, zum anderen haben Sie die volle Kontrolle über die Salzmenge – und außerdem können Sie dadurch sogar Geld sparen. Rezepte finden Sie auf Seite 236.

Drei Super-Getreide und ihre Superkräfte

Roggen: Laut Untersuchungen der Dänischen Technischen Universität DTU besitzt Roggen ganz besondere anti-entzündliche Eigenschaften. Es bietet sich an, Roggen in Form von Frühstücksbrei *(siehe Seite 154)*, Vollkornbrot und Knäckebrot zu essen.

Gerste: Die in Gerste enthaltenen löslichen Ballaststoffe, u. a. Beta-Glucane, senken sowohl die Cholesterinwerte als auch den Blutdruck. Sie können Gerste als Brei *(siehe Seite 154)* essen, oder probieren Sie auch einmal gekochte Gerstenkörner - nicht zu verwechseln mit Gerstengraupen, bei denen die Schale entfernt wurde. Das ganze Getreidekorn findet man u. a. in Reformhäusern. Mit sogenannter Nacktgerste bekommen Sie einen Extrabonus, weil deren Schalenteile anders als bei gewöhnlichen Gerstenkörnern essbar sind.

Hafer: Hafer enthält wie Gerste reichlich Beta-Glucane, also gesunde Ballaststoffe, die sowohl den systolischen als auch den diastolischen Blutdruck senken können, wie eine Sammelanalyse von 28 Studien gezeigt hat. Hafer ist unschlagbar in Breiform oder als Müsli. Haferflocken gibt es auch in glutenfreier Variante.

Kartoffeln

Wir lieben Kartoffeln, und Ihnen geht es hoffentlich ebenso. Die Knollen besitzen, wie Vollkorngetreide, wunderbare blutdrucksenkende Eigenschaften. Damit passen sie bestens zu einer blutdrucksenkenden Ernährungsweise. Sie sättigen ausgezeichnet im Verhältnis zu den Kilokalorien, die sie liefern – besonders dann, wenn Sie nach dem Garen kalt verspeist werden.

Kartoffeln weisen nämlich die Besonderheit auf, dass ihre Stärke, wenn sie nach dem Kochen oder Backen abkühlen, teilweise in etwas umgebaut wird, das Ballaststoffen ähnelt: die resistente Stärke. Sie wird deutlich langsamer verstoffwechselt als die Stärke einer warmen gegarten Kartoffel, deshalb lässt sie den Blutzuckerspiegel nicht so schnell ansteigen. Zudem ist resistente Stärke beste Nahrung für Darmbakterien, die sich dafür bedanken, indem sie Stoffe bilden, die Entzündungen vorbeugen. Abgekühlte Kartoffeln lassen also weder Blutzuckerspiegel noch Blutdruck in die Höhe schießen, außerdem sättigen sie anhaltend – auch weil sie zumindest kleine Mengen an Oleoylethanolamid enthalten, einem Stoff, der dem Gehirn Sättigung signalisiert.

Doch nicht nur kalte gegarte Kartoffeln enthalten resistente Stärke, auch Nudeln und Reis, die gekocht und dann abgekühlt werden, bilden diese Stärke. Machen Sie es sich also zur Gewohnheit, immer ein wenig mehr von Kartoffeln u. Ä. zu kochen und die nicht benötigte Menge gleich in den Kühlschrank zu stellen. Weiterverwendet werden die Kartoffeln z. B. in einem Salat (siehe Seite 214).

Quinoa: kein Getreide, aber doch genial

Die kleinen Quinoakörnchen, die in Cremeweiß, Rot und Schwarz erhältlich sind, haben inzwischen viele Fans, weil sie einfach himmlisch nussig schmecken und sich ganz wunderbar in Salaten oder auch als Frühstücksbrei machen. Streng genommen ist Quinoa kein Getreide, sondern gehört zur Familie der Fuchsschwanzgewächse, zu der auch Spinat und Rote Bete zählen. Quinoa enthält reichlich sättigende Ballaststoffe und wertvolle Proteine, vor allem auch alle neun essenziellen Aminosäuren, die unser Körper nicht selbst herstellen kann. Außerdem versorgt Quinoa uns mit einer langen Reihe an entzündungshemmenden Stoffen, weshalb wir die köstlichen Nüsschen in mehreren unserer Rezepte verwenden.

Vergessen Sie nicht, Quinoa vor dem Kochen zu spülen, damit die Bitterstoffe ausgewaschen werden.

Setzen Sie auf das volle Korn

Vollwertig:

- Haferflocken, bevorzugt Großblatt
- All-Bran-Flocken
- Ganze Roggen-, Gersten-, Hafer- und Weizenkörner
- Helles Weizenvollkornbrot
- Roggenvollkornbrot
- Vollkorncouscous und -bulgur
- Vollkornreis
- Vollkornnudeln
- Vollkornknäckebrot
- Vollkornmehl, z. B. von Roggen, Dinkel und Weizen
- Vollkornpitabrot
- Vollkorntortillas (bzw. -wraps)

Nicht vollwertig:

- Cornflakes, Rice Crispies und andere Frühstücksprodukte, die kein volles Getreide enthalten
- Gersten-, Dinkel- und Roggengraupen
- Weißbrot, Baguette, helles Dinkelbrot
- Steinzeit-Brot
- Gewöhnlicher Couscous und Bulgur
- Weißer Reis, u. a. Milch- und Jasminreis
- Weiße und mit Gemüse gefärbte Pasta, gewöhnliche Nudeln
- Helles Knäckebrot
- Gewöhnliches (helles) Weizen-, Dinkelmehl und glutenfreies Mehl wie z. B. aus Reis und Buchweizen
- Gewöhnliches Pitabrot
- Gewöhnliche Tortillas (bzw. Wraps)

Zucker in Frühstücksprodukten

Neuere Studien weisen darauf hin, dass sich Zucker ziemlich ungünstig auf den Blutdruck auswirken kann. Da viele Frühstücksprodukte reichlich Zucker und Honig enthalten, ist hier Zurückhaltung angesagt. Vollwertige Flocken aus Hafer, Gerste und Roggen sind eine deutlich bessere Wahl. Auch Fertigmüslis enthalten oft zu viel Zucker und Fett. Lesen Sie deshalb gründlich die Liste der Inhaltsstoffe, und überprüfen Sie Zucker- und Fettgehalt, wenn Sie eine Tüte Müsli kaufen. Am besten stellen Sie Ihre eigene Müsli-Mischung zusammen. Ein Rezept für ein Dreikorn-Müsli finden Sie auf Seite 238.

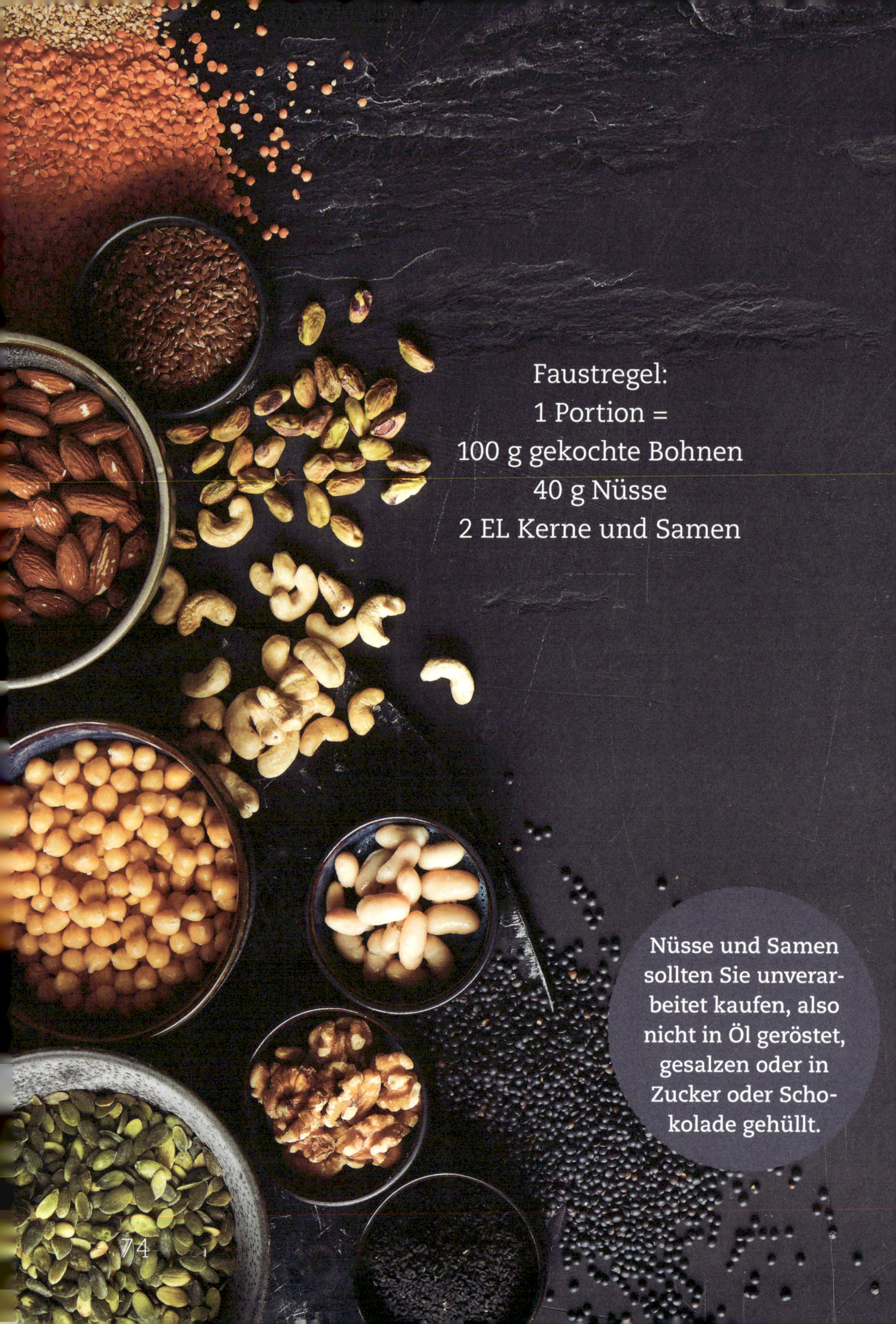

Faustregel:
1 Portion =
100 g gekochte Bohnen
40 g Nüsse
2 EL Kerne und Samen

Nüsse und Samen sollten Sie unverarbeitet kaufen, also nicht in Öl geröstet, gesalzen oder in Zucker oder Schokolade gehüllt.

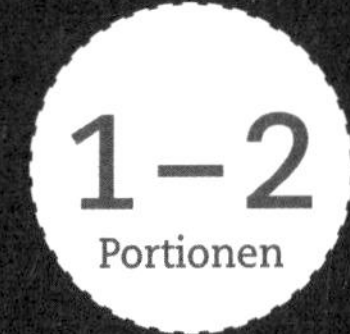

Hülsenfrüchte,
Nüsse und Samen

Würde die Natur nicht schon Bohnen und Erbsen bereitstellen, müssten wir schleunigst etwas Vergleichbares erfinden. Hülsenfrüchte sind genial für unsere Gesundheit. Sie liefern blutdrucksenkendes Calcium, sättigende Proteine und Ballaststoffe. Zu dieser Lebensmittelgruppe gehören auch nahrhafte Nüsse, Kerne und Samen.

1 Portion:

HÜLSENFRÜCHTE

Bohnen, weiß, braun, schwarz, Kidney-: 100 g gekocht (42 g getrocknet)
Erdnüsse: 40 g ohne Schale
Erdnussmus, ungesüßt: 1 EL
Kichererbsen: 85 g gekocht (35 g getrocknet)
Linsen, rot, grün, Beluga- etc.: 100 g gekocht (40 g getrocknet)
Tofu: 150 g

NÜSSE, KERNE UND SAMEN:

Cashewkerne: 40 g
Chiasamen: 2 EL
Flohsamenschalen: 2 EL
Kürbiskerne: 2 EL
Hanfsamen: 2 EL
Haselnüsse: 40 g
Leinsamen: 2 EL
Mandeln: 40 Stück (40 g)
Pinienkerne: 2 EL
Pistazienkerne: 40 g
Schwarzkümmelsamen: 2 EL
Sesamsamen: 2 EL
Sonnenblumenkerne: 2 EL
Walnüsse: 10 Stück (40 g)

Hülsenfrüchte – die Pluspunkte

- Senken den Blutdruck.
- Beugen Entzündungen und den Krankheiten vor, die daraus hervorgehen können.
- Nähren die guten Darmbakterien und stärken das Immunsystem.
- Wirken Verstopfung entgegen.
- Sättigen und halten schlank.

Weil …

… sie reich an wertvollen Ballaststoffen, Proteinen und Calcium sind.

Hülsenfrüchte

Hülsenfrüchte liefern viel blutdrucksenkendes Calcium und Eiweiß von höherer und stärker sättigender Qualität als die meisten anderen pflanzlichen Lebensmittel. Die Qualität der Proteine hängt davon ab, wie viele und welche Mengen der sogenannten essenziellen Aminosäuren ein Lebensmittel enthält. Essenzielle Aminosäuren kann der Körper nicht selbst herstellen, weshalb man sie durch die Nahrung zuführen muss. Da Hülsenfrüchte so hochwertiges Eiweiß enthalten, sind sie eine perfekte Alternative zu Fleisch.

Die in Hülsenfrüchten enthaltenen Ballaststoffe stabilisieren Blutdruck, Blutzucker und Cholesterin in einem gesunden Bereich. Studien belegen, dass Typ-2-Diabetiker ihren Blutdruck und Blutzuckerspiegel besser im Griff haben, wenn sie Hülsenfrüchte essen.

Hülsenfrüchte sättigen, so zeigen Untersuchungen, sogar besser als Fleisch. Versuchspersonen bekamen Hacksteaks zu essen, bestehend aus Fleisch bzw. aus Hülsenfrüchten in Form von Erbsen und Bohnen, und sie berichteten von stärkerer Sättigung durch die Hülsenfrüchte und nahmen bei der nachfolgenden Mahlzeit zwölf Prozent weniger Kilokalorien zu sich.

Gut zu wissen: Frische und tiefgefrorene Erbsen und Bohnen rechnen wir zum Gemüse und nicht zu den Hülsenfrüchten. Davon dürfen Sie also gerne größere Mengen essen, wenn Sie Lust haben, ohne deshalb an den Portionen von Hummus, Nüssen, Samen usw. sparen zu müssen.

Nüsse – die Pluspunkte

- ✚ Liefern blutdrucksenkende Omega-3-Fettsäuren (vor allem Walnüsse).
- ✚ Versorgen Sie mit herzfreundlichen Omega-9-Fettsäuren.
- ✚ Sättigen und halten schlank.
- ✚ Enthalten wertvolles Eiweiß.

Weil …

… Nüsse ein großartiger gesunder Snack sind und, obwohl sie reichlich Kilokalorien liefern, pro Kalorie ziemlich gut sättigen. Halten Sie sich an die ungesalzenen Varianten, denn das viele Salz kann den Blutdruck ungünstig beeinflussen – und öffnet man erst einmal eine Tüte gesalzener Erdnüsse, kann es schwierig werden, mit dem Essen wieder aufzuhören.

Nüsse

Ihr Herz und Blutdruck lieben Nüsse, so viel können wir mit großer Sicherheit sagen. Eine kleine Handvoll wöchentlich, in einer Größenordnung von 28 Gramm, reduziert statistisch betrachtet das Risiko eines Herzinfarkts um neun bis zwölf Prozent. Essen Sie fast täglich Nüsse, sinkt das Risiko rechnerisch um bis zu 20 Prozent. Und das gilt, laut einer Untersuchung, die mehr als 210 000 Frauen und Männer über Jahrzehnte begleitete, für alle Sorten von Nüssen; weitere Studien bestätigen das Ergebnis. Besonders die Gefahr eines Herztods und Krebstods wird signifikant gemindert. Zudem sinkt das Risiko, Diabetes Typ 2, Gallensteine und Ausbauchungen am Dickdarm zu entwickeln.

Nussesser sind in der Tendenz schlanker als Nicht-Nussesser – es besteht also kein Grund, auf Nüsse zu verzichten, wenn man Gewicht verlieren möchte. Lieben Sie Süßes und Snacken, dann greifen Sie bei Nüssen und Mandeln zu, statt die Tüte mit den Gummibärchen aufzureißen.

Nüsse liefern zwar reichlich Kilokalorien, die enthaltenen Fette sind aber äußerst gesund: u. a. Omega-9-Fettsäuren, wie in Olivenöl, und Alpha-Liponsäure, die reichlich in Walnüssen vorkommt und zu den blutdrucksenkenden Omega-3-Fettsäuren gehört.

Kerne und Samen – die Pluspunkte

- Einige liefern reichlich blutdrucksenkende Omega-3-Fettsäuren (u.a. Lein- und Chiasamen).
- Enthalten sättigende Ballaststoffe.
- Wirken Verstopfung entgegen.

Weil …

… die Inhaltsstoffe, sowohl Ballaststoffe als auch Omega-3-Fettsäuren, den Blutdruck senken. Die Ballaststoffe wirken sich auch günstig auf den Cholesterinspiegel aus, stabilisieren den Blutzucker und optimieren den Bestand an Darmbakterien.

Grundsätzlich sind alle Sorten von Nüssen gesund, variieren Sie einfach die Woche hindurch, um von allem etwas zu bekommen. Verzichten Sie jedoch auf gesalzene oder gezuckerte Produkte. Die Mandel ist eigentlich eine Frucht, während die Erdnuss eine Hülsenfrucht ist wie Bohne und Erbse – doch das sind in unserem Zusammenhang unwichtige Details. Zu etwas Zurückhaltung raten wir nur bei der Kokosnuss, die reichlich gesättigtes Fett enthält.

Kerne und Samen

Der große Pluspunkt von Lein-, Chia- und Hanfsamen ist Alpha-Liponsäure, kurz ALA, die zu den gesunden entzündungshemmenden Omega-3-Fettsäuren gehört, welche sonst v.a. mit fettem Fisch in Verbindung gebracht werden. Andere Kerne, z.B. von der Sonnenblume, enthalten mehr vom »Konkurrenten« von Omega 3, nämlich Omega-6-Fettsäuren.

Kürbiskerne und Sesamsamen sind gute Quellen für gesunde einfach ungesättigte Omega-9-Fettsäuren, wie sie etwa Olivenöl enthält, und reichlich Omega 6.

Kerne und Samen liefern zwar reichlich Fett, aber eben hochwertiges, und außerdem wertvolle Mineralstoffe und wunderbare Geschmacksnuancen. So können Sie sie ohne schlechtes Gewissen in moderaten Mengen zum Würzen und zum Dekorieren Ihrer Mahlzeiten verwenden.

Vegetarier? Essen Sie mehr Bohnen und Linsen

Wenn Sie kein Fleisch und Geflügel, keinen Fisch und keine Eier essen, dann gilt es, den Eiweißbedarf aus pflanzlichen Quellen zu decken. Fündig werden Sie besonders bei den Hülsenfrüchten, die deutlich weniger Fett enthalten als Nüsse und Samen. Linsen, Bohnen und Erbsen liefern neben all den guten Ballaststoffen eine Menge wertvolles Eiweiß, und sie schützen den Körper vor Entzündungen und damit auch vor Blutdruckerhöhung.

Als Faustregel können Sie jede Portion Fleisch, Geflügel oder Fisch in unserem Ernährungsplan durch die doppelte Menge der proteinreichsten Hülsenfrüchte ersetzen. 45 g Rindfleisch, einer Portion entsprechend, liefern z. B. etwa 10 g Eiweiß. Die gleiche Menge Protein ist in 100 g gekochten Linsen, weißen Bohnen und Sojabohnen enthalten.

Pflanzliche Eiweißquelle	Eiweißgehalt pro 100 g	Menge, die 10 g Eiweiß enthält
Bohnen		
Braune Bohnen (getrocknet)	18,9 g	53 g
Braune Bohnen (gekocht)	5,5 g	182 g
Edamame (frisch, ohne Schale)	8 g	125 g
Grüne Bohnen	1,9 g	527 g
Kidneybohnen (getrocknet)	22,5 g	44 g
Kidneybohnen (gekocht)	8,7 g	144 g
Sojabohnen (getrocknet)	35,8 g	28 g
Sojabohnen (gekocht)	11 g	91 g
Tofu	7,8 g	128 g
Weiße Bohnen (getrocknet)	21,3 g	47 g
Weiße Bohnen (gekocht)	9,1 g	109 g
Erbsen		
Grüne Erbsen (gekocht)	5,9 g	169 g
Kichererbsen (gekocht)	8,9 g	112 g
Linsen		
Grüne Linsen (getrocknet)	26,5 g	38 g
Grüne Linsen (gekocht)	10,8 g	93 g

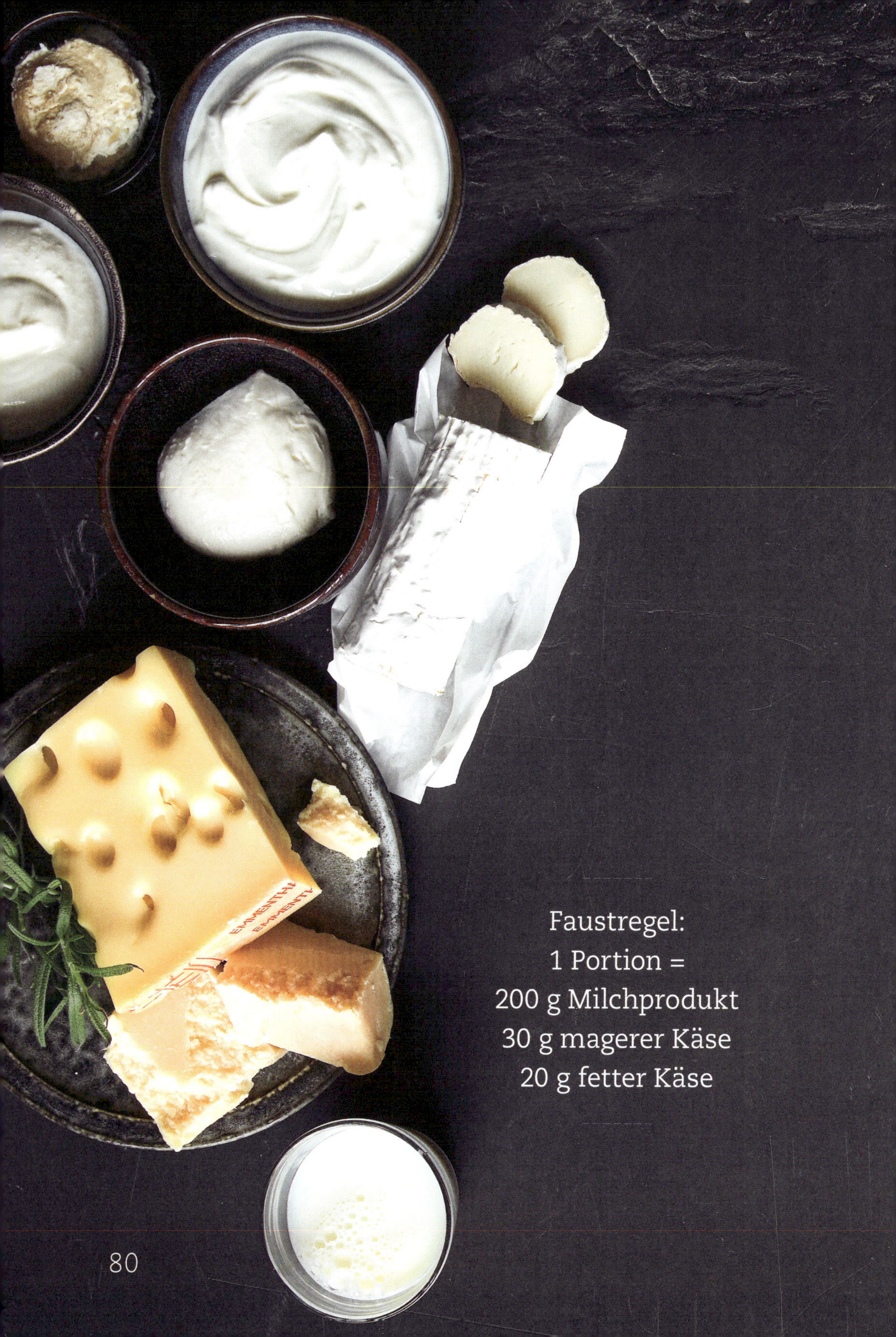

Faustregel:
1 Portion =
200 g Milchprodukt
30 g magerer Käse
20 g fetter Käse

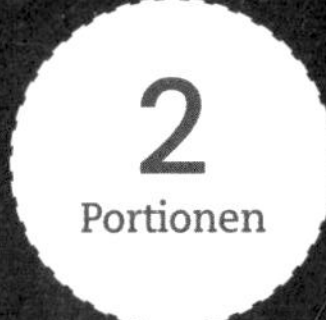

Milch
und Milchprodukte

Milchprodukte glänzen mit sättigendem Eiweiß, außerdem sind sie reich an dem blutdruckfreundlichem Mineralstoff Calcium. Grundsätzlich wählen Sie besser die fettarmen Varianten, doch ein wenig von einem leckeren vollfetten Käse dürfen Sie sich auch durchaus gönnen. Verzichten Sie auf Zubereitungen mit Zucker.

1 Portion:

Buttermilch: 200 ml
Dickmilch: 200 ml
Hafermilch: 200 ml
Joghurt, fettarm: 200 ml
Kefir: 200 ml
Kuhmilch, möglichst fettarm: 200 ml
Mandelmilch: 200 ml
Probiotischer Drink, fettarm: 200 ml
Sauerrahm, möglichst fettarm: 100 ml
Sojamilch: 200 ml
Butter und Schlagsahne: zählen zu den Fetten

Cheddar: 20 g
Feta: 30 g
Frischkäse: 30 g
Gorgonzola und andere Schimmelkäse: 20 g
Hüttenkäse: 200 g
Mozzarella: 30 g (fettarm), sonst 20 g
Parmesan: 20 g
Schnittkäse (über 30 % Fett i.Tr.): 20 g
Schnittkäse (unter 30 % Fett i.Tr.): 30 g (2 Scheiben)
Ziegenkäse: 25 g

Milch und Milchprodukte – die Pluspunkte

✚ Senken den Blutdruck.

✚ Beugen diversen Krankheiten vor; dies gilt nicht zuletzt für gesäuerte Milchprodukte.

✚ Sättigen gut.

✚ Unterstützen beim Abnehmen.

Weil …

… Milchprodukte viel Calcium und Eiweiß liefern. Sauermilchprodukte wie Joghurt, Buttermilch und Kefir enthalten lebende Milchsäurebakterien, welche die Darmgesundheit fördern und dadurch Entzündungen entgegenwirken können.

Milch und Käse versorgen Sie mit dem blutdrucksenkenden Mineralstoff Calcium sowie reichlich Milcheiweiß, das den Appetit dämpft und es Ihnen somit erleichtert, den Ernährungsplan einzuhalten. Milch und daraus gewonnene Produkte sind wichtige Verbündete in Ihrem Kampf gegen erhöhten Blutdruck – auch wenn Sie vielleicht negative Stimmen gehört haben, die Milchkonsum für alle möglichen Krankheiten verantwortlich machen. Die Forschung bestätigt dies nicht, im Gegenteil: Es wird überwiegend darauf hingewiesen, dass der moderate Konsum von Milchprodukten statistisch gesehen mit einem niedrigeren Risiko für viele Krankheiten, u. a. mehrere Formen von Krebs, verbunden ist.

Es wäre auch falsch zu sagen, dass Käse, weil er gesättigtes Fett enthält, ungesund ist oder dass Herzpatienten darauf verzichten sollten. Die Wissenschaft zeigt etwas anders. Käse enthält unzählige gesunde Stoffe, die zusammengenommen den Blutdruck senken und die Gefahr von u. a. Schlaganfall und Gefäßerkrankungen verringern. Der Gesundheitswert von Käse sollte deshalb nicht auf der Grundlage seiner einzelnen Bestandteile, sondern ausgehend von deren Gesamtheit bewertet werden.

Sauermilchprodukte mit lebenden Milchsäurebakterien sind wichtig, um eine gesunde Balance des Mikrobioms (die Gesamtheit der vielen Millionen in unserem Darm lebenden Bakterien) aufrechtzuerhalten. Dieses ist nicht nur für die Verdauung wichtig: Neuere Forschung deutet darauf hin, dass eine gesunde Balance der Darmbakterien die Stimmung hebt, Übergewicht und Diabetes Typ 2 entgegenwirkt und sich mittelbar auch günstig auf den Blutdruck auswirkt. Auf diesem spannenden Feld wird noch weiter geforscht werden, doch fürs Erste dürfen Sie besten Gewissens Kefir, Joghurt usw. essen. Wir empfehlen eher fettarme Milchprodukte, weil die Forschung ganz klar auf einen blutdrucksenkenden Effekt bei moderatem Konsum von ebendiesen hinweist. Überlesen Sie aber nicht das Wort »eher«: Wenn Sie sich nur schwer für Magermilch und fettarmen Joghurt begeistern können, können Sie hin und wieder auch auf die fettreicheren Varianten zurückgreifen. In unseren Rezepten verwenden wir zumeist Mager- oder fettarme Milch. Manchmal braucht es aber eine gewisse Reichhaltigkeit in Geschmack und Konsistenz, und dann darf es auch Crème fraîche oder Käse mit höherem Fettanteil sein. Selbst wenn es ein wichtiger Punkt in der blutdrucksenkenden Ernährung ist, grundsätzlich am Fett zu sparen, zeigt das Programm, wie Untersuchungen belegen, auch dann eine wunderbare Wirkung, wenn die Milchprodukte teilweise etwas mehr Fett mitbringen. Wie Sie schon lesen konnten, entsprechen 20 Gramm von einem fetten Käse einer Portion. Wir empfehlen, dass Sie davon nur eine Portion täglich zu sich nehmen, da Käse zumeist auch reichlich Salz enthält.

Milch für den Tee oder Kaffee zählt mit bei der Errechnung der täglichen Portionen. Wenn Sie sich morgens z. B. Haferbrei kochen, können Sie ihn auf Wasserbasis zubereiten, anstelle Milch zu verwenden, sodass sie eine »Milchreserve« haben.

Gesüßter Joghurt mit Früchten sowie Eis liefern reichlich Zuckerkalorien, weshalb wir sie in dieser Kategorie nicht berücksichtigt haben.

Einige wenige Menschen reagieren allergisch auf Milch und Milchprodukte und sollten dann auch keine konsumieren. Manche, womöglich aufgrund ihrer nichteuropäischen Herkunft, können Milchzucker nicht verstoffwechseln und klagen über Blähungen und Bauchschmerzen, wenn sie Milchprodukte essen. Wieder anderen tut Milch einfach nicht sonderlich gut. Inzwischen bekommt man im Lebensmittelhandel viele laktosefreie Milchprodukte, aber nirgendwo steht geschrieben, dass wir als Zugehörige der Spezies Mensch, wenn wir älter als zwei, drei Jahre sind, Kuhmilchprodukte trinken oder essen müssten. Wir kommen wunderbar auch ohne aus.

Wenn Sie keine Kuhmilch vertragen oder aus anderen Gründen keine konsumieren wollen, fragen Sie sich vielleicht, ob pflanzliche »Milchprodukte«, hergestellt aus z. B. Mandel, Hafer, Reis oder Soja, tierische Milch und Milchprodukte ersetzen können. Dazu können wir in aller Offenheit nicht viel sagen. Manche dieser Produkte liefern eine gewisse Menge an Calcium und Kalium, zwei Mineralstoffen, die den Blutdruck senken können. Sie versorgen Sie allerdings nicht mit den anderen blutdrucksenkenden Inhaltsstoffen der Kuhmilch, wie den gesunden Milchsäurebakterien und den Stoffen, die diese wiederum bilden, nicht zuletzt Angiotensin-Hemmer. Wenn sie anstelle von Kuhmilch lieber pflanzenbasierte Milch trinken, besteht darin nach unserer Auffassung kein Problem, wir können jedoch nichts darüber sagen, ob deren blutdrucksenkende Wirkung ebenso groß ist wie die von Milch und Milchprodukten.

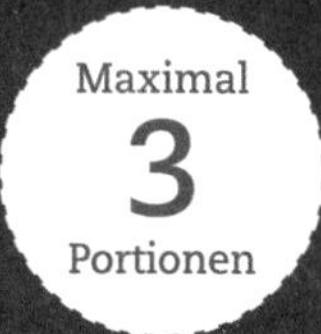

Fisch,
Fleisch, Geflügel und Eier

Wenig, aber von guter Qualität. Das gilt grundlegend für diese Kategorie tierischer Lebensmittel. Fisch steht hier an erster Stelle. Nicht zuletzt aufgrund der enthaltenen Omega-3-Fettsäuren ist er die erste Wahl, wenn es um Ihre Blutdruckgesundheit geht.

1 Portion:

Entenbrust (ohne Fettrand und Haut): 45 g
Hackfleisch von Rind, Kalb, Schwein oder Lamm (max. 7 % Fett): 45 g
Hähnchenfilet: 1 ½ Innenfilets (45 g)
Hähnchenschenkel (ohne Haut): 1 Stück
Hühnerei: 1 Stück
Hühnereiweiß: 2 Stück
Pute: 45 g
Rotes Fleisch ohne sichtbares Fett: 45 g
Schinken (ohne Fettrand): 30 g
Wildfleisch: 45 g

Austern: 4–5 mittelgroße
Garnelen, Krabben und Hummer: 50 g (ohne Schale gewogen)
Hering, eingelegt: 40 g
Jakobsmuscheln: 5 Stück (50 g)
Lachs, Makrele, Hering und anderer fetter frischer Fisch: 50 g
Lachs/Heilbutt/Hering/Makrele, geräuchert: 40 g
Makrele in Tomatensauce: ½ Dose
Miesmuscheln: 7–8 große (50 g Muschelfleisch)
Thunfisch in Wasser: ⅓ Dose
Tintenfisch: 50 g
Weißer Fisch: 50 g

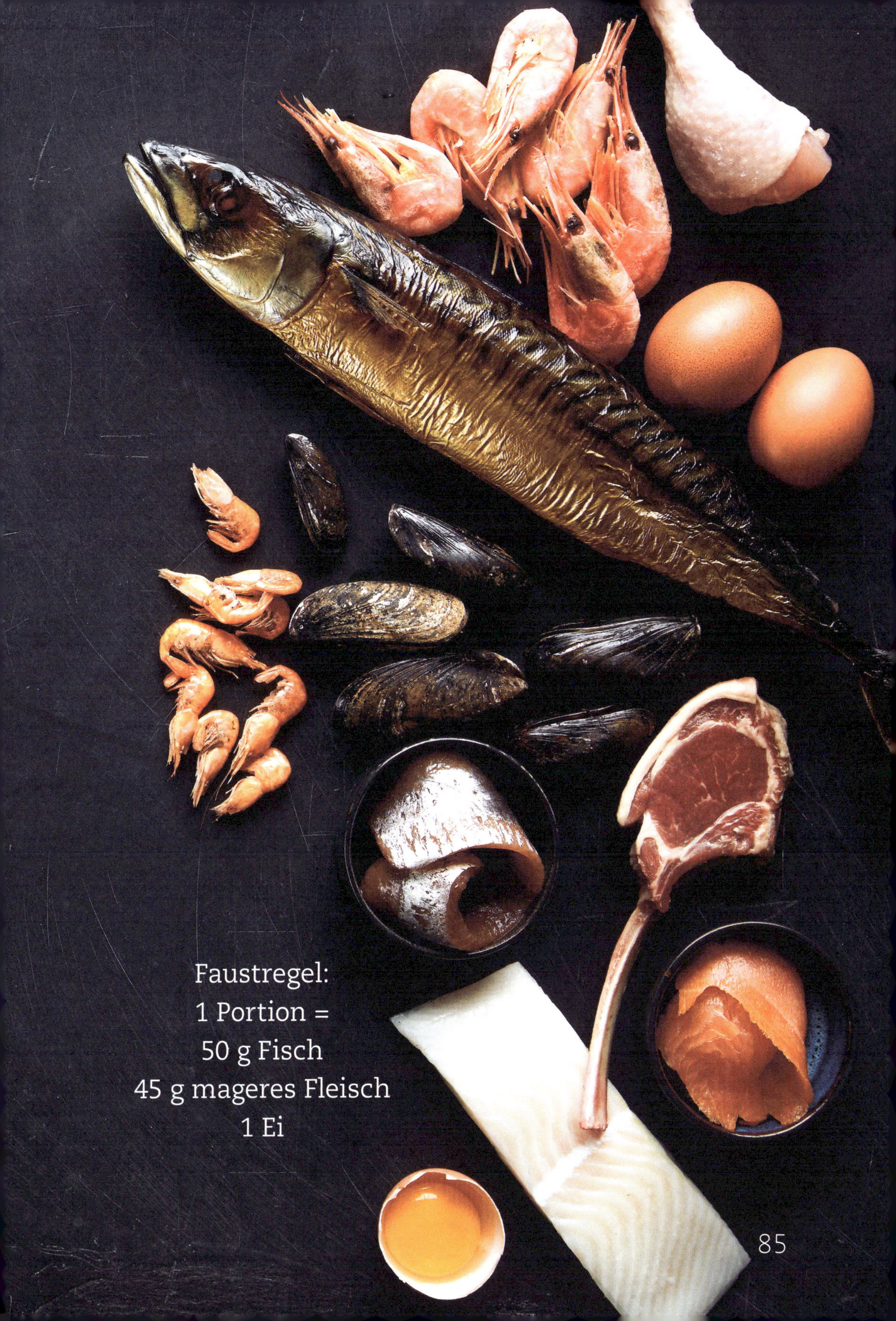

Faustregel:
1 Portion =
50 g Fisch
45 g mageres Fleisch
1 Ei

Fisch und Meeresfrüchte – die Pluspunkte

✚ Senken den Blutdruck.

✚ Beugen Gefäßschädigungen, Herzrhythmusstörungen und Diabetes Typ 2 vor.

✚ Senken die Blutfettwerte.

✚ Stärken das Gedächtnis und wirken Demenz entgegen.

✚ Stärken das Immunsystem.

✚ Können Entzündungskrankheiten lindern.

✚ Liefern sättigendes Eiweiß und wichtige Vitamine und Mineralstoffe.

Weil …

… Fisch die beste Quelle für die Omega-3-Fettsäuren EPA und DHA ist. Diese werden zu Signalstoffen umgebaut, die den Blutdruck senken, Schmerzen dämpfen sowie vor Gefäßschädigungen und Entzündungen schützen.

Fisch

Wir empfehlen einen mäßigen Konsum von tierischen Lebensmitteln – und hier vor allem Fisch. Seine Inhaltsstoffe sind günstig für die Blutdruckgesundheit, nicht zuletzt die besonderen Fischöle, auch bekannt als die Omega-3-Fettsäuren DHA und EPA. Diese werden im Körper in Signalstoffe umgewandelt, welche den Blutdruck direkt senken. Fisch ist die beste Quelle für Omega 3 und Vitamin D, das ebenfalls den Blutdruck senkt. Zudem enthält er Selen, Jod und sättigende Proteine.

Wir können die Bedeutung von Omega 3 nicht genug betonen. Über die blutdrucksenkende Wirkung hinaus können die Fettsäuren Gefäßerkrankungen vorbeugen und lindern, wie auch Herzrhythmusstörungen, Demenz und Depression. Sie sind außerdem wirksam gegen Gicht, Asthma, Schuppenflechte, Migräne, Ekzeme und viele andere Beschwerden.

Deshalb: Lassen Sie Fisch in dieser Lebensmittelgruppe die klare erste Wahl sein, wann immer es praktisch möglich ist. Fetter Fisch wie Lachs, Makrele, Forelle, Hering, Sardine, Aal und Heilbutt sind die unangefochtenen Helden mit reichlich Omega 3 (siehe auch Seite 106).

Selbst wenn magerer Fisch wie Seelachs, Goldbarsch, Scholle, Rotzunge und Dorsch nicht sonderlich viele Omega-3-Fettsäuren enthält, ist er dennoch eine gute Wahl für Ihren Blutdruck. Fisch auf dem Teller bedeutet ja auch zumeist, dass etwas anderes wahrscheinlich weniger Gesundes in dieser Mahlzeit keine oder eine kleinere Rolle spielt.

Fisch aus Wildfang punktet mit dem höchsten Gehalt an Omega 3, weil die Tiere selbst ihr Futter wählen und ihre Omega-3-Speicher mit Plankton, Bodenzonentieren und kleineren Fischen füllen. Ein großer Teil des im Lebensmittelhandel angebotenen Fischs wurde in Fischfarmen im Meer und Süßwasserseen gezüchtet, in sogenannter Aquakultur, und enthält weniger Omega-3-Fettsäuren als die wilden Verwandten, weil das Futter in der Regel auf Soja und Mais basiert.

Ob Sie nun beim Fischhändler oder im Supermarkt einkaufen, es sollte immer nachvollziehbar sein, woher der Fisch stammt, ob aus Wildfang oder Zucht. Bevorzugen Sie, soweit bezahlbar, immer wilden Fisch. Doch auch wenn Zuchtfisch einen schlechten Ruf hat, ist gezüchteter Lachs noch immer ein fetter Fisch mit vielen Vorzügen für Ihre Gesundheit. Man kann natürlich andere Vorbehalte hegen, was Tierwohl, biologische Disbalance in den Fjorden, Schädlinge wie die Lachslaus etc. angeht.

Es ist bedauernswert, dass Fische und andere Meerestiere durch die Gewässerverschmutzung heute alle in mehr oder weniger großem Ausmaß mit Giftstoffen verunreinigt sind. Magerer Fisch enthält generell weniger Giftstoffe, aber eben auch weniger Omega 3. Große Raubfische wie Hecht, Seeteufel, Heilbutt, Schwertfisch und Thunfisch sammeln die meisten Schwermetalle an, weil sie sich weit oben in der Nahrungskette befinden. Schwangere und kleine Kinder dürfen keine Raubfische essen, weil die Schwermetalle bei den Kindern zu Hirnschäden führen können.

Die Menge an Omega-3-Fettsäuren ändert sich nicht nennenswert, wenn der Fisch geräuchert oder gepökelt wird. Sie vermindert sich etwas beim Braten, wenn das Fischfett teilweise austritt. Mit Blick auf den Omega-3-Gehalt wäre es am besten, den Fisch im Ofen zu garen, doch die Unterschiede sind gering, und wir finden, Sie sollten Ihren Fisch so essen, wie Sie ihn am liebsten mögen.

Dosenfisch ist eine gute Option, wenn Sie es eilig haben oder Fisch nicht gerne selbst zubereiten. Eine Dose Makrelen liefert eine beeindruckende Menge an Omega 3. Wählen Sie Produkte, bei denen der Fisch in Wasser oder Tomatensauce eingelegt ist – vielleicht auch in Olivenöl, aber lieber nicht in Sonnenblumenöl oder anderen kostengünstigen Ölen, welche die Fettsäure-Balance auf ungünstige Weise verschieben.

Gegen Tiefkühlware ist nichts einzuwenden, der Gehalt an Omega-3-Fettsäuren, Selen, Jod und Vitamin D kann sich sehen lassen. Es ist in jedem Fall besser, tiefgefrorenen Fisch zu essen als keinen. Lassen Sie jedoch lieber die Finger von fertig paniertem Fisch.

Fleisch – die Pluspunkte

- ✚ Enthält hochwertiges Eiweiß.
- ✚ Fleisch von Tieren aus Freilandhaltung liefert Omega-3-Fettsäuren.
- ✚ Wildfleisch enthält besonders viel Omega 3.
- ✚ Ergänzt wunderbar die pflanzliche Nahrung.

Weil …

… Fleisch von Rind, Kalb, Lamm, Schwein und Wildtieren Ihre Ernährung bereichern kann, wenn Sie es als Ergänzung und nicht als zentralen Bestandteil einer Mahlzeit begreifen. Zu bevorzugen ist Fleisch von Tieren, die ihr Leben nicht nur im Stall verbracht haben, sondern draußen weiden konnten – es enthält blutdrucksenkende Omega-3-Fettsäuren.

Fleisch

Rotes Fleisch ist die Bezeichnung für Fleisch von vierbeinigen Tieren wie Schwein, Rind, Kalb und Lamm. Es hat also nichts mit dem Gargrad des Fleisches zu tun: Ein zähes, durchgebratenes Steak ist nicht besser als eines, das nur kurz in der Bratpfanne gegart wurde.

Dagegen ist frisches mageres Fleisch eindeutig gesünder als fettes Fleisch, denn der Gehalt an gesättigtem Fett ist ein Grund dafür, dass Fleisch zu einem Blutdruckanstieg beitragen kann. Selbstverständlich spielt aber auch anderes mit hinein. Forscher versuchen u.a. herauszufinden, welche Rolle der Stoff L-Carnitin spielt. Er ist in großen Mengen in Fleisch enthalten, und Studien deuten darauf hin, Darmbakterien könnten ihn in schädliche Stoffe zerlegen, die im Verdacht stehen, das Risiko von Gefäßverkalkung und -schädigungen zu erhöhen. Die Wissenschaft ist sich in diesem Punkt jedoch nicht einig. Dagegen herrscht breite Einigkeit darüber, dass verarbeitetes Fleisch, ob nun gepökelt oder geräuchert, ungünstig für den Blutdruck ist.

Betrachten Sie Fleisch ab jetzt als Beilage zum Gemüse und nicht umgekehrt. Viele von uns haben sich angewöhnt, deutlich größere Portionen Fleisch zu essen, als wir noch im Elternhaus serviert bekamen. Ab den 1950er Jahren steigerte sich der Fleischkonsum in Deutschland kontinuierlich, seit Mitte der 1990er zeichnet sich ein Trend zu weniger

Naturbelassene vs. verarbeitete Lebensmittel

Wenn wir von verarbeiteten Lebensmitteln abraten, denken wir nicht an rohe Produkte, die Sie für eine Mahlzeit gekocht, gebraten, gedämpft oder auf andere Art und Weise liebevoll zubereitet haben. Wir verstehen darunter industriell hergestellte Produkte wie z. B. fetten Aufschnitt, Speck und Würste, gegrilltes oder frittiertes Essen, das nur noch aufgewärmt werden muss. Diese enthalten meist reichlich Salz, Zusatzstoffe und ungünstige Fette, die den Blutdruck erhöhen und Entzündungen fördern.

Verarbeitetes Essen ist auch nicht das Gleiche wie küchen- und verzehrfertiges Essen. Solches kann vollkommen in Ordnung sein und Sie bei einer blutdruckfreundlichen Ernährungsweise unterstützen, wenn Sie keine Lust zum Kochen haben oder schlicht keine Zeit. Bei vielen Take-away-Angeboten finden sich durchaus gesunde Optionen.

Naturbelassene Lebensmittel

- Keine oder eine nur kurze Liste von Inhaltsstoffen – und diese kennen Sie.
- Verderben recht schnell.
- Werden auch ohne Verpackung verkauft, mitunter an der Spezialitätentheke.
- Sind im Lebensmittelhandel oft außen entlang der Ladenwände platziert.

Verarbeitete Lebensmittel

- Oftmals eine lange Liste von Inhaltsstoffen – und diese klingen nach Chemie.
- Enthalten meist viel Salz und Fett.
- Sind lange haltbar.
- Werden meist verpackt verkauft.
- Finden sich typischerweise im Ladeninneren.

Fleisch ab. Heute essen wir jährlich im Durchschnitt pro Kopf etwa 60 Kilogramm (Vegetarier/Veganer mit eingerechnet). Richtige Fleischliebhaber lächeln nur müde über ein Ribeyesteak von unter 400 Gramm. Denken Sie künftig weniger an Quantität als an Qualität, und gönnen Sie sich richtig gutes Fleisch von Tieren, die ausreichend Auslauf hatten und natürliches Futter bekamen. Ihr Fleisch enthält mehr Omega 3 und schmeckt besser. Wählen Sie Wildfleisch, wenn Sie die Gelegenheit haben. Bevorzugen Sie fettarmes Fleisch und magere Hackfleischmischungen, schneiden Sie sichtbare Fettränder weg. Wenn Sie befürchten, das Fleisch könne bei der Zubereitung trocken werden, können Sie es marinieren, z. B. in Bier, Wein oder einer Gewürz- oder Kräutermischung. Mageres

Hackfleisch lässt sich zu leckeren saftigen Frikadellen verarbeiten, indem Sie geriebenes Gemüse, Zwiebeln und Kräuter untermischen. Probieren Sie unser Rezept auf Seite 224.

Menschen, die Fleisch essen, welches schonend zubereitet wurde, z. B. gedämpft oder gekocht oder nach der Sous-vide-Methode (langsames Garen im Vakuumbeutel), entwickeln weniger häufig Bluthochdruck als andere, die häufig gegrilltes oder scharf angebratenes Fleisch essen. Dies zeigen neue Zahlen aus einer der größten Bevölkerungsstudien, der Nurses' Health Study.

Geflügel – die Pluspunkte

- Enthält hochwertiges Eiweiß.
- Enthält gesunde Fette.
- Weist einen relativ geringen Kaloriengehalt auf, besonders wenn Sie auf die Haut verzichten können.
- Enthält im Vergleich zu rotem Fleisch weniger L-Carnitin, welches Gefäßverkalkung begünstigen kann.

Weil …

… Geflügel rotem Fleisch mit Blick auf Ihre Gesundheit generell überlegen ist. Es enthält mehr gesunde Pflanzenfettstoffe, weniger gesättigtes Fett und weniger L-Carnitin, das, so vermutet man, von Bakterien im Darm in einen Stoff umgewandelt wird, der zu Gefäßverkalkung führen kann. Beim Geflügel gibt es große Qualitätsunterschiede, die nicht nur hinsichtlich des Tierwohls, sondern auch des Nährwerts von Bedeutung sind. Achten Sie beim Kauf also bitte auf beste Qualität.

Geflügel

Geflügel ist in jeder Hinsicht eine gesündere Wahl als rotes Fleisch. Schneiden Sie die Fettränder weg, und halten Sie sich bei der Haut zurück, die am meisten Kilokalorien und Fett enthält. Am magersten ist das Brustfleisch. Pute lässt sich wunderbar wohlschmeckend zubereiten, wenn Sie das Fleisch saftig halten, indem Sie es z. B. marinieren und reichlich starke Gewürze verwenden wie Ingwer, Curry, Chili und Zitrusschale. Probieren Sie auch andere Geflügelarten, nicht zuletzt leckeren Fasan im Herbst, Taube, Wildente und Wildgans. Je wilder, desto besser, wie beim roten Fleisch.

Eier – die Pluspunkte

+ Enthalten hochwertige komplette Proteine und sättigen gut.
+ Liefern gesunde Omega-3-Fettsäuren, besonders Eier von Hühnern aus Freilandhaltung.
+ Das im Eigelb enthaltene Cholin hilft dem Körper, gefährliches Fett abzubauen.
+ Sind reich an den Vitaminen A, B12 und D sowie an Jod, Selen, Folsäure und Eisen.

Weil …

… ein Ei täglich nicht das Risiko von Gefäßverkalkung und -schädigungen erhöht. Der Vitamin-ähnliche Stoff Cholin kann u. a. die Menge schädlichen Cholesterins reduzieren sowie helfen, Fett aus der Leber und um die Organe herum abzubauen. Eier von Hühnern aus Freilandhaltung liefern mehr von den blutdrucksenkenden Omega-3-Fettsäuren.

Eier

Gönnen Sie sich gerne täglich ein Ei. Wie neuere Forschungsergebnisse belegen, erhöht dies nicht das Risiko für hohe Cholesterinwerte oder Gefäßerkrankungen, wenn man ansonsten gesund ist. Im Rahmen unseres Ernährungsprogramms können Sie zum Frühstück ein Rührei genießen oder ein hart gekochtes Ei als eine kompakte und wunderbar sättigende Proteinbombe für das Mittagessen oder als Snack zur Arbeit mitnehmen.

Über viele Jahre war das Hühnerei aufgrund seines Cholesteringehalts schlecht beleumundet. Vergessen Sie das. Cholesterin in der Nahrung ist nämlich nicht die primäre Ursache für erhöhte Cholesterinwerte im Blut, zeigt die neuere Forschung. Der Bösewicht ist vielmehr gesättigtes Fett, wie z. B. sichtbares Fett in rotem Fleisch.

Wenn Sie mit Eiern Cholesterin zu sich nehmen, bildet Ihr Körper entsprechend weniger Cholesterin, und dann stimmt am Ende die Kasse. Haben Sie Diabetes Typ 1 oder Typ 2 mit Herzgefäß-Komplikationen oder eine vererbte Tendenz zu hohen Cholesterinwerten, ist es jedoch besser, sich auf drei bis vier Eier pro Woche zu beschränken – wobei das ja auch gar nicht so wenig ist.

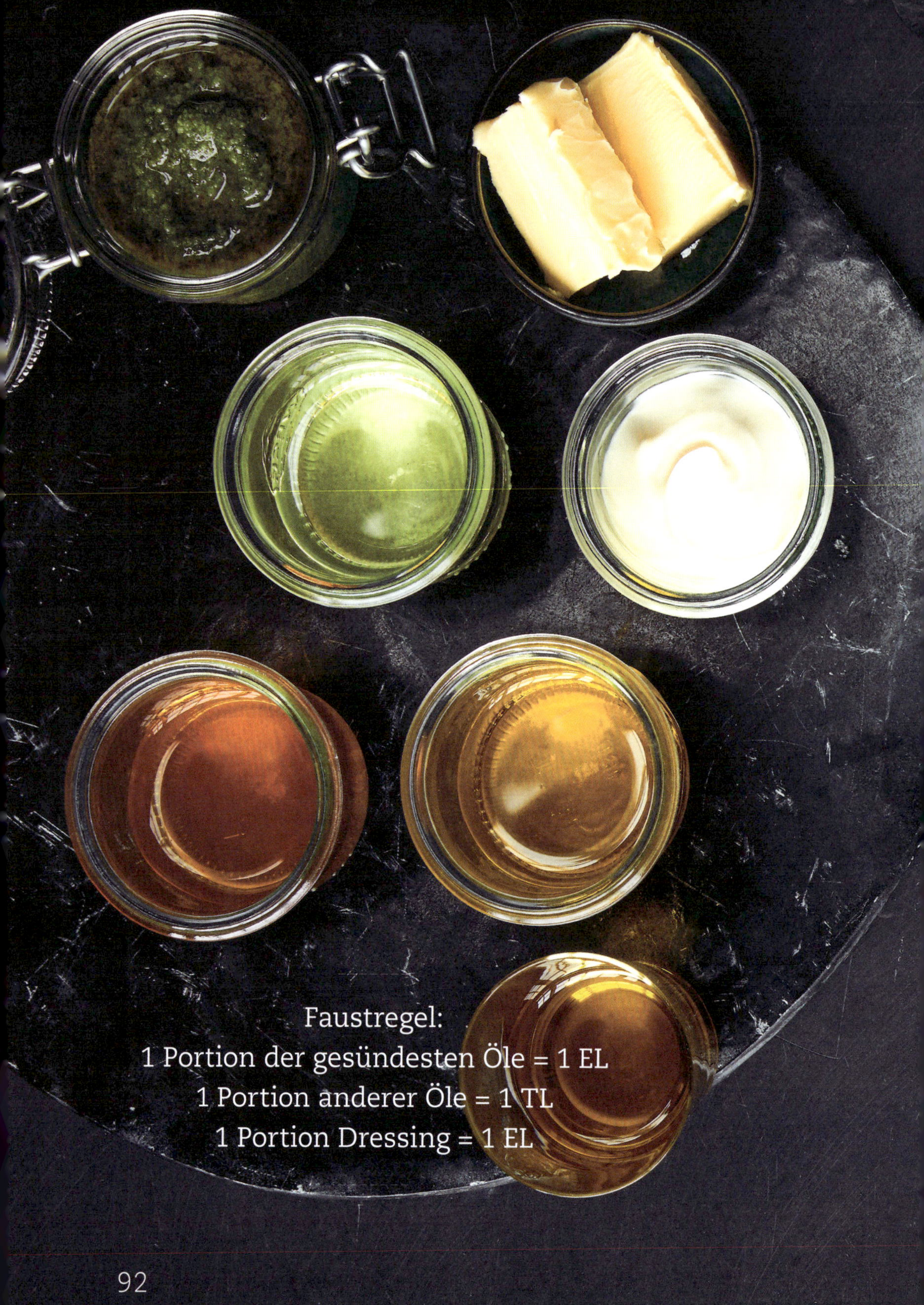

Faustregel:
1 Portion der gesündesten Öle = 1 EL
1 Portion anderer Öle = 1 TL
1 Portion Dressing = 1 EL

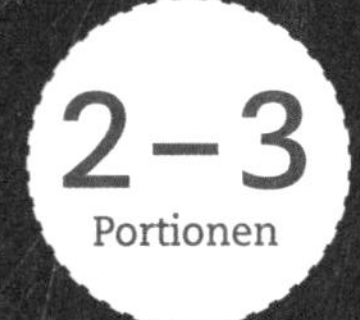

Öl,
Butter und Fette

Einige Fettstoffe sind deutlich gesünder für Ihren Blutdruck als andere, doch selbst mit den gesunden dürfen Sie ein wenig sparsamer sein, wenn Sie durch bewusste Ernährung den Blutdruck senken wollen. Wir geben Ihnen zahlreiche gute Empfehlungen, wie Sie die günstigsten auswählen und aus jedem Tropfen den maximalen Geschmack herausholen.

1 Portion:

Avocadoöl: 1 EL
Butter: 1 TL
Dunkle Schokolade, mind. 70 % Kakao: 10 g
Entenschmalz: 1 TL
Kokosöl: 1 TL
Leinöl: 1 EL
Mayonnaise (fett): 1 EL
Mayonnaise (fettarm): 2 EL
Olivenöl, nativ extra: 1 EL
Rapsöl: 1 EL
Salatdressing (fett): 1 EL
Salatdressing (fettarm): 2 EL
Schlagsahne: 1 EL
Tahin: 1 TL
Walnussöl: 1 EL

Olivenöl und Rapsöl – die Pluspunkte

- ✚ Die reichlich enthaltenen Omega-9-Fettsäuren senken die Cholesterinwerte (und – dafür gibt es Hinweise – wahrscheinlich auch den Blutdruck).
- ✚ Nehmen weniger Schaden durch Erwärmen als viele andere Öle.

Weil …

… Sie jedes Mal, wenn Sie Oliven-, Raps- oder z. B. auch Avocadoöl verwenden, nicht auf andere, oft weniger gesunde Fettquellen zurückgreifen. Allein dadurch ist für Ihren Blutdruck schon viel gewonnen. Der hohe Gehalt dieser Öle an Omega-9-Fettsäuren senkt den Cholesterinspiegel. Als die wesentliche Fettquelle in der klassischen Mittelmeerküche, die erwiesenermaßen gut für die Herzgesundheit ist, hat Olivenöl mit seinen Verwandten, wie man vermutet, auch blutdrucksenkende Eigenschaften.

Im ursprünglichen DASH-Plan waren die Fettrationen äußerst karg bemessen: Hier durfte man im Lauf eines ganzen Tages maximal eine Menge zu sich nehmen, die zwei Teelöffeln Olivenöl entspricht. Wenn Sie maximal motiviert sind und die Möglichkeit sehen, Ihren Fettkonsum deutlich einzuschränken, z. B. weil Sie Kochgeschirr für fettreduziertes oder fettfreies Garen besitzen und bestens mit Dressings auf der Basis von Milchprodukten, Zitronensaft u. Ä. leben können, probieren Sie es gerne aus. Es wird Ihren Blutdruck womöglich noch schneller sinken lassen.

Für die Rezepte in diesem Buch haben wir uns dann aber doch entschieden, ein wenig großzügiger mit Öl, vor allem kaltgepresstem Olivenöl, umzugehen. Statt alle Fettstoffe über einen Kamm zu scheren und sie zu verteufeln, haben wir es uns erlaubt, ausgehend von ihrem gesundheitlichen Wert die besten herauszupicken und für diese die strengen Fettregeln ein wenig aufzuweichen. Hierbei stützen wir uns auch auf die zahlreichen Studien zur Mittelmeerkost, in der nicht zuletzt Olivenöl eine zentrale Rolle spielt.

Es sind nämlich weniger die Mengen, die entscheidend sind für die herzgesunden und blutdrucksenkenden Eigenschaften der Mittelmeerküche, sondern vielmehr die Qualität des Öls. Oliven- und Rapsöl enthalten jeweils reichlich Omega-9-Fettsäuren, während Lein- und Nussöl viel Omega 3 liefern. Beide Fettsäuren sind wichtig für einen ausbalancierten Blutdruck und die Herz-Kreislauf-Gesundheit. Außerdem liegt uns am Herzen, dass Ihnen die Speisen, welche wir Ihnen hier vorstellen, so gut schmecken, dass Sie nie wieder zu Ihren alten Gewohnheiten zurückwollen. Und dabei sind Olivenöl und ein kleiner Klecks Butter ab und an von wesentlicher Bedeutung, denn beides verleiht Ihren Gerichten, bestehend aus einfachen gesunden Lebensmitteln, einen einfach unnachahmlichen Geschmack.

Dennoch werden Sie womöglich das Gefühl haben, dass wir ein wenig streng mit den Mengen sind, auch was die gesunden Fettstoffe angeht. Bei der Ausarbeitung der Rezepte mussten wir uns selbst einige Male bremsen, wenn wir dann doch lieber einen ordentlichen Schuss Olivenöl in die Pfanne oder über den Salat gegeben hätten. Aber wir haben auch herausgefunden, dass man beim Kochen zumeist problemlos, ohne jede Geschmackseinbuße, mit etwas weniger Öl auskommen kann.

Vielleicht ist der Gedanke tröstlich, dass Sie ja auch durch andere Nahrungsmittel – Fisch, Fleisch, Nüsse und Milchprodukte – Fett zu sich nehmen. Sie können aus den wenn auch rationierten Fettstoffen das Maximum herausholen, indem Sie schlaue Zubereitungsmethoden und gutes Kochgeschirr nutzen.

Leinöl und Nussöle – die Pluspunkte

✚ Enthalten reichlich Omega-3-Fettsäuren, die zur Blutdrucksenkung beitragen.

Weil …

… Leinöl und Nussöle bedeutende Quellen für die Omega-3-Fettsäure ALA sind, die unser Körper teilweise so umbaut, dass sie ähnlich wirksam ist wie tierisches Omega 3, auch bekannt als Fischöl. Dies hat blutdrucksenkende und anti-entzündliche Wirkungen. Allerdings vertragen diese Öle das Erhitzen nicht sonderlich gut - verwenden Sie zum Braten und Kochen lieber Olivenöl oder evtl. eine moderate Menge Butter.

Butter und Kokosfett – die Pluspunkte

- Butter bringt einen einzigartigen Geschmack und wunderbare Kocheigenschaften mit sich.
- Beide Fette sind wärmestabil, d. h. gut geeignet zum Anbraten.
- Kokosfett oder -öl ist eine ausgezeichnete Alternative für Vegetarier und alle, die auf Milchprodukte verzichten wollen.

Weil …

… wir in keiner Weise den Butterschreck früherer Zeiten weiterleben lassen wollen, auch wenn Butter und Kokosöl reichlich gesättigtes Fett enthalten und deshalb aus unserer Sicht eher in moderaten Mengen konsumiert werden sollten. Butter eignet sich bestens zum Anbraten und schmeckt fantastisch, zudem wird der größte Teil vom Bratgut gar nicht aufgenommen. Benutzen Sie zum Braten am besten 50 Prozent Olivenöl und 50 Prozent Butter.

Ein paar Worte zu gesättigtem Fett

Lange Zeit schien unzweifelhaft, dass gesättigtes Fett schuld ist an Gefäßverengungen und Krebs. Und doch haben Forscher begonnen, sich von dieser harten Haltung zu verabschieden. Gesättigtes Fett findet sich in fetten Milchprodukten wie Butter, Sahne und Käse, in rotem Fleisch, verarbeiteten Fleischwaren, in Eiern und Schokolade. Auch in pflanzlichen Lebensmitteln sind teils große Mengen enthalten, wie in Kokos- und Palmöl. Gesättigtes Fett ist aber nicht ein einziger Stoff, eine klare Kategorie, sondern umfasst vielmehr eine breite Gruppe von verschiedenen Fettstoffen.

Entscheidend ist, was man stattdessen isst: Verzichten Sie auf Ihr geliebtes Steak, nur um mehr Weißbrot zu essen, ist damit für Ihre Gesundheit wenig gewonnen. Ersetzen Sie das fette rote Fleisch durch Fisch und Gemüse, ist die positive Auswirkung u. a. auf Ihren Blutdruck groß. Gesättigtes Fett von Eiern ist in seinem Effekt auf die Gesamtgesundheit als neutral einzustufen, während gesättigtes Fett aus dunkler Schokolade und Milchprodukten, besonders Käse und Joghurt, Gefäßverengungen vorzubeugen scheint. Butter in moderaten Mengen ist durchaus in Ordnung.

Überblick: die gesündesten Fette

Wählen Sie die gesündesten Öle Oliven- und Rapsöl als Basis und evtl. Lein-, Avocado- und Walnussöl, wenn Sie sich mehr Wahlmöglichkeiten wünschen. Diese Öle enthalten alle herzfreundliches Fett. Tun Sie sich etwas besonders Gutes, und achten Sie beim Kauf auf beste (Bio-)Qualität – kaltgepresst, nicht raffiniert, nativ extra.

Vermeiden Sie dagegen Mais-, Sonnenblumen-, Weintraubenkern-, Distelöl und andere beliebte günstige Pflanzenöle. Ihr hoher Gehalt an Omega-6-Fettsäuren wirkt der blutdrucksenkenden und anti-entzündlichen Wirkung der Omega-3-Fettsäuren entgegen und ist in größeren Mengen, so vermutet man, schädlich für die Herzgesundheit. Mehr hierzu erfahren Sie auf Seite 105.

Bestens zum Anbraten Beim Erhitzen können mehrfach ungesättigte Pflanzenöle – sowohl die mit reichlich Omega-3- als auch Omega-6-Fettsäuren – Schaden nehmen. Sie sind also weniger geeignet für scharfes Anbraten in Pfanne oder Wok. Wollen Sie etwas bei großer Hitze braten, wählen Sie am besten Olivenöl oder eine Mischung aus 50 Prozent Olivenöl und 50 Prozent Butter oder Entenschmalz. Die Omega-9-Fettsäuren des Olivenöls sind relativ hitzestabil, das Gleiche gilt für tierisches Fett.

Öle für den Salat Für Salatdressings empfehlen wir kaltgepresstes Olivenöl, Raps- und Walnussöl mit ihren wunderbaren Geschmacks- und Gesundheitseigenschaften.

Investieren Sie in gutes Kochgeschirr Kaufen Sie Kochtöpfe und Pfannen, in denen nichts anbrennt, auch wenn Sie sich mit dem Fett zurückhalten. Vertrauen Sie der Antihaftbeschichtung. Oftmals gießen wir unnötig große Mengen an Öl in Pfannen und Töpfe. Betrachten Sie die Fette vor allem als Geschmacksgeber.

Das Beste aufs Brot Soll es Butter auf dem Brot sein, und das ist ab und an einfach köstlich, dann reicht vielleicht auch eine dünne Schicht. Aber auch Hütten- und Frischkäse, Hummus, zerdrückte Avocado und Beeren machen sich wunderbar auf Brot und bringen Sie in Ihrem Gesundheitsprojekt zudem etwas weiter.

Wählen Sie Mayonnaise mit Rapsöl Mayonnaise enthält reichlich Pflanzenöl. Wählen Sie ein Produkt, das Rapsöl zur Basis hat und nicht eine weniger hochwertige Sorte.

Variieren Sie bei Dressings und Saucen Wenn Sie fertige Dressings und Saucen kaufen, dann wählen Sie solche mit höchstens 5 Gramm Fett pro 100 Gramm. Vermeiden Sie Produkte mit Zucker, reichlich Salz und Zusatzstoffen.

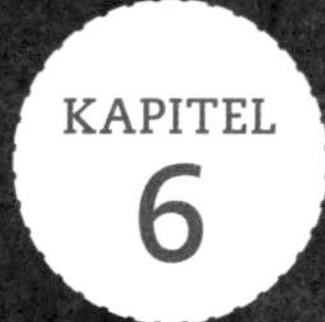

Beste Freunde

Lebensmittel mit besonders guter Wirkung auf Ihren Blutdruck

In unserem Ernährungsprogramm ist Abwechslung ein wichtiger Aspekt. Je mehr unterschiedliche gesunde Lebensmittel Sie essen, desto besser. Dennoch gibt es einige Lieblingslebensmittel, von denen wir gerne reichlich in unsere Rezepte gepackt haben – nämlich die, von denen die neueste Forschung sagt, sie wirken sich besonders positiv auf den Blutdruck aus.

– – – – – – –

Die Nitrat-Verbündeten

Rucola, Spinat, Rote Bete, Radieschen und eine Reihe anderer grüner und roter Gemüse bieten einen ganz besonderen Bonus für den Blutdruck: Sie enthalten beeindruckend große Mengen an Nitrat, welches – wie zahlreiche Studien belegen – den Blutdruck senkt, sowohl kurz- als auch langfristig. Aus diesem Grund finden sich in diesem Buch viele Rezepte, in denen diese Sorten verwendet werden.

Die Wirkung des Nitrats ist nicht nur für Blutdruckpatienten interessant, sondern auch für Sportler, die z. B. auf Rote-Bete-Saft setzen, um durch dieses zulässige »Doping« ihre körperliche Leistungsfähigkeit zu steigern. Das Nitrat lässt nämlich die Muskeln effektiver zusammenarbeiten, ohne dass mehr Energie benötigt würde, und zögert den Moment, an dem sich Müdigkeit einstellt, heraus, sodass man mehr leisten kann.

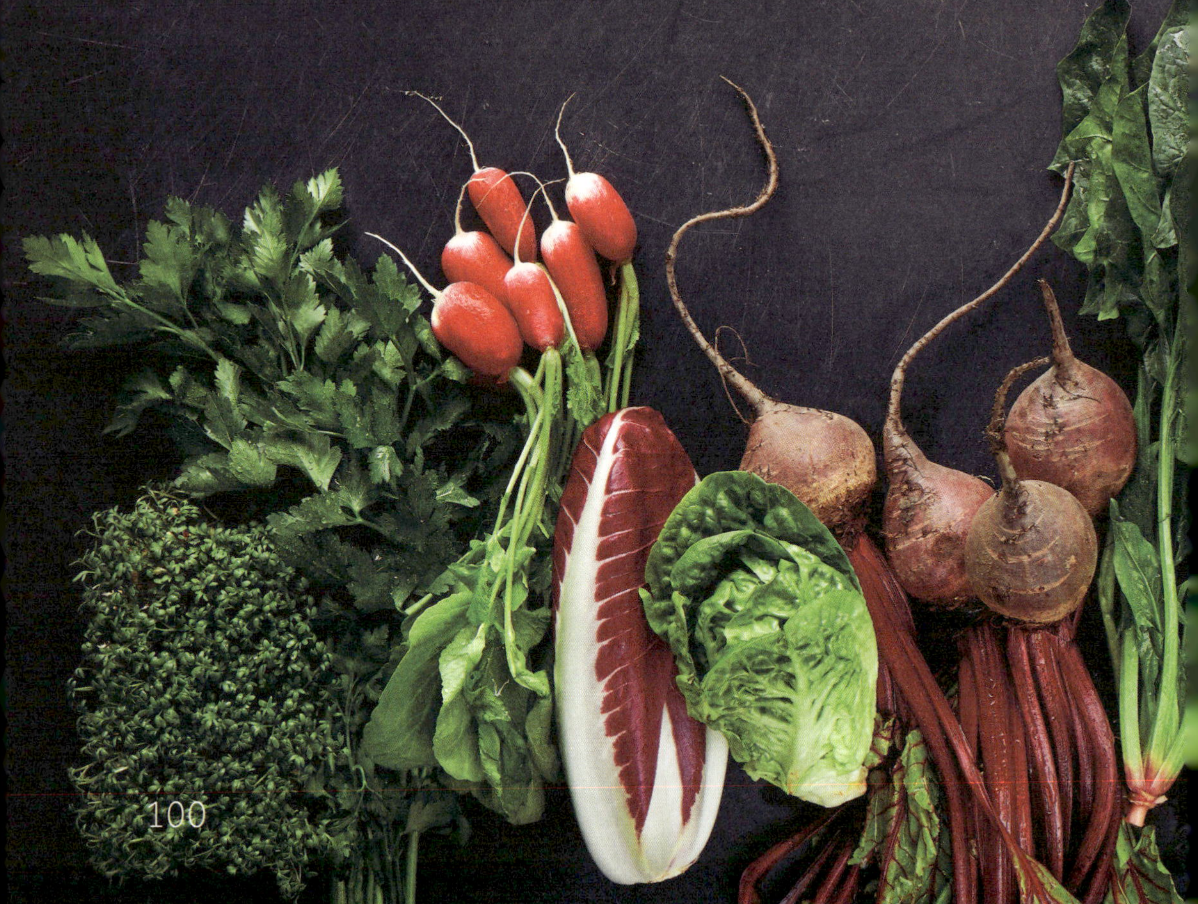

NITRAT-TOPLIEFERANTEN
(Nitrat pro 100 g frischer Ware in mg)

HOHER GEHALT	
Rucola	420
Staudensellerie	250
Rhabarber	247
Spinat	210
Salat	200
Radieschen	187
Kohlrabi	170
Mangold	151
Rote Bete	146
Chinakohl	139
Fenchel	130
Chicorée	125
Brunnenkresse	109

MITTLERER GEHALT	
Mairübchen	62
Kohl	51
Grüne Bohnen	50
Lauch	40
Frühlingszwiebeln	35
Gurke	24
Karotten	22
Kartoffeln	22
Knoblauch	18
Grüne Paprika	11

Die Zahlen haben wir verschiedenen Studien entnommen. Da der Nitratgehalt auch innerhalb der gleichen Gemüsesorte stark schwanken kann, können diese Werte nur als grob richtungsweisend verstanden werden.

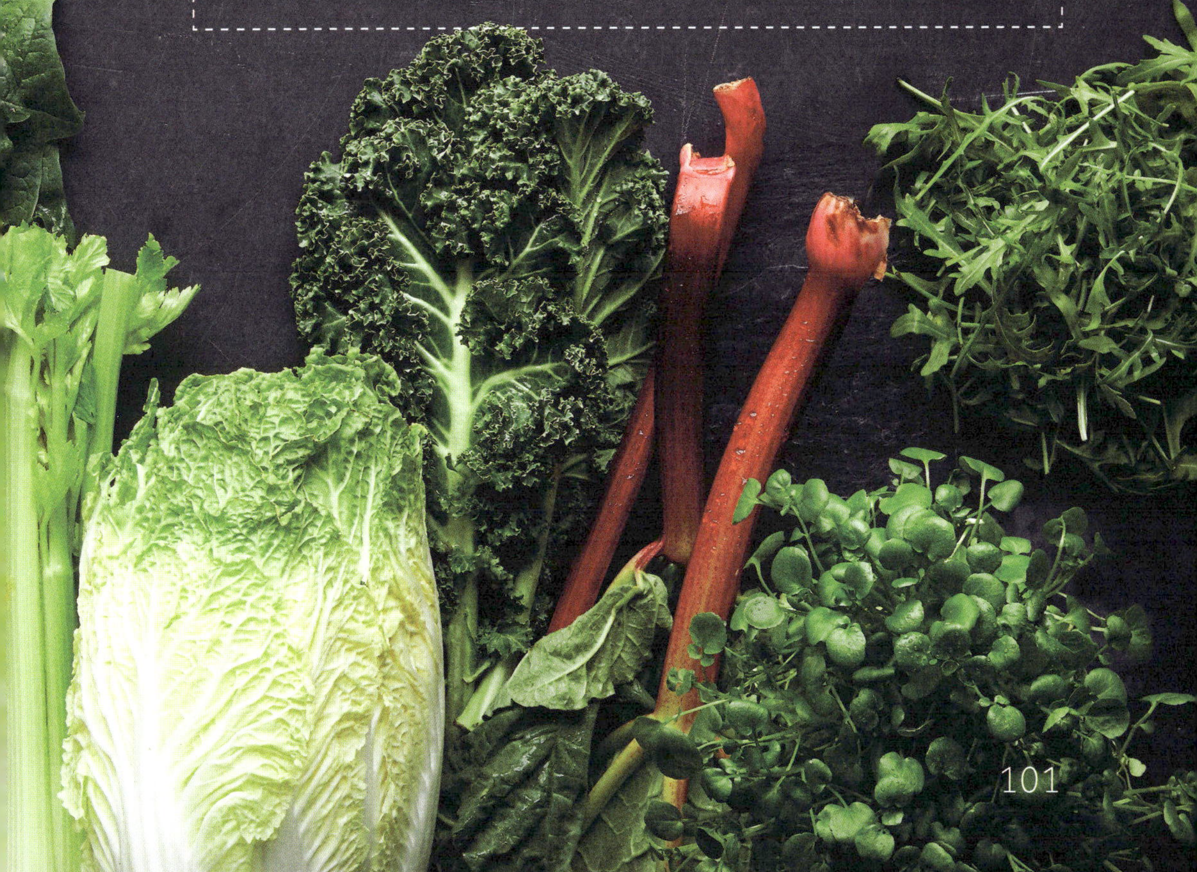

Was nitrathaltiges Gemüse angeht, ist besonders die Wirkung von Rote-Bete-Saft gut dokumentiert. Von 250 Milliliter Rote-Bete-Saft täglich verspricht man sich den maximalen Effekt – und das ist ziemlich genau die Menge, die Sie zu sich nehmen, wenn Sie morgens unseren roten Dynamit-Shot von Seite 148 trinken.

Unser grüner Shot ist ebenso wirksam, denn Blattgemüse wie z. B. Rucola und Spinat enthalten pro 100 Gramm noch mehr Nitrat als Rote Bete. Der Gehalt schwankt jedoch stark und ist abhängig von der Jahreszeit sowie von Boden und Klima, in dem das Gemüse wächst. So enthält beispielsweise Winterspinat am meisten Nitrat.

Fakten über Nitrat

Grüne Blattgemüse tragen zur Blutdrucksenkung bei, weil ihr Nitrat sich in Nitrit verwandelt, wenn es im Mund mit Speichel in Kontakt kommt. Nitrit wiederum wird in Stickstoffmonoxid umgewandelt, das die Blutgefäße weitet und dadurch den Blutdruck senkt. Das Gleiche geschieht, wenn Herzpatienten Nitroglycerin in Medikamentenform einnehmen.

Vielleicht löst das Wort Nitrat bei Ihnen eher Alarm aus. Denn ist es nicht Nitrat, das in allzu großen Mengen in verarbeitetem Fleisch und an manchen Orten auch im Trinkwasser nachgewiesen wurde und das im Verdacht steht, Magenkrebs zu befördern? In der Tat können Fleischerzeugnisse wie Schinken und Wurst bedenkliches Nitrat und Nitrit enthalten, doch Nitrat wird erst gefährlich, wenn es im Magen in sogenannte Nitrosamine umgewandelt wird. Dieser Umbau wird zum Glück durch Vitamin C gehemmt, wovon in pflanzlicher Kost reichlich enthalten ist. Nitrat aus Gemüse wird außerdem langsamer freigegeben und ist deshalb, wenn man so will, weniger aggressiv.

Stickstoffmonoxid, welches die Blutgefäße weitet, wird auch aus Fleisch gebildet, aber wir raten davon ab, die blutdrucksenkende Wunderwirkung in Speck, Schinken und Aufschnitt zu suchen, denn Stickstoffmonoxid bindet sich an ein Protein im Fleisch.

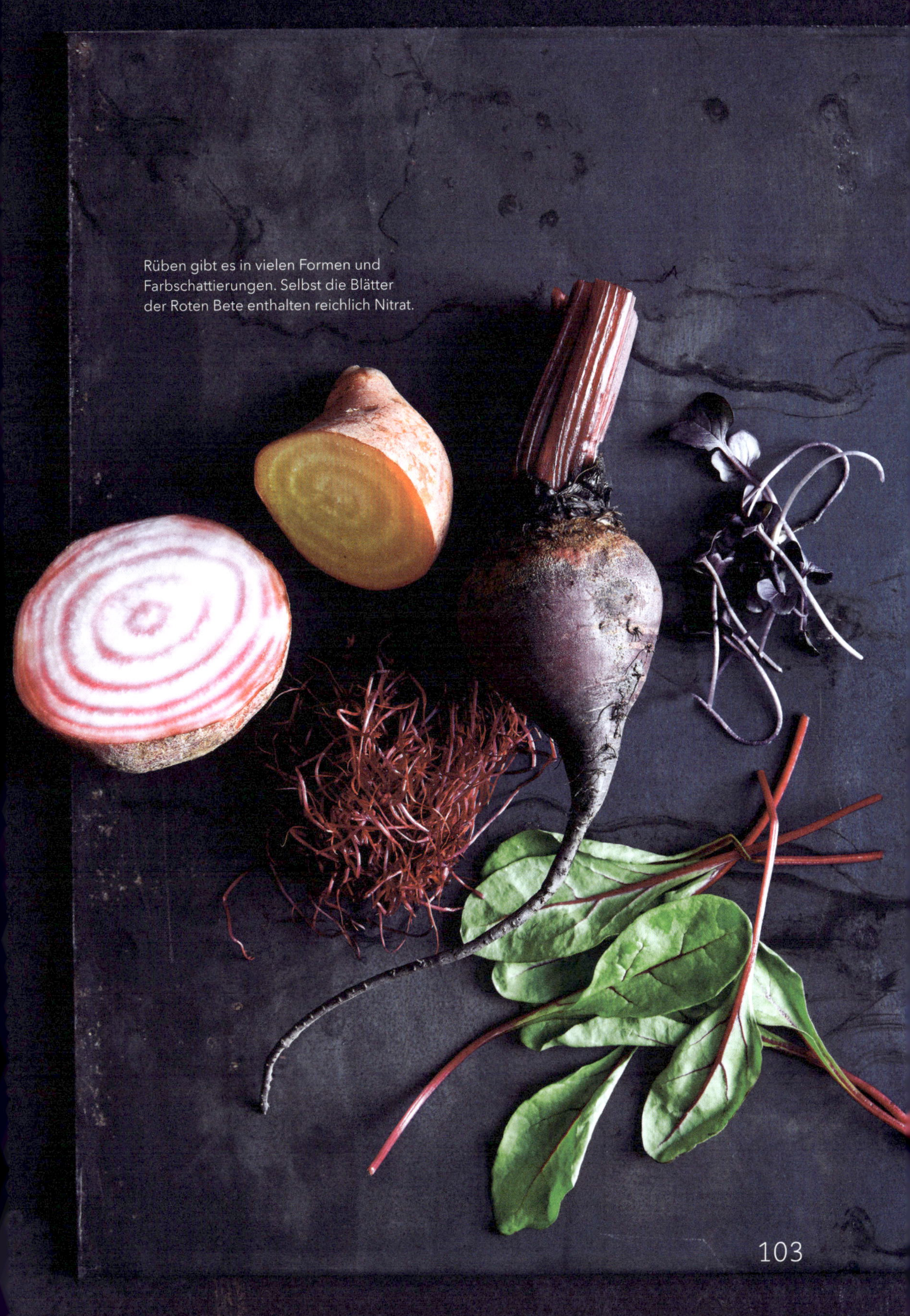

Rüben gibt es in vielen Formen und Farbschattierungen. Selbst die Blätter der Roten Bete enthalten reichlich Nitrat.

Nitrat kann Tiefkühlfach wie Backofen fast unbeschadet überstehen, doch Untersuchungen mit Roter Bete zeigen, dass die günstige Wirkung auf die Blutgefäße und gegen Entzündung am allergrößten ist, wenn man sie roh isst – oder als Saft trinkt. Wenn Sie das Gemüse erhitzen wollen, ist es für die Nitratwirkung besser, es im Ofen zu backen als es in Wasser zu kochen.

Sie können die Wirkung des Nitrats steigern, indem Sie gleichzeitig Fruchtiges mit hohem Gehalt an Antioxidantien zu sich nehmen, z. B. in Form von Beeren, Granatapfel oder Rotwein, denn die Antioxidantien erleichtern die Umwandlung des Nitrats in die für Sie günstige Form, sodass Sie noch mehr davon profitieren.

Wenn Sie selbst Ihren Ernährungsplan gestalten, könnten Sie sich als Teilziel setzen, jeden Tag mindestens zwei Portionen nitratreiches Gemüse zu essen.

Spinat & Co. – noch nicht für die Allerkleinsten

Es ist zu beachten, dass Spinat, Rote Bete, Fenchel, Sellerie und andere nitratreiche Gemüsesorten nichts für Babys unter sechs Monaten sind. Führen Sie diese Gemüse langsam in die Ernährung ein, und seien Sie eher zurückhaltend damit, bis das Kind ein Jahr alt ist. Zur Vorsicht geraten wird vor dem Hintergrund, dass Nitrit bei Säuglingen mit dem Hämoglobin des Blutes reagieren kann, mit der Folge, dass Sauerstoff nicht gebunden und durch den Körper transportiert werden kann.

Lebensmittel voller Omega 3

Unsere Begeisterung für Omega-3-Fettsäuren ist Ihnen wohl kaum entgangen. Wir haben vor allem fetten Fisch für seine positive Wirkung auf den Blutdruck und seine feinen geschmacklichen Qualitäten gelobt, aber Omega 3 findet sich auch in vielen anderen Lebensmitteln.

In Fisch sind zwei Arten von Omega-3-Fettsäuren enthalten: DHA und EPA – so die etwas weniger sperrigen Abkürzungen für Docosahexaen- bzw. Eicosapentaensäure. Diese Fettsäuren kann unser Körper optimal nutzen. Die Fische beziehen ihr Omega 3 aus Algen und Tang im Meer, und je fetter der Fisch ist, desto mehr dieser Fettsäuren bringt er mit.

Im Pflanzenreich gibt es eine eigene Omega-3-Variante mit dem Namen Alpha-Liponsäure (ALA). Unser Stoffwechsel kann nur etwa fünf Prozent davon in verwertbare Fettsäuren umwandeln, doch auch dieses wenige zeigt durchaus Wirkung. Leinsamen, Walnüsse, grünes Blattgemüse, Chia- und Hanfsamen, Fleisch und Milch von Tieren aus Freilandhaltung sowie Fleisch und Eier von frei laufenden Hühnern liefern ansehnliche Mengen an ALA.

Omega-3- und Omega-6-Fettsäuren als Konkurrenten

Unsere Nahrung enthält auch Fettsäuren der Omega-6-Familie. Omega 3 und Omega 6 sind Konkurrenten in unserem Stoffwechsel, deshalb ist die Balance zwischen den beiden von großer Bedeutung. Sie versorgen sich mit gesunden Mengen an Omega-6-Fettsäuren, wenn Sie diese aus Gemüse, Beeren, Früchten und Speiseölen von guter Qualität beziehen. Das optimale Verhältnis ist 1:3, d.h. ein Teil Omega 3 zu drei Teilen Omega 6. In unserem blutdrucksenkenden Ernährungsprogramm haben wir das entsprechend berücksichtigt, und so funktioniert auch eine anti-inflammatorische Diät oder die klassische Mittelmeerküche.

Bei einer weniger bewussten Ernährungsweise ist das Verhältnis leider oft ungünstig. Hier kommen auf einen Teil Omega-3-Fettsäuren gut und gerne 15 Teile Omega 6. Ein solches Missverhältnis kann zum Ansteigen des Blutdrucks und zur Entstehung von Entzündungen im Körper beitragen. Deshalb: Halten Sie sich zurück bei Omega 6, indem Sie möglichst keine stark verarbeiteten Lebensmittel zu sich nehmen. Kekse und Karamellbonbons, Pommes frites und Chips, Pflanzenmargarine, Mayonnaise, Fertigsaucen und Tiefkühlpizza können reine Omega-6-Bomben sein. Die Zutatenliste der Produkte zeigt an, in welchen Anteilen Fett von der falschen Sorte enthalten ist. Am ungünstigsten sind Sonnenblumen-, Distel-, Mais- und Traubenkernöl.

Omega-3-Fettsäuren aus dem Meer (DHA und EPA)			
Lebensmittel	**Omega 3 (in g pro 100 g)**	**Omega-3:Omega-6-Verhältnis**	**Vitamin D (in µg pro 100 g)**
Dorschleber	13,8	8:1	12
Makrele	5,9	7:1	4,8
Aal	4,3	5:1	30
Sardinen in Tomatensauce	3,2	2:1	12
Lachs	3,0	7:1	30
Heilbutt	2,7	13:1	15
Seehasenrogen	2,5	8:1	4
Hering	2,4	10:1	11
Dorschrogen	0,9	nur Omega 3	12
Scholle	0,5	nur Omega 3	3
Flunder	0,5	nur Omega 3	0,8
Krabbenfleisch	0,5	10:1	0
Hummer	0,4	10:1	0
Garnelen	0,4	nur Omega 3	0
Dorschfilet	0,3	nur Omega 3	1
Miesmuscheln	0,3	3:1	0

Omega-3-Fettsäuren vom Erdboden (ALA)			
Lebensmittel	**Omega 3 (in g pro 100 g)**	**Omega-3:Omega-6-Verhältnis**	**Vitamin D (in µg pro 100 g)**
Leinöl	53,3	4:1	0
Chiasamen	20,3	3:1	0
Leinsamen	16,7	4:1	0
Rapsöl	11,1	1:2	0
Walnüsse	7,45	1:5	0
Hanfsamen	6,9	1:3	0
Wildreis	3,0	1:1	0
Rehfleisch	1,04	1:2	0
Lammfleisch	0,71	1:1	0,04
Cashewkerne	0,62	1:13	0
Blaubeeren	0,58	1:1	0
Himbeeren	0,4	1:1	0
Spinat	0,29	5:1	0
Hühnereier (Freiland)	0,27	1:7	1,75
Rosenkohl	0,25	3:1	0
Blumenkohl	0,19	6:1	0
Brokkoli	0,19	1:1	0
Hühnerfleisch (Freiland)	0,14	1:13	1,5

Je mehr Omega-3- im Verhältnis zu Omega-6-Fettsäuren, desto besser. Ein Verhältnis von 13:1 ist also deutlich günstiger als 1:13. Pflanzliches Omega 3 kann unser Körper weniger gut verwerten als tierisches. Der Gehalt von Vitamin D wurde in die Übersicht aufgenommen, weil man davon ausgehen kann, dass dieser Stoff ebenfalls blutdrucksenkend wirkt. Vitamin D findet sich vor allem in fettem Fisch – so schlagen Sie also gleich zwei Fliegen mit einer Klappe.

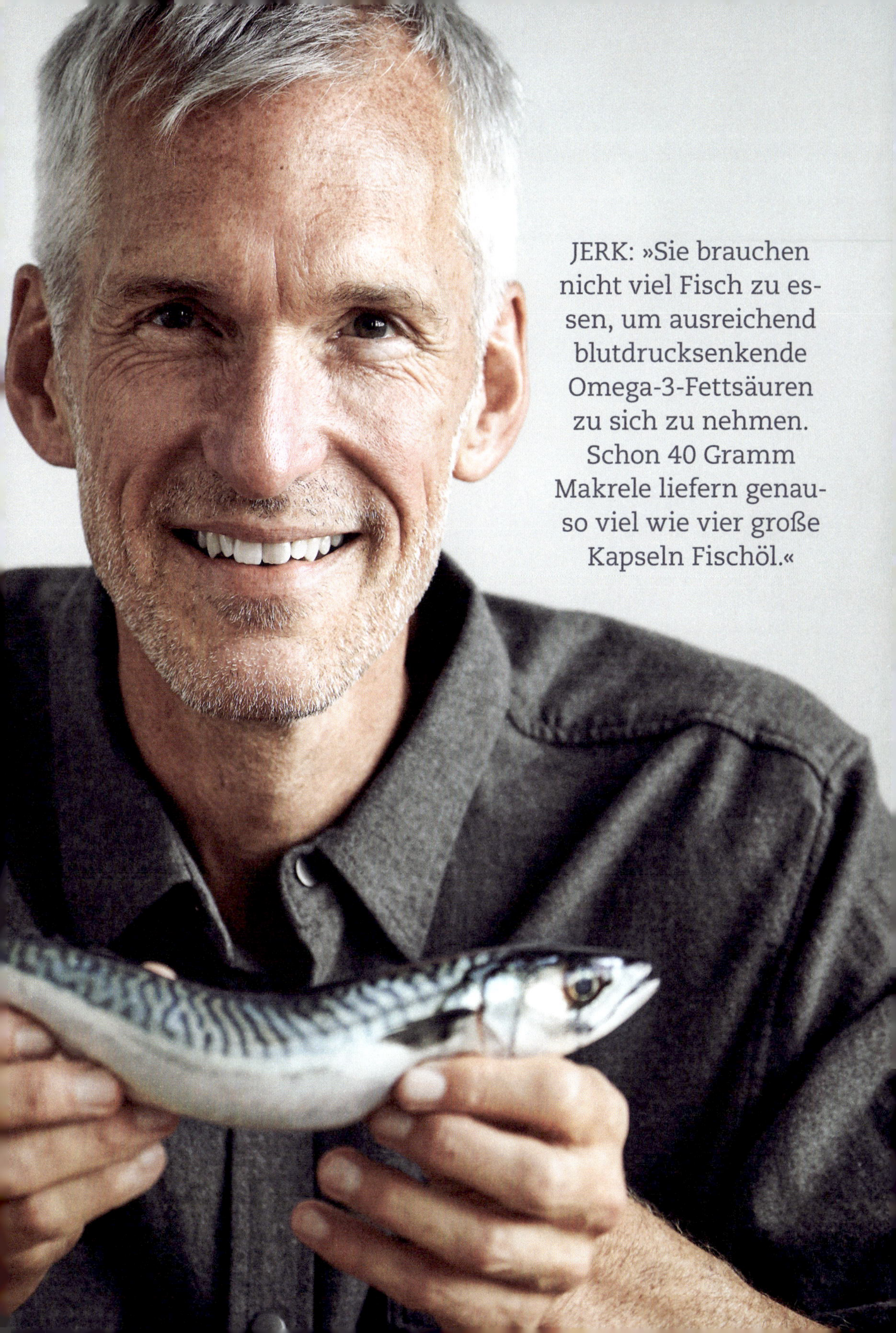

JERK: »Sie brauchen nicht viel Fisch zu essen, um ausreichend blutdrucksenkende Omega-3-Fettsäuren zu sich zu nehmen. Schon 40 Gramm Makrele liefern genauso viel wie vier große Kapseln Fischöl.«

13 weitere blutdruckfreundliche Lebensmittel

Auch einige andere Lebensmittel und Getränke können dazu beitragen, den Blutdruck zu senken. Entsprechende wissenschaftliche Studien gibt es einige, aber noch ist nicht längst alles durch ausreichend viele Qualitätsstudien zufriedenstellend belegt. Wir sehen aber keinen Grund, auf die erfreulichen Effekte zu verzichten, die hier – wahrscheinlich – für Sie zu holen sind.

Knoblauch

»Ein Apfel am Tag hält uns den Arzt vom Leib, eine Knoblauchknolle am Tag hält uns alle anderen vom Leib.« Ja, wir können Knoblauch kaum unbemerkt zu uns nehmen. Doch zum Glück senkt die geschmacksintensive Knolle auch unseren Blutdruck und den Cholesterinspiegel. Die schwefelhaltigen Inhaltsstoffe sind die medizinisch wirkungsvollen. Wenn Sie also Knoblauch essen, um Herz-Kreislauf und Immunsystem zu stärken, müssen Sie eine gewisse Geruchsnote in Kauf nehmen.

Zahlreiche klinische Studien belegen die Heilwirkung des Knoblauchs auf unser Herz-Kreislauf-System. Eine Sammelanalyse von klinischen Untersuchungen zeigt, dass Knoblauch den Blutdruck recht deutlich absenkt. Er verringert außerdem den Gehalt des gefährlichen LDL-Cholesterins im Blut, hebt den Spiegel des guten HDL-Cholesterins an und reduziert wiederum den Fettstoff Triglycerid. Alles zusammengenommen schützt Knoblauch damit vor Blutdruckerhöhung, Gefäßverkalkung und -verschlüssen. Bei einer Gruppe von Versuchspersonen, die über vier Jahre hinweg Knoblauchtabletten einnahmen, konnten die Forscher beobachten, dass sie gesündere Gefäße aufwiesen – speziell weniger Verkalkung in der Pulsader am Hals – als die Kontrollgruppe.

Knoblauch enthält den schwefelhaltigen Stoff Alliin. Wenn Sie eine frische Knolle anschneiden, kommt Alliin in Kontakt mit dem Enzym Alliinase. Dadurch bildet sich der stark riechende Stoff Allicin, der wiederum schnell in andere duftende und aktive Stoffe umgewandelt wird. Die meisten Studien wurden mit Nahrungsergänzungsmitteln durchgeführt, die 600–900 Milligramm getrocknetes Knoblauchpulver enthielten. Das entspricht einer täglichen Ration von zwei dicken frischen Knoblauchzehen, entweder roh oder gekocht.

Durch Bluttests wurde gezeigt, dass die aktiven Stoffe nach dem Genuss von gebratenem, gekochtem oder anderweitig erhitztem Knoblauch im Blut nachweisbar sind. Sie können

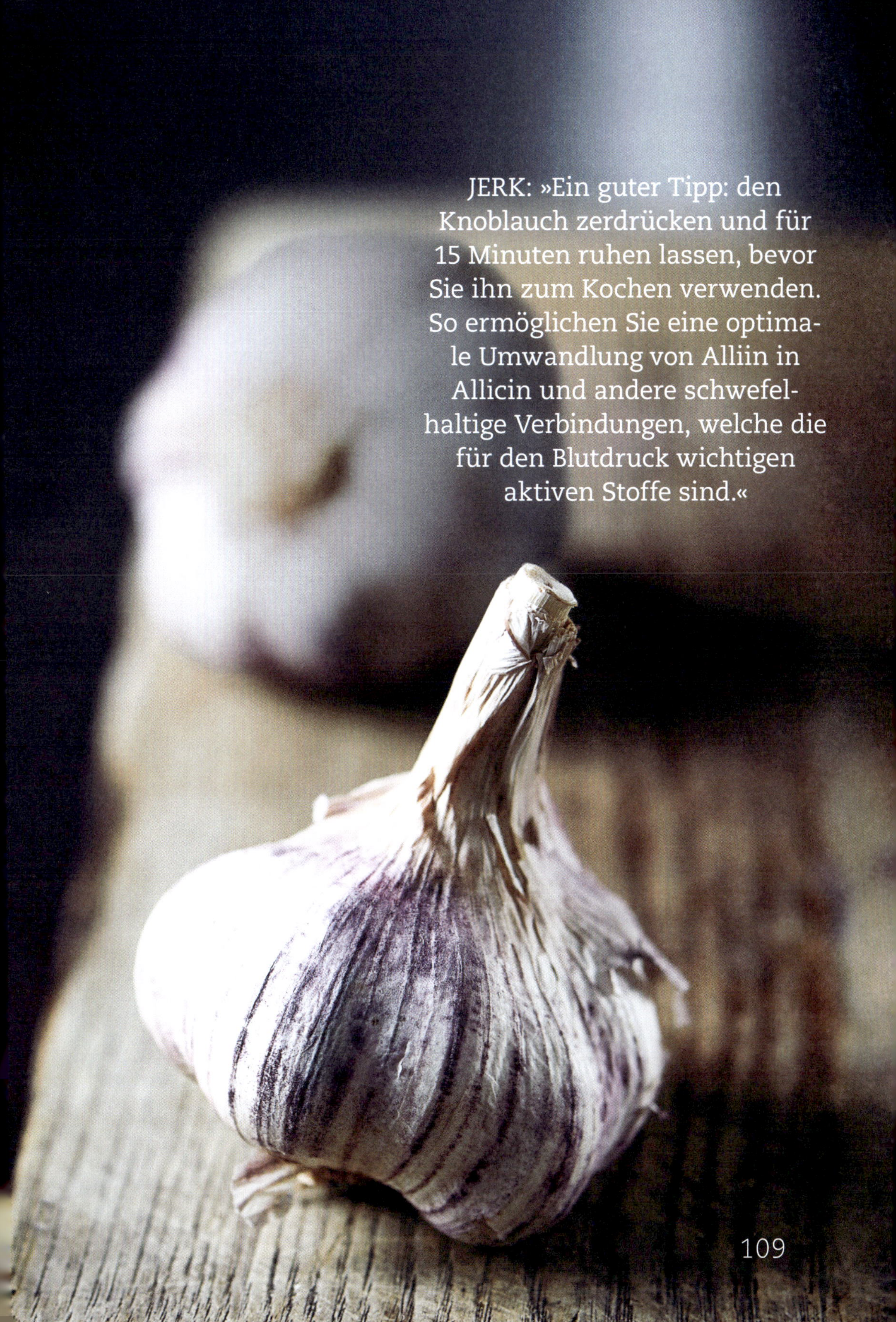

JERK: »Ein guter Tipp: den Knoblauch zerdrücken und für 15 Minuten ruhen lassen, bevor Sie ihn zum Kochen verwenden. So ermöglichen Sie eine optimale Umwandlung von Alliin in Allicin und andere schwefelhaltige Verbindungen, welche die für den Blutdruck wichtigen aktiven Stoffe sind.«

deshalb davon ausgehen, dass Knoblauch auch in zubereiteter Form medizinisch wirksam ist. Wenn Sie also nach dem Essen nach Knoblauch riechen, ist das nur gut: Das ist der Beweis dafür, dass aktiv blutdrucksenkende Stoffe in Ihrem Körper kursieren.

Olivenöl

Olivenöl ist die wesentliche Fettquelle in der klassischen Mittelmeerküche. Eine Sammelauswertung von wissenschaftlichen Untersuchungen konnte aufzeigen, dass besonders Natives Olivenöl extra dazu beiträgt, den Blutdruck zu senken, vor allem den systolischen Blutdruck. Verantwortlich dafür sind Inhaltsstoffe vom Typ Phenole, welche vor allem in Ölen von sehr guter Qualität enthalten sind. Olivenöl hat auch noch weitere erfreuliche Effekte auf den Kreislauf, nicht zuletzt hebt es den Spiegel des guten HDL-Cholesterins an, das Gefäßverkalkung und -verschlüssen vorbeugt.

Phenole verflüchtigen sich nach und nach, besonders wenn das Olivenöl Wärme, Licht und Sauerstoff ausgesetzt ist. Bewahren Sie Ihr Öl also an einem dunklen und kühlen Ort auf. Bevorzugen Sie für manche Gerichte ein eher geschmacksneutrales Öl, ist Rapsöl eine gute Alternative. Es ähnelt in seiner chemischen Zusammensetzung Olivenöl, enthält allerdings nicht die gleichen blutdrucksenkenden Phenole.

Granatapfel

Eine vergleichende Studie von 2016 hat gezeigt, dass ein Glas Granatapfelsaft (250 ml) täglich sowohl den systolischen (hohen/oberen) als auch den diastolischen (niedrigeren/unteren) Blutdruck senken kann. Eine wirklich zufriedenstellende Erklärung hierfür gibt es noch nicht, doch man geht davon aus, dass die vielen wirkungsvollen Antioxidantien im Granatapfel zumindest teilweise für die Wirkung verantwortlich sind.

Der Saft bietet sich also als gute Alternative zu unseren Morgenshots an. Wählen Sie reinen Granatapfelsaft ohne Zuckerzusatz. Wir verwenden ihn auch in dem Rezept für einen Frühstücksbrei: Granatapfel-Overnight Oats auf Seite 152. Granatapfelkerne sind in Wintersalaten, etwa mit Grün- und Rotkohl, eine knackige, süße Ergänzung.

Drachenfrucht

Diese hübsche pinkfarbene Frucht sieht man nicht jeden Tag. Ihr weißes Fruchtfleisch schmeckt nicht sonderlich intensiv, enthält aber starke Antioxidantien vom Typ Betacyanine, die zumindest in Untersuchungen mit Ratten steife verkalkte Blutgefäße wieder »weich bekamen«, wodurch das Blut leichter hindurchströmen konnte.

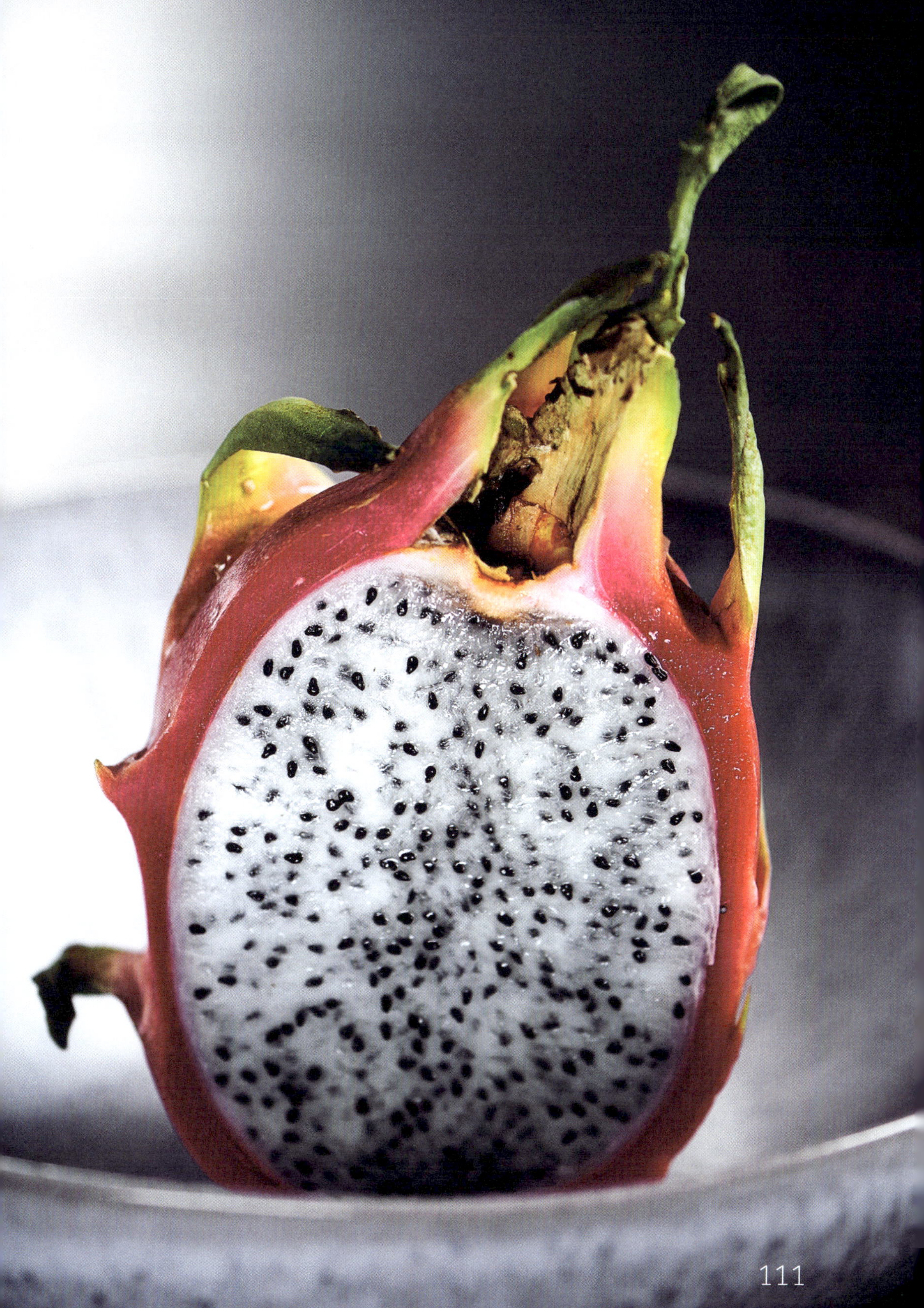

Kakao und dunkle Schokolade

Mehrere Studien deuten darauf hin, dass Kakao sich positiv, also senkend, auf einen erhöhten Blutdruck auswirken kann, während bei Menschen mit normalem Blutdruck durch den Genuss von Schokolade keine weitere Absenkung beobachtet wurde. Da es sich um breit angelegte Bevölkerungsstudien handelt, ist es allerdings schwierig, exakte Schlussfolgerungen zu ziehen. Bringt man die Ergebnisse einer ganzen Reihe von Untersuchungen zusammen, scheint jedoch gesichert, dass eine zumindest kleine Absenkung des oberen, systolischen wie auch des unteren, diastolischen Blutdrucks erreicht werden kann, wenn man jeden Tag dunkle Schokolade isst, wodurch sich auch das Risiko von Gefäßverschlüssen und Hirnblutungen reduziert.

Dunkle Schokolade enthält Pflanzenstoffe vom Typ Flavonoide. Sie bewirken, dass sich an den Innenseiten der kleinen Blutgefäße der Signalstoff Stickstoffmonoxid *(siehe Seite 102)* bildet, welcher die Blutgefäße weitet. Dadurch strömt das Blut leichter hindurch, und in der Folge sinkt der Blutdruck. Der Kakaogehalt der Schokolade sollte bei mindestens 70 Prozent liegen, damit möglichst viele Flavonoide enthalten sind, die auch für den bitteren Geschmack der Schokolade verantwortlich sind. Nur dunkle Schokolade hat diesen positiven Effekt, weiße oder Vollmilchschokolade sind in diesem Zusammenhang leider uninteressant.

»Und was ist mit den Kilokalorien?«, fragen Sie sich vielleicht. Neben den gesunden Eigenschaften bringen 100 Gramm Schokolade 500 bis 600 Kilokalorien mit, also etwa ein Viertel des täglichen Gesamtkalorienbedarfs. Und ja, das ist vielleicht der schwierigste Punkt an unserer Blutdruckernährung: sich zurückzuhalten, wenn man doch endlich eine wohlschmeckende Medizin gefunden hat! Doch schon sechs Gramm dunkler Schokolade von guter Qualität täglich können ausreichen, um einen positiven Effekt auf den Blutdruck zu erzielen. Wenn Sie auch die anderen sättigenden Mahlzeiten zu sich nehmen, die unser Plan vorsieht, und Ihr Blutzuckerspiegel den Tag hindurch stabil bleibt, verspüren Sie wahrscheinlich kein allzu großes Bedürfnis nach mehr Schokolade. Wenn es Ihnen schwerfällt, eine angebrochene Schokoladentafel nicht gleich auf einmal aufzuessen, könnten Sie auch Schokolade in kleineren Einzelpackungen kaufen.

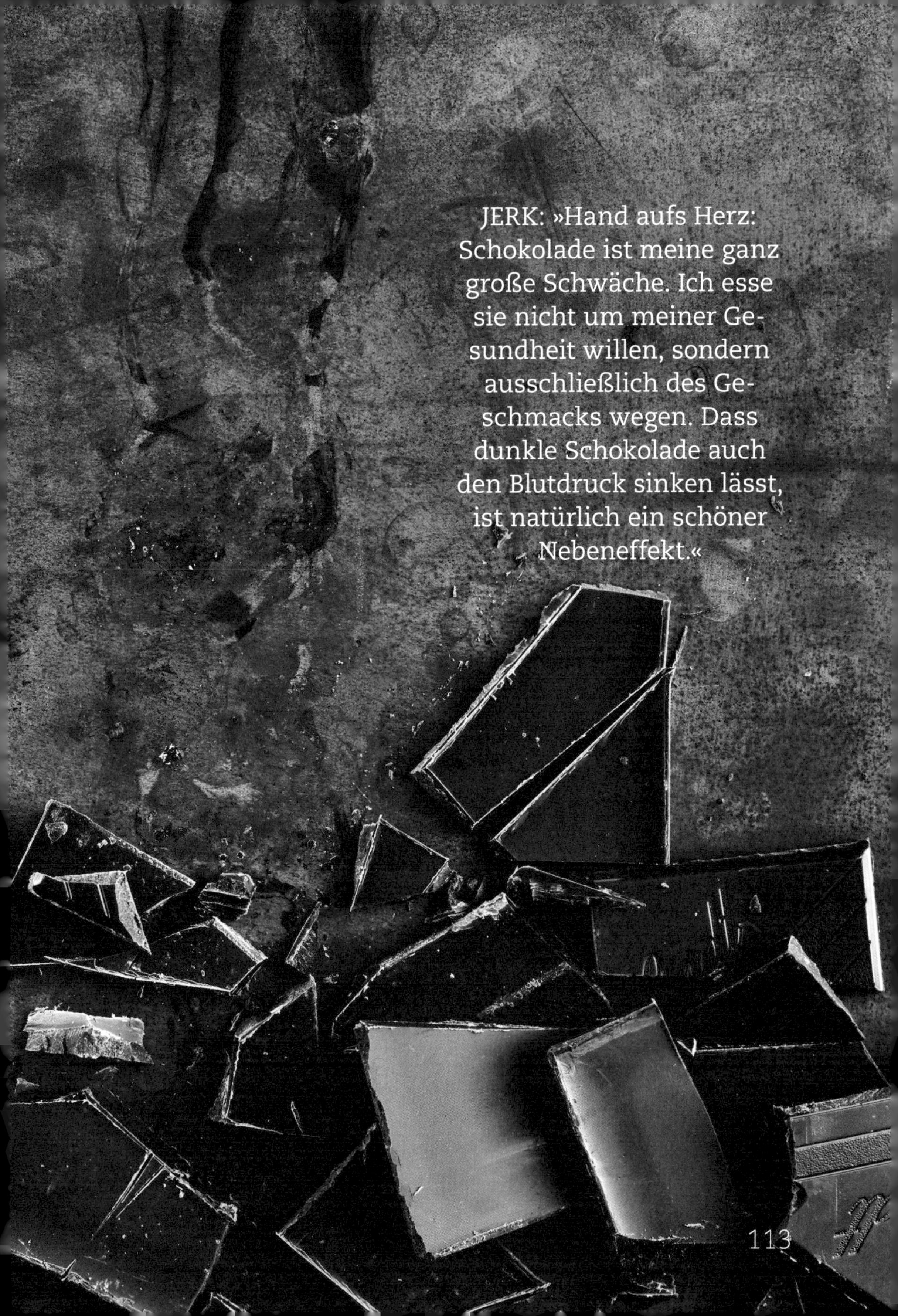

JERK: »Hand aufs Herz: Schokolade ist meine ganz große Schwäche. Ich esse sie nicht um meiner Gesundheit willen, sondern ausschließlich des Geschmacks wegen. Dass dunkle Schokolade auch den Blutdruck sinken lässt, ist natürlich ein schöner Nebeneffekt.«

Pistazienkerne

Nüsse sind ein Geschenk für das Herz-Kreislauf-System. Wenn es um den Blutdruck geht, sind Pistazien noch ein klein wenig besser als die anderen Sorten, wie eine vergleichende Studie von 2015 gezeigt hat. Sie können bei Menschen, die nicht an Diabetes leiden, sowohl den systolischen als auch den diastolischen Blutdruck senken.

Hibiskustee

Wie Studien belegen, kann Hibiskustee einen erhöhten Blutdruck senken, besonders den höheren systolischen Wert. In diesen Untersuchungen tranken die Versuchspersonen zumeist jeden Morgen zwei Tassen starken Hibiskustee. Die Wirkung fiel so deutlich aus, dass wir davon abraten möchten, kannenweise von diesem Tee zu trinken, vor allem wenn Sie schwanger sind oder Medikamente gegen Bluthochdruck einnehmen.

Grüner Tee

Auch grüner Tee kann sich positiv auf den Blutdruck auswirken, besonders auf den niedrigeren diastolischen Wert. Zum einen unterstützen im Tee enthaltene Stoffe die Umwandlung von Nitrat in Stickstoffoxid, zum anderen liefert der Tee weitere Stoffe, welche die Blutgefäße entspannen lassen. Außerdem enthält der Tee wirksame Antioxidantien vom Typ Catechine, die dazu beitragen, Entzündung im Körper zu dämpfen.

Leinsamen

Die kleinen braunen Samen enthalten herzfreundliche Omega-3-Fettsäuren und Ballaststoffe. Sie senken nachweislich den Blutdruck. Im Rahmen einer Studie nahmen die Probanden über sechs Monate jeden Tag entweder 30 Gramm Leinsamen oder ein Placeboprodukt zu sich. Zum Abschluss der Untersuchung war bei der Leinsamengruppe eine deutlich stärkere Blutdrucksenkung zu verzeichnen. 30 Gramm Leinsamen entsprechen zwei Esslöffeln und damit einer Portion aus unserer Hülsenfrucht-Lebensmittelgruppe.

Sanddorn

Die kräftig gelben Beeren, die man in Küstenregionen pflücken kann, haben sich in Studien als Blutdrucksenker erwiesen, zumindest für Typ-2-Diabetiker. Tiefgefroren können wir Sanddorn das ganze Jahr über kaufen, wenn auch nicht in jedem Supermarkt. Die Wirkung lässt sich auf den beeindruckend hohen Gehalt an Flavonoiden zurückführen.

Chili und Cayennepfeffer

Dass Chili oder Cayennepfeffer für scharfes Brennen im Mund sowie Schweißperlen auf der Stirn sorgen, lässt sich auf den Inhaltsstoff Capsaicin zurückführen. Interessant ist, dass der Stoff bis in die Blutgefäße hinein wirksam ist und auf verschiedene Weisen einen erhöhten Blutdruck dämpfen kann. In einer Versuchsreihe mit Ratten von 2010 konnten Forscher zeigen, dass durch die regelmäßige Verabreichung der feurigen Gewürze ein besonderer Rezeptor aktiviert wird und dadurch der Blutdruck sinkt. Eine frühere Studie kam zu dem Ergebnis, dass Capsaicin auf Fühlnerven einwirkt, die mit Gehirnhormonen zusammenarbeiten und auf diesem Weg den Blutdruck senken.

Zudem kann die Verwendung von Chili und anderer starker Gewürze, wie eine chinesische Studie von 2017 zeigte, die Lust auf Salz dämpfen. Das Gehirn wird ganz einfach umprogrammiert, anstelle von Salz die scharfen Geschmacksimpulse nachzufragen. In Regionen Chinas, wo die Bevölkerung stark gewürztes Essen zu sich nimmt, ist der Salzverbrauch deutlich niedriger – um etwa 2,5 Gramm pro Tag –, das Gleiche gilt für den Blutdruck der Bevölkerung. Freuen Sie sich also auf die Wirkung u.a. unseres Chili con Carne auf Seite 212!

Staudensellerie

Staudensellerie enthält Pflanzenstoffe, die Phthalide genannt werden. Sie bewirken eine Entspannung des Gewebes in den Gefäßwänden, was die Blutzirkulation erleichtert und den Blutdruck sinken lässt. Gleichzeitig ist Staudensellerie eine gute Quelle für die Mineralstoffe Magnesium und Kalium, die in gewissem Umfang der Wirkung von Natriumsalz auf den Blutdruck entgegenarbeiten. Eine Studie deutet darauf hin, dass der blutdruckgünstige Effekt von Staudensellerie am höchsten ist, wenn er erhitzt wurde. Kochen Sie ihn z.B. in Eintöpfen mit, oder backen Sie ihn im Ofen *(siehe Seite 240)*.

Kefir

Kefir, der andere und zahlreichere Bakterienstämme enthält als z.B. Joghurt und verwandte Sauermilchprodukte, kann den Blutdruck senken. Dies belegt eine Untersuchung an der Auburn University: Ratten, die neun Wochen lang regelmäßig mit Kefir gefüttert wurden, erfuhren eine Blutdrucksenkung. Gleichzeitig konnten die Forscher beobachten, dass die Darmwände der Tiere stärker wurden und ein besserer Schutz vor Entzündung bestand, zudem wies ihre Darmflora eine gesündere Balance auf. Die Forscher erklärten dies damit, dass die lebenden Kulturen im Kefir die Kommunikation zwischen den Darmbakterien und dem Gehirn förderten, welches die Kommandozentrale für einen Teil der blutdrucksenkenden Mechanismen im Körper ist.

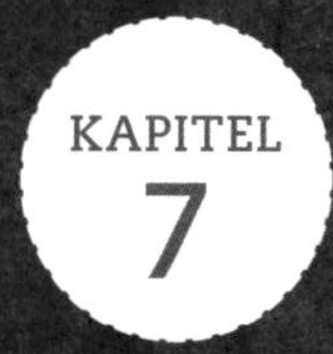

Gelüste und Laster

Sind sie wirklich so schädlich für den Blutdruck?

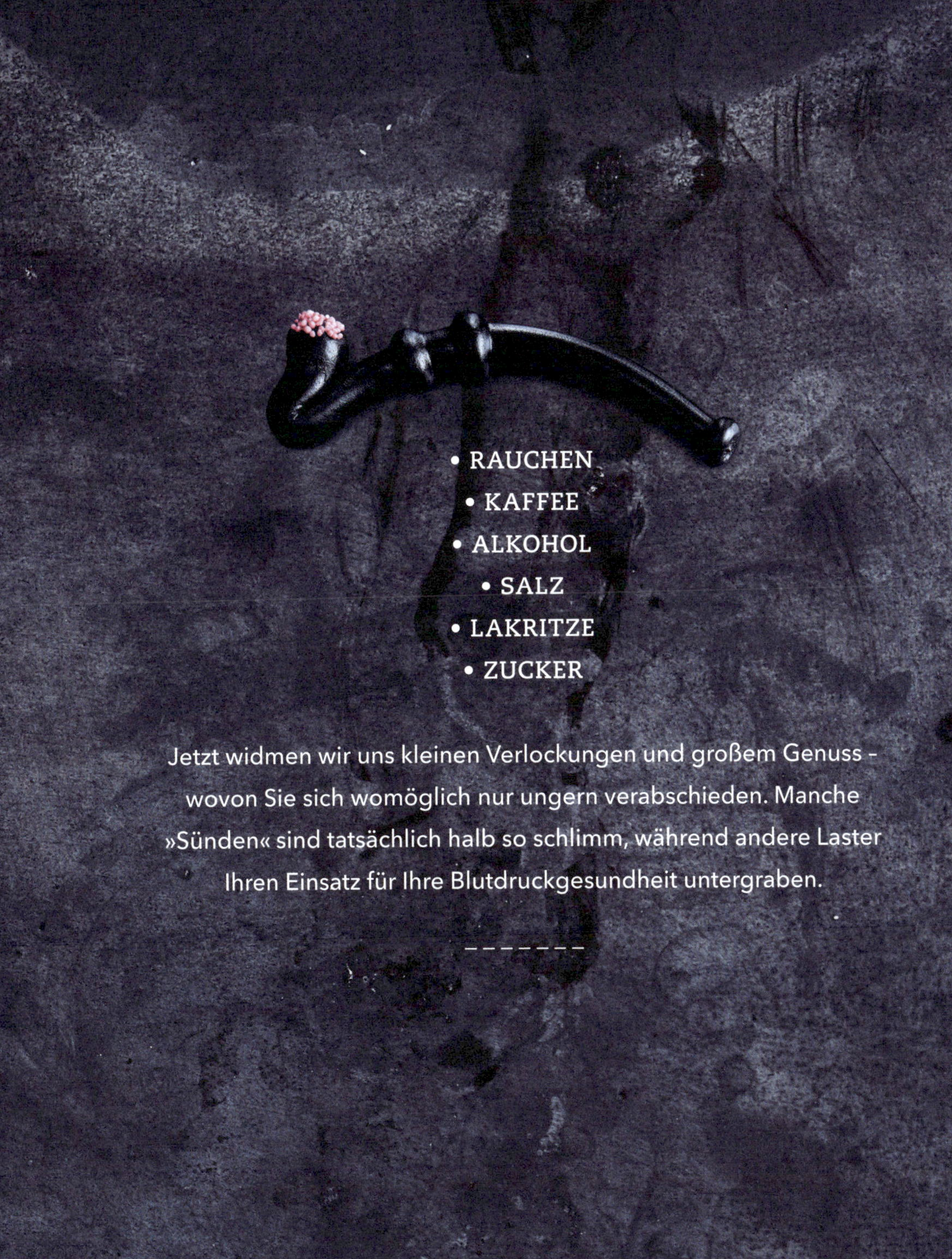

- RAUCHEN
- KAFFEE
- ALKOHOL
- SALZ
- LAKRITZE
- ZUCKER

Jetzt widmen wir uns kleinen Verlockungen und großem Genuss – wovon Sie sich womöglich nur ungern verabschieden. Manche »Sünden« sind tatsächlich halb so schlimm, während andere Laster Ihren Einsatz für Ihre Blutdruckgesundheit untergraben.

Rauchen

Wenn Sie rauchen, muss Ihr Herz messbar mehr arbeiten, weil Nikotin und Kohlenmonoxid den Puls und Blutdruck nach oben treiben. Gleichzeitig steigt bei Rauchern das Risiko für Gefäßverkalkung und -verschlüsse. Wenn Sie also rauchen, ist das Aufhören ein erster riesengroßer Schritt hin zu einem gesünderen Herz-Kreislauf-System.

Kaffee

Wir alle lieben Kaffee. Viele von uns trinken täglich so einige Tassen des schwarzen Wachmachers, um die Maschine am Laufen zu halten, selbst wenn sie gelegentlich das Gefühl haben, sie sollten ihren Kaffeekonsum einschränken. Nun lassen immer mehr Forschungsergebnisse vermuten, dass Kaffee in Wirklichkeit das Risiko für eine Reihe von Krankheiten reduziert. Für die meisten Menschen sind bis zu sechs Tassen Kaffee pro Tag unproblematisch, ja, sogar richtig gesund.

Genießen Sie also nur weiter Ihren Morgenkaffee, denn er ist gut für Ihren Blutdruck und wirkt im besten Fall lebensverlängernd. Mehrere große Studien kommen zu dem Schluss, dass ein moderater Kaffeekonsum das Risiko insbesondere für Herzgefäßkrankheiten, Diabetes Typ 2 und nichtalkoholbedingte Leberkrankheiten verringert. Ob der Kaffee Koffein enthält oder nicht, spielt dabei keine Rolle. Gute Nachrichten also für diejenigen, die gerne ein paar Tassen Kaffee pro Tag trinken. Und selbst wenn manche – besonders solche aus vermeintlich gesundheitsbewussten Kreisen – Kaffee unverdrossen schlechtreden: Von den gängigen Vorurteilen, Mythen und dem schlechten Gewissen können wir uns getrost verabschieden.

Einer Sammelanalyse zufolge sinkt das Risiko für Bluthochdruck mit jeder Tasse Kaffee pro Tag um zwei Prozent. Kaffeekonsum wirkt sich also positiv auf den Blutdruck aus, jedenfalls bei bis zu acht Tassen täglich. Wir empfehlen jedoch gesunde vier bis fünf Tassen am Tag.

Haben Sie eine Zeit lang keinen Kaffee getrunken, kann es sein, dass Ihr Blutdruck eine halbe Stunde nach dem Genuss einer Tasse kurzfristig ansteigt, doch auf längere Sicht kommt es selten zu dieser Reaktion. Wenn Sie also Ihre täglichen Tassen genießen, ist das im Hinblick auf Ihren Blutdruck völlig in Ordnung.

Manche Menschen vertragen Kaffee nicht sonderlich gut, weil aufgrund ihrer genetischen Veranlagung das Koffein in der Leber nur schwer abgebaut wird oder weil die Gehirnzellen besonders empfindlich auf die wach machende und anregende Wirkung des Koffeins reagieren. Der Kaffee wirkt bei ihnen ganz einfach zu stark. Man merkt es an zitternden Händen, Reizbarkeit, Ängstlichkeit und Herzklopfen. Wenn dies auf Sie zutrifft, wissen Sie darum wohl schon länger und trinken deshalb keinen Kaffee. Oder Sie halten sich an die koffeinfreie Variante.

Sind Sie unsicher, wie Ihr Blutdruck auf Kaffee reagiert, testen Sie es am besten selbst: Messen Sie Ihren Blutdruck vor der ersten Tasse des Tages und dann 30 Minuten danach und wieder zwei Stunden später. Ist der Blutdruck angestiegen und insbesondere nach besagten zwei Stunden noch erhöht, sollten Sie darüber nachdenken, Ihren Kaffeekonsum zu reduzieren. Gehen Sie dabei schrittweise vor, da sich die Abhängigkeit vom Koffein bei Verzicht als Kopfschmerzen und Gereiztheit bemerkbar machen kann.

Die beliebten Energydrinks enthalten meist auch ziemlich viel Koffein. Ist man daran nicht gewöhnt, kann der Blutdruck in den Stunden nach Genuss eines solchen »Energiegetränks« deutlich ansteigen. Wir persönlich halten nicht viel von Energydrinks, vor allem weil sie hauptsächlich von jungen Menschen in großen Mengen konsumiert werden, die eigentlich ihre Energie daher beziehen sollten, dass sie in der Nacht schlafen. (Gerade klingen wir wie zwei alte Männer, nicht wahr …?)

Wenn Sie schwanger sind oder stillen, trinken Sie maximal zwei Tassen Kaffee täglich. Es besteht ein – wenn auch nicht allzu großes – Risiko für einen spontanen Abgang. Grundsätzlich sollten Embryo wie Säugling nicht unnötig mit Stoffen in Kontakt kommen, die stärker auf das Gehirn einwirken.

Alkohol

Alkohol kann leider den Blutdruck nach oben treiben – je mehr man davon trinkt, desto schädlicher ist seine Wirkung. Etwa sieben Prozent aller Fälle von erhöhtem Blutdruck sind wesentlich einem hohen Alkoholkonsum (d.h., von drei oder vier Standardgläsern am Tag) zuzuschreiben. Da Bier, Wein und Spirituosen reichlich Kilokalorien enthalten, kann eine dadurch bedingte Gewichtszunahme auch zur Blutdruckerhöhung beitragen.

Dagegen ist anzuzweifeln, dass ein moderater Alkoholkonsum schädlich ist. Unter moderat verstehen wir, den gängigen Empfehlungen entsprechend ein bis zwei Alkoholeinheiten (auch als Standardglas bezeichnet) täglich, pro Woche aber höchstens sieben (gilt für Frauen) bzw. 14 Einheiten (gilt für Männer) zu trinken. Im Alltag geht es allerdings nicht nur darum, sich wöchentlich an die 7/14-Grenze zu halten, sondern auch darum, wie man trinkt. Es ist ohne Zweifel schädlich, sich zu betrinken, indem man alle Einheiten der Woche an einem einzigen Tag zu sich nimmt. Deutlich besser ist es, sich jeden Tag ein wenig zu gönnen und nur zu den Mahlzeiten zu trinken, sodass sich gar kein Rausch einstellt – wie man es von den Mittelmeerländern kennt.

Ein bis zwei Gläser täglich zum Essen, besonders von Rotwein, reduzieren das Risiko eines Herzinfarkts. Wichtig in diesem Zusammenhang ist, dass dies auch für Personen mit erhöhtem Blutdruck gilt.

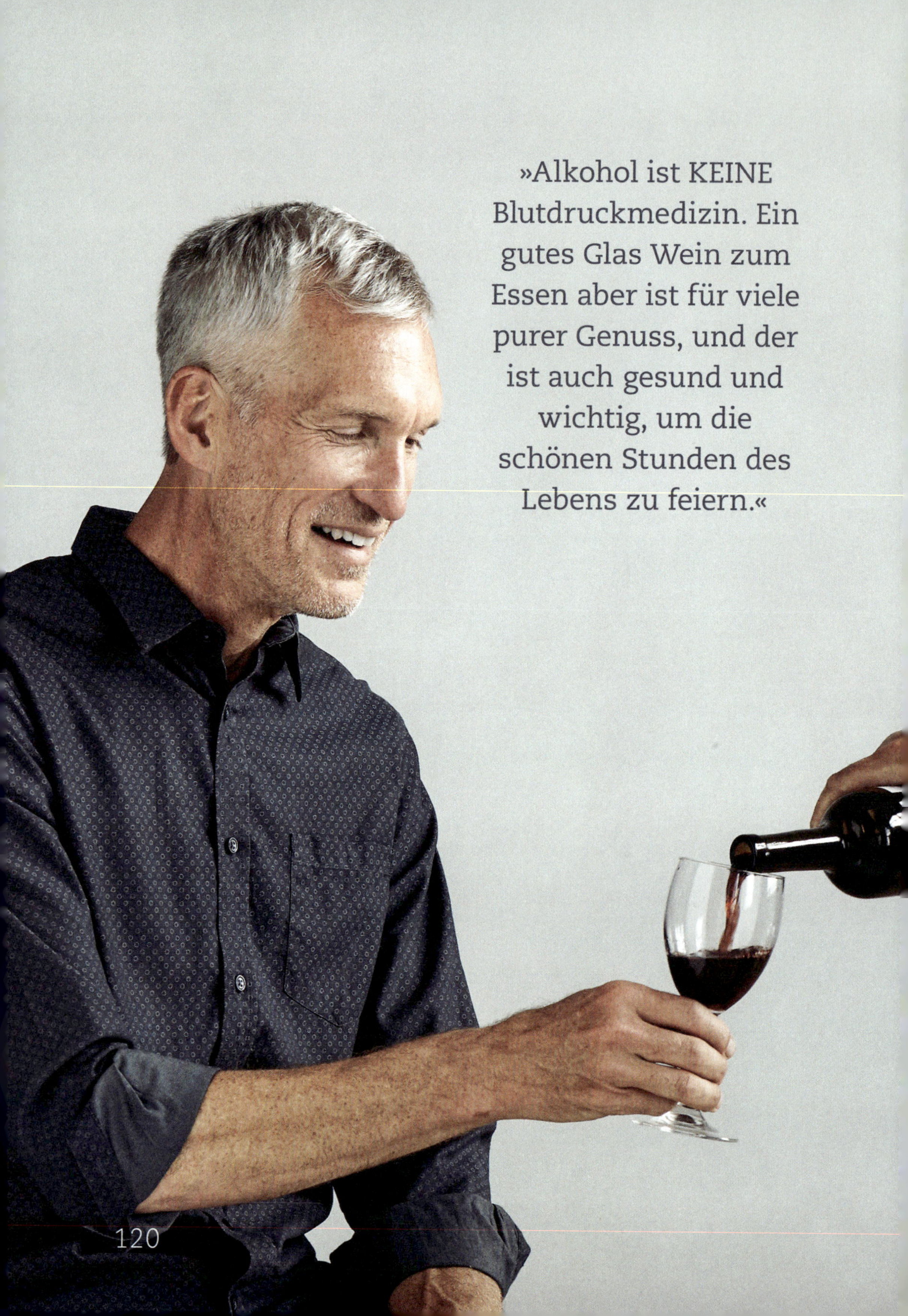

»Alkohol ist KEINE Blutdruckmedizin. Ein gutes Glas Wein zum Essen aber ist für viele purer Genuss, und der ist auch gesund und wichtig, um die schönen Stunden des Lebens zu feiern.«

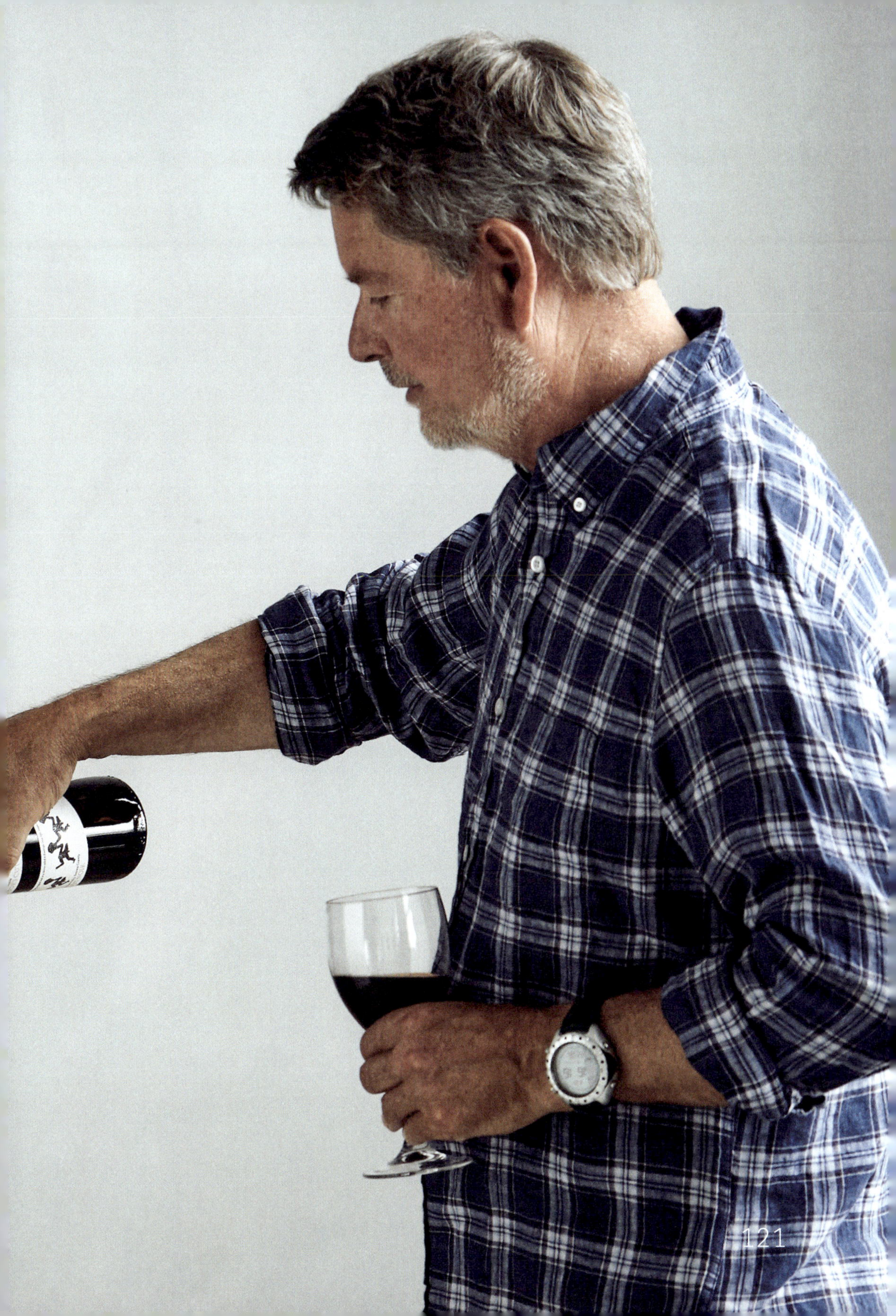

Salz: So sparen Sie daran, ohne es zu vermissen

Einerseits ist Salz ein großartiger Geschmacksverstärker im Essen – bei entsprechender Verwendung in der richtigen Menge. Eine Suppe ohne Salz schmeckt fade, nicht wahr? Andererseits bindet Salz Flüssigkeit im Körper, und intuitiv denken wir, dass das den Blutdruck erhöhen müsste. Doch so einfach ist es nicht. Die meisten Menschen mit normalem Blutdruck vertragen problemlos die Mengen, die wir durchschnittlich zu uns nehmen, d.h. sechs bis zwölf Gramm täglich. Isst man mehr davon, als der Körper verwerten kann, kümmern sich die Nieren um den Überschuss, welchen man schließlich über den Urin wieder abgibt.

Etwa jede/r Dritte ist hier jedoch empfindlicher und erlebt eine Blutdrucksteigerung, wenn zu viel Salz konsumiert wird. Diese Salzempfindlichkeit ist teilweise genetisch bedingt. Leider lässt sich nicht feststellen, ob man selbst empfindlich auf Salz reagiert, ohne dies genauer ausgetestet zu haben. Deshalb empfehlen die Gesundheitsbehörden und viele Experten grundsätzlich, dass wir alle darauf achten sollten, den Salzkonsum zu reduzieren. Die Forschung weist außerdem darauf hin, dass überreichlich Salz nützlichen Bakterien im Darmsystem schaden und auf diesem Wege den Blutdruck ansteigen lassen kann.

Die Cochrane Library ist eine seriöse Institution, die große Sammelanalysen von zugänglichen Forschungsergebnissen erstellt. Ihre Schlussfolgerung ist, dass durch eine Verminderung der Salzaufnahme auf 3,8 Gramm täglich im Durchschnitt eine beachtliche Blutdrucksenkung von 5,5/2,9 mmHg (systolisch/diastolisch) zu erreichen ist, wenn der Blutdruck vor der Umstellung erhöht ist. Das wäre für viele eine ziemlich deutliche Reduktion. Die Blutdrucksenkung ist dagegen äußerst bescheiden, wenn man zuvor einen normalen Blutdruck aufweist. Klinische Tests, bei denen die Teilnehmer mit erhöhtem

Blutdruck aßen, wie wir es in diesem Buch vorschlagen, belegen, dass ein verringerter Salzkonsum die blutdrucksenkende Wirkung verstärken kann. Dabei geht es – dies sei an dieser Stelle nochmals erwähnt – um den Durchschnitt. Bei manchen wirkt Salz stärker, für andere spielt es kaum eine Rolle.

Unsere Empfehlung an Sie lautet also: Wenn Ihr Blutdruck erhöht ist, besteht eine höhere Wahrscheinlichkeit dafür, dass Sie empfindlich auf Salz reagieren. Deshalb ist es eine gute Idee, weniger Salz zu sich zu nehmen, zumindest eine Zeit lang, um zu sehen, ob Ihr Blutdruck dadurch sinkt. Dann wissen Sie, ob es der Mühe wert ist.

Zu wenig Salz zu essen können wir allerdings auch nicht empfehlen. Einige Studien zeigen, dass ein sehr niedriger Salzkonsum das Sterberisiko erhöht, insbesondere im Alter. Er lässt den Körper Hormone, welche die Salzausscheidung hemmen (Renin und Aldosteron), sowie die Stresshormone Adrenalin und Noradrenalin bilden, was Herz und Kreislauf belastet. Zudem können der Cholesterinspiegel sowie der Fettgehalt des Blutes ansteigen. Der gute Kompromiss »weder zu viel noch zu wenig« gilt also auch für Salz.

So gehen Sie vor

Weniger Salz zu sich zu nehmen kann eine Herausforderung darstellen, wenn Sie es gewohnt sind, reichlich zu salzen. In kleinen Mengen ist Salz ein Geschmacksverstärker, in großer Dosis aber überdeckt es die Aromen. Wenn Ihre Geschmacksknospen gewohnheitsmäßig reichlich Salz erwarten, kann salzarmes blutdrucksenkendes Essen durchaus etwas langweilig schmecken. Doch zum Glück empfinden wir das nur übergangsweise so. Schon nach wenigen Tagen mit salzarmer Ernährung werden die Geschmacksknospen sensibler, sodass Sie auch wieder all die anderen Nuancen im Essen genießen können. Innerhalb von drei Monaten programmieren Sie Ihren Salzhunger um und bringen Ihrer Zunge bei, eine minimal gesalzene Mahlzeit maximal zu genießen – obwohl oder gerade weil Sie mit einer wesentlich geringeren Menge Salz auskommen, als es die meisten von uns gewohnt sind.

70 Prozent des Salzes in unserer typischen Kost stammt aus Brot und verarbeiteten Lebensmitteln wie Aufschnitt, Frühstücksprodukten, Fertiggerichten und Fast Food. Es handelt sich also um verstecktes Salz, das die Lebensmittelproduzenten zur geschmacklichen Optimierung ihres Produkts hinzugefügt haben. Das Salzproblem lösen Sie deshalb also nicht nur, indem Sie Ihren Salzstreuer verbannen. Es gilt auch, beim Einkauf Zutatenlisten zu lesen und die salzarmen Varianten zu wählen.

Allein indem Sie mit natürlichen Rohwaren selbst kochen und sich an den Prinzipien und Rezepten in unserem Programm orientieren, erreichen Sie Ihr Ziel, weniger Salz zu konsumieren. Wenn Sie Ihre Mahlzeiten zubereiten, empfehlen wir, erst zuallerletzt zu salzen, sodass sich die Geschmacksnuancen der übrigen Zutaten und Gewürze zuvor entfalten können. Halten Sie sich an diese Methode, werden Sie am Ende oft weniger Salz als sonst verwenden und einen deutlich nuancierteren Geschmack erzielen.

Die Prinzipien, die unserem Programm zugrunde liegen, wirken sich noch einmal extra positiv auf die Salzbalance aus, weil Gemüse und Früchte viel von dem Mineralstoff Kalium enthalten, der einen günstigen Effekt auf den Blutdruck hat. Kalium ist mit Natrium, wie es in Salz zu finden ist, verwandt, senkt jedoch den Blutdruck und schützt u. a. vor Schlaganfall.

Strategie für einen geringeren Salzkonsum

- **Normaler Blutdruck** ohne besondere Tendenz zu Blutdruckerhöhung in der Familie: Essen Sie so viel Salz, wie Sie mögen, aber achten Sie darauf, nicht in der »Salzfalle« zu landen, wo die Geschmacksknospen immer mehr Salz brauchen, bis das Essen nach etwas schmeckt.
- **Normaler Blutdruck**, aber Tendenz zu erhöhtem Blutdruck in der Familie: Essen Sie salzbewusst, und verzichten Sie grundsätzlich darauf, Ihr Essen nachzusalzen. Haben Sie ein großes Bedürfnis nach Salz, wählen Sie ein Produkt, in dem Natrium durch Kalium und Magnesium ersetzt wurde.
- **Erhöhter Blutdruck:** Reduzieren Sie aktiv Ihren Salzverbrauch. Das gilt sowohl für verstecktes Salz in Fertigprodukten als auch für das Salz, das Sie beim Kochen verwenden und über Ihre Gerichte streuen. Auf den nächsten Seiten können Sie lesen, wie Sie hierbei vorgehen.

Drei Salze, die Ihr Körper benötigt

Vor allem unser Tafelsalz, auch Natriumchlorid genannt, kann unseren Blutdruck belasten. Andere Salze dagegen wirken darauf hin, den Blutdruck niedrig zu halten. Hier sind besonders diese drei von Bedeutung:

Kalium

Kalium ist u.a. in Obst, Gemüse und Hülsenfrüchten enthalten und wichtig für den Blutdruck. Ein Mangel an diesem Mineralstoff steigert das Risiko für eine Blutdruckerhöhung. Umfassende Analysen kommen zu dem Schluss, dass der Blutdruck schnell sinkt, wenn man mehr Kalium zu sich nimmt, das Gleiche gilt für die Gefahr eines Schlaganfalls. Fällt es Ihnen sehr schwer, Ihren Salzkonsum zu reduzieren, wechseln Sie zu einem Produkt, in dem ein Teil des Natriumchlorids durch Kaliumchlorid und evtl. Magnesium ausgetauscht wurde.

Calcium

Calcium, vielleicht besser bekannt als Kalk, reguliert, wie stark sich die Blutgefäße zusammenziehen, und steuert hierdurch auch den Blutdruck. Calcium in unserer Nahrung trägt dazu bei, einer Blutdruckerhöhung vorzubeugen. Die besten Quellen sind Milch und Milchprodukte. Halten Sie sich grundsätzlich an die fettarmen Varianten. Hülsenfrüchte wie Erbsen und Bohnen, Vollkornprodukte und grünes Blattgemüse liefern ebenfalls Calcium.

Wir raten nicht zu Nahrungsergänzungsmitteln mit Calcium für den Blutdruck, da die Forschung zu belegen scheint, dass Calcium in Tablettenform das Risiko einer Herzkrankheit leicht erhöhen kann.

Magnesium

Ein Mangel an Magnesium steht möglicherweise im Zusammenhang mit erhöhtem Blutdruck. Wenn Sie viel Sport treiben, verlieren Sie durch das Schwitzen einiges an Magnesium. Sorgen Sie in dem Fall dafür, es durch Ihre Ernährung wieder zuzuführen. Besonders Vollkornprodukte sind eine gute Quelle, außerdem Mandeln, Haferflocken, Hülsenfrüchte, Kakao und dunkle Schokolade.

Wir raten mit Blick auf den Blutdruck nicht zu Nahrungsergänzungsmitteln mit Magnesium, doch es kann andere gute Gründe geben, ein solches zu nehmen, u.a. Muskelkrämpfe und Schlafprobleme.

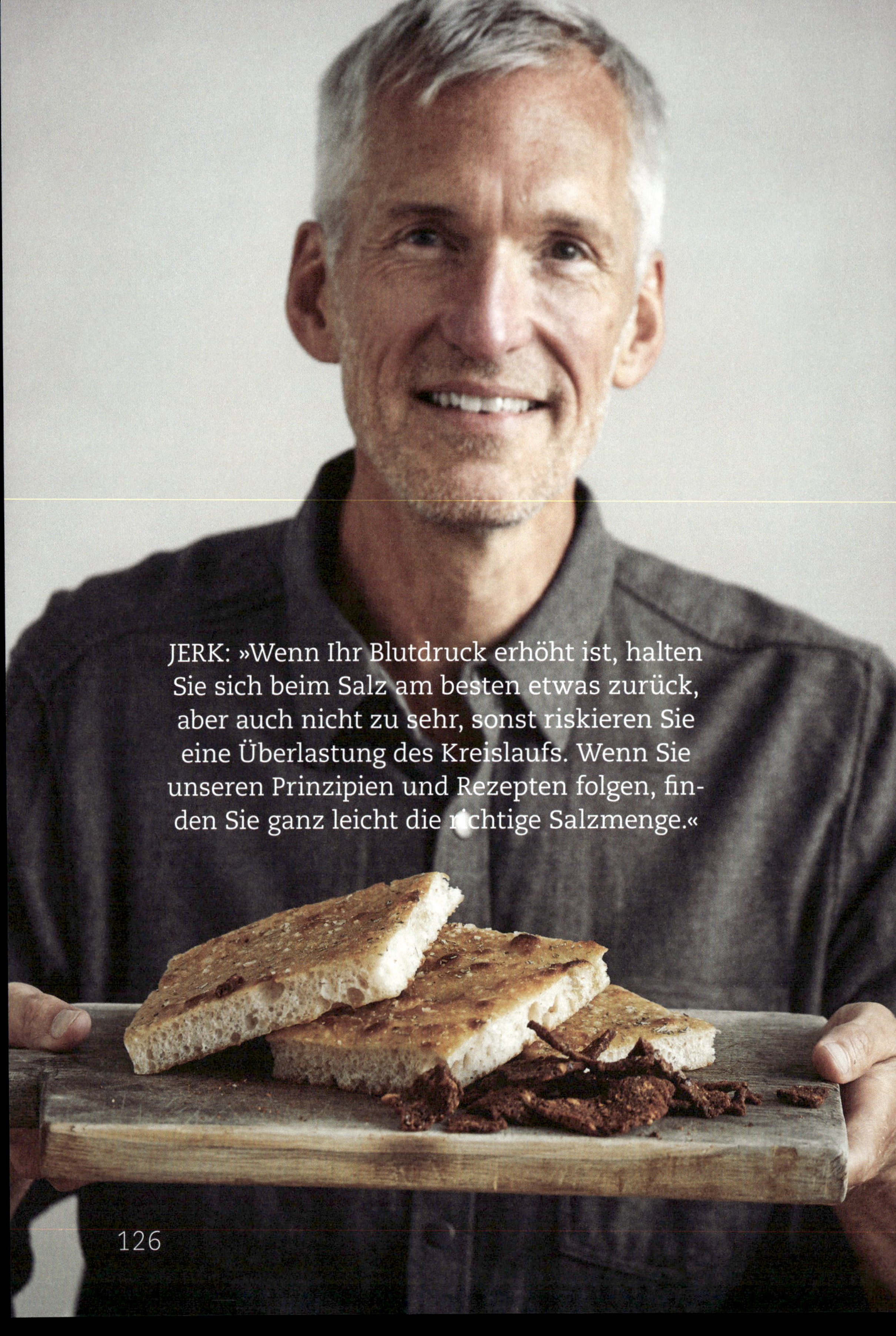

JERK: »Wenn Ihr Blutdruck erhöht ist, halten Sie sich beim Salz am besten etwas zurück, aber auch nicht zu sehr, sonst riskieren Sie eine Überlastung des Kreislaufs. Wenn Sie unseren Prinzipien und Rezepten folgen, finden Sie ganz leicht die richtige Salzmenge.«

Sortieren Sie verstecktes Salz aus

Wählen Sie salzarme Varianten Aufschnitt, Schinken, Wurst usw. können reichlich Salz enthalten. Kaufen Sie lieber Fleisch- und Fischprodukte, die weder geräuchert noch gepökelt wurden. Oder essen Sie doch einfach die Reste von selbst zubereitetem Fleisch oder Fisch vom Vortag als Brotauflage.

Prüfen Sie Ihr Brot Brot kann große Mengen an Salz enthalten. Prüfen Sie den Salzgehalt der Brotsorten, die Sie gewöhnlich kaufen. Bei Focaccia z. B. liegt das Salz sichtbar an der Oberfläche, aber gewöhnlich versteckt es sich im Brot. Wenn Sie es einrichten können, Ihr eigenes Brot zu backen, sparen Sie nicht nur einiges an Geld, sondern – bei entsprechend reduziertem Einsatz – auch viel Salz ein. Rezepte finden Sie u. a. auf Seite 236. Oder fragen Sie beim Bäcker nach, wie viel Salz in Ihrem Lieblingsbrot enthalten ist.

Prüfen Sie Ihr Frühstück Die wenigsten denken bei verstecktem Salz an ihre Frühstücksprodukte, aber manche Sorten, teils auch die mit reichlich Ballaststoffen, liefern verhältnismäßig große Mengen an Salz. Achten Sie besonders auf den Gehalt in Cornflakes und ähnlichen Varianten.

Prüfen Sie Ihren Käse Käse ist oft eine Salzbombe. Wenn Sie in einem Gericht Käse verwenden, z. B. für einen Salat, brauchen Sie vielleicht gar nicht zusätzlich zu salzen. Salz versteckt sich vor allem in Feta, Blauschimmelkäse, Camembert, Halloumi, Parmesan (den man allerdings gewöhnlich nur sparsam dosiert verwendet) u. Ä. Der Salzgehalt von Mozzarella, Hütten- und Frischkäse ist etwas niedriger.

Vermeiden Sie die Pizzafalle Fast Food enthält fast immer reichlich Salz, nicht zuletzt Pizza. Eine einzige Pizza kann uns mit Salz für mehrere Tage versorgen. Da ist es nicht weiter verwunderlich, wenn wir durch den Genuss eines solchen Produkts starken Durst bekommen! Das Salz versteckt sich hauptsächlich im Käse. Wenn Sie also ausnahmsweise Pizza essen wollen, bitten Sie darum, dass man für Sie nur die halbe Menge Käse darüberstreut und kein extra Salz zum Abschluss.

Entsalzen Sie Suppen und Saucen Fertigsuppen, -saucen und -dressings enthalten oft reichlich Salz. Wählen Sie u. a. salzreduzierte Sojasauce, die etwa 40 Prozent weniger Salz enthält – Sie werden den Unterschied kaum schmecken. Unterziehen Sie auch die Brühe, die Sie evtl. beim Kochen verwenden, einer kritischen Prüfung. Oft besteht Fertigbrühe (ob als Pulver oder in Würfelform) nämlich zu mehr als 50 Prozent aus Salz. Wählen Sie auch hier lieber eine salzreduzierte Variante. Wenn Sie Zeit haben, können Sie selbst eine fantastische Brühe zubereiten, z. B., indem Sie ein Huhn mit reichlich Kräutern und Gewürzen kochen. Mehr über weitere gute Geschmacksgeber erfahren Sie auf den nächsten Seiten.

Anstelle von Salz: Prassen Sie mit Gewürzen & Kräutern

Sie brauchen sich nicht von Wohlgeschmack zu verabschieden, wenn Sie sich beim Salz beschränken. Sie schaffen ihn einfach auf andere Art und Weise, nämlich mit wunderbar natürlich würzenden Zutaten. Sie sparen so nicht nur Salz ein: Menschen, die ein oder zwei ordentlich gewürzte Mahlzeiten in der Woche genießen, haben laut Bevölkerungsstudien im Vergleich zu anderen, die nur selten stark Würziges essen, ein um zehn Prozent verringertes Risiko, an Herzkrankheiten zu sterben. Gewürze und Kräuter sind nämlich reich an äußerst wirksamen anti-entzündlichen Stoffen.

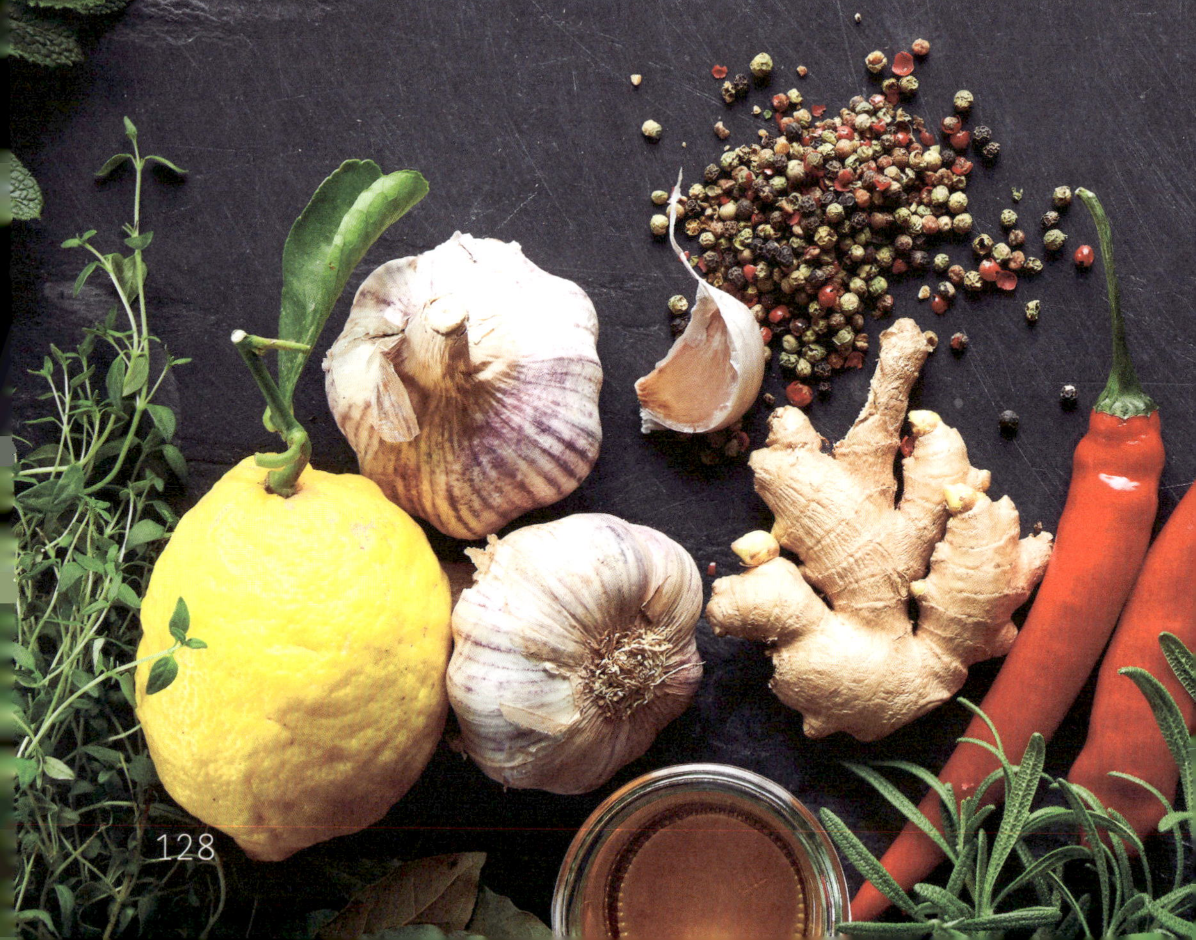

Kräuter
Seien Sie großzügig mit Petersilie, Dill, Minze, Kresse, Rosmarin, Thymian, Schnittlauch, Koriander und anderen köstlichen grünen Geschmacksgebern.

Trockene Gewürze
Ingwer, Kurkuma, Chili, Cayennepfeffer, Zimt, schwarzer Pfeffer und ähnliche tolle Geschmackslieferanten können sich direkt oder indirekt positiv auf Blutdruck- und Herzgesundheit auswirken.

Essig
Essig ist ein genialer Geschmacksgeber, der Fülle und Tiefe verleiht. Halten Sie mehrere Sorten bereit, zumindest aber Balsamico- und Weißweinessig. Ebenso gut ist Apfelessig.

Verwenden Sie außerdem:
Knoblauch und Zwiebeln, Zitronen- und Limettensaft, geriebene Zitronen-, Orangen- und Limettenschale, Senf, etwas Wein zum Kochen, frischen Ingwer und Meerrettich.

Weshalb es klug ist, an Lakritze zu sparen …

200 Gramm Lakritze täglich können den Blutdruck bei manchen Menschen ganz beträchtlich erhöhen, weil Lakritze Glycyrrhizinsäure enthält, welche Salz und Wasser im Körper bindet, und das lässt den Blutdruck ansteigen. Glycyrrhizinsäure ahmt die Wirkung des Hormons Aldosteron nach, das in unseren Nebennieren produziert wird.

Manche Menschen sind besonders empfindlich, sodass bei ihnen schon 50 Gramm Lakritze am Tag den Blutdruck deutlich erhöhen kann. Sind Ihre Werte erhöht und Sie essen häufig Lakritze, empfehlen wir, eine Weile darauf zu verzichten, um zu sehen, ob der Blutdruck dadurch wieder sinkt.

JENS: »Ich konnte bei einigen Patienten beobachten, dass sich der Blutdruck gänzlich normalisierte, als sie auf meinen Rat ihren Lakritzkonsum deutlich reduzierten.«

... und am Zucker

Neue Studien weisen darauf hin, dass Zucker für den Blutdruck ebenso schädlich sein kann wie Salz. Mit Zucker meinen wir in diesem Zusammenhang schnell verstoffwechselte Kohlenhydrate, die vom Magen rasch in die Blutbahn gelangen und den Blutzucker destabilisieren, sodass sein Wert ständig schwankt.

Ein niedriger Blutzuckerspiegel macht Sie nervös, müde und zuckerhungrig, was auf längere Sicht das Gewicht und damit den Blutdruck erhöhen kann. Bei hohem Blutzucker gelangt viel Insulin ins Blut, wodurch der Blutdruck direkt ansteigt und Fett eingelagert wird. Ein nicht ausbalancierter Blutzucker schafft also immer eine ungünstige Situation für den Blutdruck.

Mit unserem Programm lenken wir Sie sicher an blutdruckschädlichen Zuckerquellen vorbei. Frühstücksprodukte wie fertige Müslimischungen und süße Flocken enthalten häufig reichlich reinen Zucker oder wurden vielleicht auch mit viel Honig und Fett geröstet. Nudeln und Reis in »weißer Qualität« sind ebenfalls ungünstig für den Blutzucker – und das gilt natürlich auch für Limonade, Süßigkeiten, Kekse und Kuchen. Viele verarbeitete Lebensmittel, Fertigessen und Junkfood – auch solches, das man nicht unmittelbar im Verdacht hat – können einiges an Zucker enthalten.

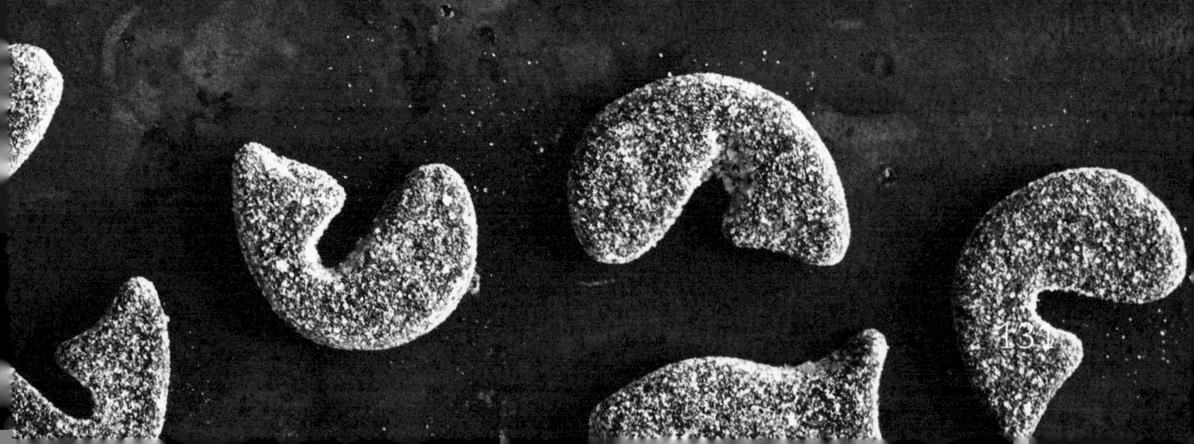

KAPITEL 8

14 fantastische Tage

Ernährungsplan und Rezepte

Endlich! Jetzt geht es ans Essen. Es erwarten Sie richtig gute Gerichte in Form von 75 Rezepten, die all die blutdrucksenkenden Prinzipien vereinen, von denen Sie bis hierhin gelesen haben. Wenn Sie dem Ernährungsplan 14 Tage lang folgen, kommen Sie bzw. Ihr Körper in den Genuss aller positiven Auswirkungen, und Sie sind bestens vorbereitet, danach nach eigenem Gusto und Plan weiterzumachen.

– – – – – – –

Ernährungsplan für 14 Tage

Sie können im Rahmen unseres Ernährungsplans ganze Tage einfach tauschen. Die Mahlzeiten der einzelnen Tage sind jedoch so kombiniert, dass Sie in etwa die richtigen Mengen aus allen sieben Lebensmittelgruppen und außerdem angemessen viel Energie beinhalten, wenn Ihr Bedarf bei ungefähr 2000 Kilokalorien täglich liegt.
Ist Ihr individueller Bedarf höher oder niedriger als veranschlagt, beachten Sie bitte unsere Hinweise hierzu auf Seite 254. Weitere Anpassungstipps finden Sie auf den Seiten 140 bis 143.

Tag 1

Frühstück
Shot (Seite 148–149)
Gerstenbrei mit Beerensymphonie (Seite 154)

Zwischenmahlzeit
1 dünne Scheibe Roggenvollkornbrot (30 g) mit ½ Avocado, etwas Zitronensaft und Pfeffer

Mittagessen
Sandwich mit Rucola, Frischkäse und Lachs (Seite 188)

Zwischenmahlzeit
Rohkoststicks (100 g) mit Erdnussmus (1 EL) oder Hummus (1 EL) und einer Scheibe Vollkornknäckebrot

Abendessen
Curryhähnchen mit gebackenem Blumenkohl (Seite 204)

Tag 2

Frühstück
Shot (Seite 148–149)
Vollkornpfannkuchen mit Beeren und Vanillecreme (Seite 166)

Zwischenmahlzeit
1 Scheibe Vollkornbrot mit 50 g Hüttenkäse

Mittagessen
Quiche mit Spinat, Chinakohl und Pinienkernen (Seite 172)

Zwischenmahlzeit
100 g Joghurt mit 5 EL Müsli (Seite 238) und einer kleinen Birne

Abendessen
Rote-Bete-Suppe (Seite 226)

Tag 3

Frühstück
Shot (Seite 148–149)
Rührei mit Pilzen, gebratenen Tomaten, Rucola und getoastetem Brot (Seite 164)

Zwischenmahlzeit
2 Scheiben Vollkornknäckebrot mit 100 g Hüttenkäse (fettarm) und etwas Schnittlauch, dazu einen Apfel

Mittagessen
Garnelensalat mit Artischocken und Parmesan (Seite 182)

Zwischenmahlzeit
10 Erdbeeren (oder 150 g andere Beeren) und 100 g Joghurt (fettarm) oder Kefir, mit Vanillepulver verrührt

Abendessen
Vollkornpasta mit gegrilltem Gemüse (Seite 200)

Tag 4

Frühstück
Shot (Seite 148–149)
Vitaminbowl mit Vanillecreme (Seite 162)

Zwischenmahlzeit
½ Vollkornpitabrot mit 1 EL Hummus und etwas Rohkost, z. B. Spitzkohl und Paprika

Mittagessen
Belegte Brote: je 1 Scheibe Roggenbrot mit Avocado und Zitronensaft, mit 50 g Hüttenkäse, mit ½ Portion Käse

Zwischenmahlzeit
½ Vollkornpitabrot mit 50 g Thunfisch (in Wasser eingelegt), etwas Salz, Pfeffer und gehackter Petersilie

Abendessen
Spicy Stroganoff (Seite 208)

Tag 5

Frühstück
Shot (Seite 148–149)
Spinatwaffeln mit Frischkäse und Räucherlachs (Seite 160)

Zwischenmahlzeit
1 Scheibe Vollkornknäckebrot mit 1 EL Erdnussmuss und ½ Apfel in Scheiben

Mittagessen
Gerstensalat mit Bohnen, Rosenkohl und Ei (Seite 186)

Zwischenmahlzeit
150 ml Joghurt (fettarm) oder Kefir mit 100 g Blaubeeren (oder anderen Beeren) und 20 g Mandeln oder Nüssen nach Wahl

Abendessen
Vollkornspaghetti mit Thunfisch (Seite 218)

Tag 6

Frühstück
Shot (Seite 148–149)
Chiapudding mit Himbeeren (Seite 156)

Zwischenmahlzeit
Gemüse-Sandwich aus 1 Scheibe Roggenvollkornbrot, in zwei Dreiecke geteilt, belegt mit ½ Handvoll Rucola, 1 Minigurke (längs in dünne Scheiben geschnitten) und 2–3 Scheiben Avocado

Mittagessen
Rote-Bete-Falafel mit Staudensellerie-Tsatsiki im Pitabrot (Seite 174)

Zwischenmahlzeit
2 Scheiben Vollkornknäckebrot, belegt mit Scheiben von 1 Banane

Abendessen
Zitronige Hähnchenschenkel mit Kartoffelsalat (Seite 214)

Tag 7

Frühstück
Shot (Seite 148–149)
Quinoabrei mit Blaubeeren (Seite 150)

Zwischenmahlzeit
½ Apfel in Scheiben und 1 Karotte mit 1 EL Erdnussmus zum Dippen

Mittagessen
Vollkornwrap mit Huhn und Gemüse (Seite 192)

Zwischenmahlzeit
2 Scheibe Vollkornknäckebrot: eine mit einer hauchdünnen Scheibe dunkler Schokolade oder dünn mit dunkler Schokoladencreme bestrichen, eine mit zerdrückten Himbeeren (75 g)

Abendessen
Süß-salziger Lachs mit Rote-Bete-Apfel-Salat (Seite 220)

Tag 8

Frühstück
Shot (Seite 148–149)
Joghurt oder Kefir mit Obst, Müsli und Nüssen (Seite 158)

Zwischenmahlzeit
1 Scheibe Vollkornknäckebrot mit entweder 1 EL Erdnussmuss und ½ Apfel in Scheiben oder 1 EL Hummus und Gurkenscheiben

Mittagessen
2 Scheiben Roggenbrot, belegt mit jeweils 100 g Hüttenkäse und Scheiben von 2 mittelgroßen Kartoffeln, bestreut mit gehackten Frühlingszwiebeln, Pfeffer und evtl. Salz

Zwischenmahlzeit
60 g gekochte Vollkornnudeln, vermischt mit 50 g Gemüse nach Wahl, in kleine Stückchen geschnitten, und 1 EL Kräuter- oder Rucolapesto *(Seiten 246–247)* oder auch nur Olivenöl mit etwas Salz und Pfeffer

Abendessen
Fischrouladen mit Kräuterlauch (Seite 206)

Tag 9

Frühstück
Shot (Seite 148–149)
Roggenbrei mit Birnenkompott (Seite 154)

Zwischenmahlzeit
2 Scheiben Knäckebrot (oder 1 dünne Scheibe Roggenbrot) mit 30 g Frischkäse, ⅓ Gurke und 5 Radieschen

Mittagessen
Taboulé mit Aprikosen und gelber Paprika (Seite 194)

Zwischenmahlzeit
175 ml Kefir oder Joghurt (fettarm) mit 150 g Beeren (oder 100 g Obst nach Wahl)

Abendessen
Chili con Carne mit Guacamole und Tortillachips (Seite 212)

Keine Zeit zum Kochen? Alternativen auf Seite 142!

Tag 10

Frühstück
Shot (Seite 148–149)
Granatapfel-Overnight Oats (Seite 152)

Zwischenmahlzeit
2 Scheiben Vollkornknäckebrot mit 150 g Hüttenkäse, gewürzt mit Pfeffer, etwas Salz und frischen Kräutern wie Dill und Petersilie oder Frühlingszwiebeln

Mittagessen
Linsensalat mit Grünkohl und Walnüssen (Seite 178)

Zwischenmahlzeit
1 Scheibe getoastetes Roggenbrot mit Frisch- oder Ziegenkäse (25 g) und etwas Rohkost

Abendessen
50:50-Frikadellen mit feurigem Spitzkohl (Seite 224)

Tag 11

Frühstück
Shot (Seite 148–149)
Lila Kefirschale (Seite 156)

Zwischenmahlzeit
1 Scheibe getoastetes Roggenbrot mit ½ Avocado, zerdrückt mit Zitronensaft, Pfeffer und etwas Salz

Mittagessen
Wassermelonensalat mit Rucola, Fenchel, Quinoa und Frischkäse (Seite 180)

Zwischenmahlzeit
1 Portion Edamame mit Zitronensaft (Seite 230)

Abendessen
Lammkotelett mit roten Bohnen und Minze (Seite 202)

Tag 12

Frühstück
Shot (Seite 148–149)
Joghurt oder Kefir mit Obst und Nüssen (Seite 158)

Zwischenmahlzeit
1 Scheibe getoastetes Roggenbrot mit 1 TL Pesto und Tomatenscheiben

Mittagessen
Veggie-Burger mit Salat aus Wurzelgemüse (Seite 176)

Zwischenmahlzeit
1 Scheibe Wassermelone und 1 Scheibe Roggenbrot mit kalten Kartoffelscheiben und Frühlingszwiebeln (oder Wassermelonensalat vom Vortag)

Abendessen
Omelett mit Serranoschinken (Seite 210)

Tag 13

Frühstück
Shot (Seite 148–149)
Haferbrei mit Apfel (Seite 150)

Zwischenmahlzeit
150 g Beeren und 10 g Nüsse nach Wahl

Mittagessen
Belegtes Roggenbrot: 1 Scheibe mit Hering oder Makrele, 1 Scheibe mit ½ Avocado und 1 Scheibe mit 100 g Hüttenkäse (fettarm) und 1 mittelgroßen Tomate in Scheiben

Zwischenmahlzeit
7 Cherrytomaten, 1 Karotte und 2 EL Hummus (Seite 249)

Abendessen
Erbsensuppe mit gebackenem Heilbutt und Brotcroûtons (Seite 216)

Tag 14

Frühstück
Shot (Seite 148–149)
Joghurt oder Kefir mit Obst, Müsli und Nüssen (Seite 158)

Zwischenmahlzeit
2 Scheiben Vollkornknäckebrot mit 1 Apfel (oder anderem Obst)

Mittagessen
Rübensalat mit Quinoa und Ziegenkäse (Seite 184), dazu 60 g Vollkornbrot

Zwischenmahlzeit
Rohkost zum Snacken, z.B. 100 g Blumenkohl und 1 Karotte in Stiften, dazu 1 EL Hummus (Seite 249) oder Edamame (Seite 230)

Abendessen
Miesmuscheln mit Tomate, Chili und Weißwein (Seite 222)

Keine Zeit zum Kochen? Alternativen auf Seite 142!

Wenn Sie Ihren Kaffee oder Tee mit Milch trinken

Milch in Heißgetränken geht grundsätzlich in Ihre Tagesbilanz ein. Wenn Sie allerdings mit Ihrem Kaffee oder Tee im Lauf eines Tages nur insgesamt 50 Milliliter Milch oder weniger trinken, lassen Sie das ruhig unter den Tisch fallen – so genau müssen Sie es dann auch nicht nehmen.

Wenn auf diese Weise jedoch eine größere Menge Milch zusammenkommt, verrechnen Sie diese mit Ihren Milch- und Käseportionen für den Tag.

So können Sie z. B. Milch für den Kaffee zusammensparen:

- Verwenden Sie Wasser anstelle von Milch, wenn Sie einen Brei kochen.
- Verringern Sie die Portion etwas, wenn Sie zum Frühstück Sauermilchprodukte essen.
- Anstelle der Zwischenmahlzeiten, wo unser Plan Milchprodukte wie Joghurt oder Käse vorsieht, wählen Sie einen Snack ohne oder mit weniger davon.
- Sie können auch ein oder zwei mit Milch angereicherte Heißgetränke durch eine Tasse leckeren Tee aus Ingwer, Minze und Zitrone oder ein anderes Getränk ersetzen, dass Sie auch sonst gerne ohne Milch trinken.

Wenn Sie keine Zwischenmahlzeiten zu sich nehmen wollen

Wenn Sie auch gut ohne auskommen, können Sie auf Zwischenmahlzeiten gerne verzichten. Sie können Ihr Mittagessen um den Vormittagssnack ergänzen und Ihr Abendessen um die für den Nachmittag eingeplante Zwischenmahlzeit.

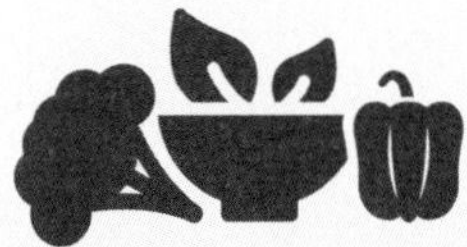

Wenn Sie Vegetarier sind

Sie brauchen keine Tiere zu essen, um unserer Ernährungsphilosophie zu folgen, die ohnehin nur auf wenig Fleisch setzt. Wir begrüßen es, wenn Sie sich vegetarisch ernähren wollen, sei es nun zu 100 Prozent oder abgesehen von Fisch, Meeresfrüchten, Milch und/oder Eiern auf Fleisch verzichten.

Eine ganze Reihe von Gerichten in diesem Buch kommt sowieso schon ohne tierische Produkte aus. In einigen anderen können Sie Fleisch und Fisch z. B. durch Veggie-Burger ersetzen. Eine weitere Alternative sind Hülsenfrüchte *(siehe hierzu Seite 79)*.

Informationen zu pflanzlichen Milchprodukten finden Sie auf Seite 83.

Wenn Sie keine Zeit zum Kochen haben oder unterwegs sind

Gibt es auch bei Ihnen zwischendurch Tage, an denen Sie keine Möglichkeit haben, selbst zu kochen, und davon abhängig sind, was Sie von zu Hause mitnehmen oder unterwegs (am Kiosk oder an der Tankstelle) kaufen können? Kein Grund zum Verzweifeln. Wir haben einen Notfallplan parat: mit den besten Tipps für Proviant aus der heimischen Küche und für Einkäufe, die fast überall möglich sein sollten. Insgesamt kommen Sie mit unseren Vorschlägen auf ungefähr 2000 Kilokalorien.

Frühstück

- 250 ml abgepackter Rote-Bete-Saft oder die gleiche Menge selbst gepresster Saft Alternativ: Kaufen Sie einen anderen Saft mit mindestens doppelt so viel Gemüse wie Obst (oder ausschließlich flüssigem Gemüse).
- 200 ml Joghurt oder ein anderes Sauermilchprodukt (fettarm)
- 150 g Beeren oder anderes Obst; Blaubeeren sind vielleicht am einfachsten zu transportieren.
- 20 g Mandeln oder Nüsse nach Wahl
- 5 EL Müsli

Zwischenmahlzeit

- 2–3 Scheiben Vollkornknäckebrot
- 1 Banane

Mittagessen

- Fertig zubereiteter Salat mit Gemüse und gegrilltem Hühnchen (bzw. Krabben oder Thunfisch – was Sie eben bekommen können. Ist der Salat mit Nudeln angereichert, können Sie auf das Brot dazu verzichten)
- 1 Scheibe Roggenvollkornbrot oder ein kleines Vollkornbrötchen (60 g)

Zwischenmahlzeit

- 1 große Karotte oder ½ Tüte Snack-Karotten
- 20 g Mandeln oder Nüsse nach Wahl
- 1 kleiner Milchkaffee (gerne mit Mager-/fettarmer Milch) oder Kaffee/Tee mit Milch Alternativ Trinkjoghurt/Buttermilch ohne Zuckerzusatz

Abendessen

- ½ Dose Thunfisch (in Wasser – oder Makrele/Sardinen in Tomatensauce – oder 1 hart gekochtes Ei)
- 1 kleine Avocado
- 100 g Cherrytomaten
- 1 Vollkornpitabrot oder Vollkornbrötchen
- 100 g Hüttenkäse oder ein kleiner Becher Joghurt o.Ä.
- Salz und Pfeffer, evtl. eine Scheibe Zitrone

Wenn Sie Gerichte tauschen wollen

Und dafür kann es viele Gründe geben: Sie mögen etwas nicht, sind allergisch oder haben etwas im Kühlschrank, das dringend verbraucht werden will. Tauschen Sie in den ersten 14 Tagen so wenig wie möglich, aber wenn Sie es doch tun, sind folgende Alternativen ungefähr gleichwertig, was die Anteile der Lebensmittelgruppen betrifft:

- Haferbrei, Quinoabrei, Roggenbrei, Chiapudding, Kefirschale und Gerstenbrei
- Joghurt mit Toppings, Varianten auf den Seiten 158 bis 159
- Spinatquiche und Garnelensalat mit Artischocken
- Rote-Bete-Falafel, Veggie-Burger mit Wurzelgemüse, Linsensalat mit grünen Bohnen, Wassermelonensalat und Rübensalat mit Quinoa
- Vollkornpasta mit gegrilltem Gemüse und Rote-Bete-Suppe
- Lammkoteletts, Curryhähnchen, Omelett, Zitronige Hähnchenschenkel, Erbsensuppe und Süß-salziger Lachs
- Fischrouladen, Spicy Stroganoff, Chili con Carne, Vollkornspaghetti mit Thunfisch, Miesmuscheln und 50:50-Frikadellen

Frühstück

Jedes Frühstück besteht aus:

----

1 Morgenshot (obligatorisch)
1 der übrigen Frühstücksgerichte
Kaffee, Tee oder Wasser

____

____

Ein Shot am Morgen für weite Blutgefäße

Wenn man jeden Tag möglichst viel Gemüse zu sich nehmen möchte, fängt man am besten schon frühmorgens damit an. Die wenigsten Menschen haben in den Morgenstunden Zeit und Lust, größere Mahlzeiten zuzubereiten. Deshalb ist es eine gute und einfache Lösung, eine mit magischem Saft gefüllte Flasche zu öffnen und die gesunden Gemüse, die dem Körper den besten blutdrucksenkenden Start in den Tag bereiten, einfach zu trinken. Das empfehlen wir Ihnen für jeden einzelnen Morgen!

Wir denken hier nicht an gewöhnlichen Orangensaft, sondern an wirkungsvolle Shots, die hauptsächlich aus Gemüse gepresst oder gemixt werden, zusammen mit Früchten, welche die Wirkung unterstützen. Auf den folgenden Seiten stellen wir drei Getränke vor, die Sie selbst zubereiten können, wenn Sie eine Saftpresse oder einen Standmixer besitzen. Jedes Rezept ergibt drei Portionen à 250 Milliliter. Füllen Sie die übrig bleibenden Portionen in eine Bügelflasche (oder eine leere Flasche mit Schraubverschluss) um, und bewahren Sie diese für die nächsten Tage im Kühlschrank auf.

Wenn Sie keine Möglichkeit haben, die Shots selbst zuzubereiten, legen Sie sich ein kleines Lager an fertig gekauftem purem Rote-Bete-Saft an. Viele Sportler schwören auf das pinke Getränk, weil es, wie inzwischen nachgewiesen, ihre Leistungsfähigkeit um zwei bis drei Prozent steigern kann: ein zulässiges Dopingmittel aus der Natur. Die Erklärung für diesen Effekt liegt im Nitrat – demselben Stoff, der den Blutdruck sinken lässt.

Experimentieren Sie mit Shots aus anderen Gemüsesorten, die Nitrat enthalten, und Früchten mit anti-entzündlichen Eigenschaften. Als Faustregel gilt dabei: Verwenden Sie doppelt so viel Gemüse wie Obst.

Rot und Grün:
Reichlich Nitrat verringert den Druck in den Blutgefäßen.

Gelb:
Ingwer, Kurkuma und Sanddorn – volle anti-entzündliche Kraft

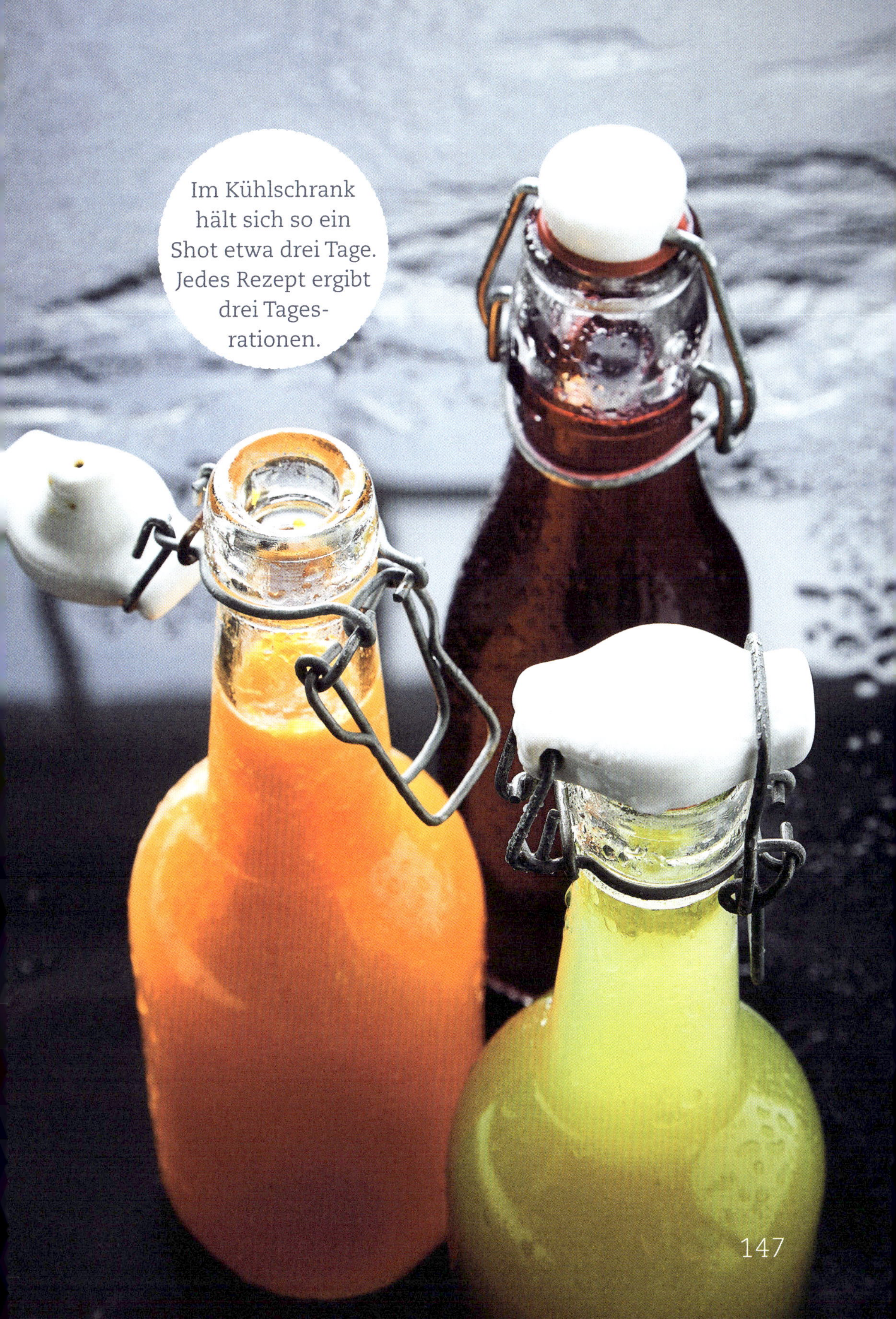
Im Kühlschrank
hält sich so ein
Shot etwa drei Tage.
Jedes Rezept ergibt
drei Tages-
rationen.

Rotes Dynamit

- 600 g Rote Bete
- 20 g frischer Ingwer
- ½–1 Bio-Zitrone
- 200 g Apfel

Rote Bete und Ingwer gründlich putzen oder schälen und beides in kleinere Stücke schneiden. Zitrone und Apfel in Viertel teilen, das Kerngehäuse entfernen. Dann alles in einer Saftpresse verarbeiten.

Tipp: Bewahren Sie den Rote-Bete-Trester für Falafel *(Seite 174)* und Brötchen *(Seite 236)* auf.

Tipp: Sie können den Geschmack variieren, indem Sie gefrorene rote oder schwarze Johannisbeeren oder Preiselbeeren hinzufügen.

DASHBOARD
(1 Portion)

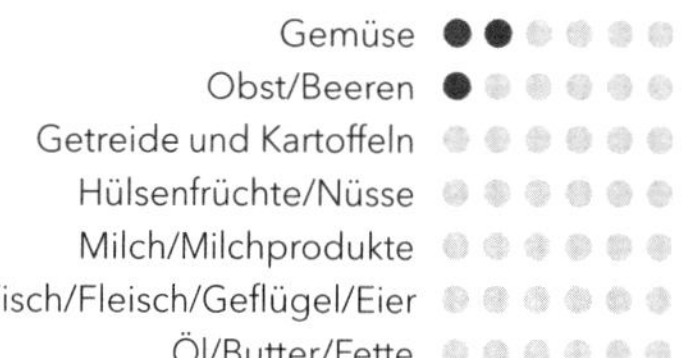

Gelber Inflammationsfighter

- evtl. 100 g Sanddorn
- etwas frische Kurkumawurzel (oder 1 gute Prise Kurkumapulver)
- 50–80 g frischer Ingwer
- 450 g Karotten
- 150 g Staudensellerie
- 2 Äpfel
- 1 Bio-Orange
- schwarzer Pfeffer, frisch gemahlen

Tiefgefrorene Sanddornbeeren etwas antauen lassen. Kurkuma, Ingwer und Karotten schälen. Alles in kleinere Stücke teilen und das Kerngehäuse der Äpfel entfernen. Im Entsafter verarbeiten.

Tipp: Da Kurkurma kräftig färbt, verwenden Sie am besten Einmalhandschuhe.

Tipp: Sanddorn kann im September an Küstenböschungen gepflückt werden, ansonsten finden Sie die Beeren in gut sortierten Supermärkten.

DASHBOARD

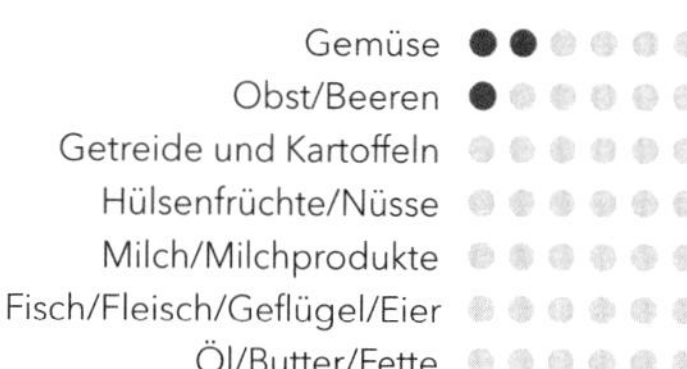

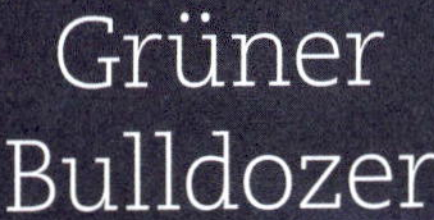

Grüner Bulldozer

- 1 Zitrone
- 20 g frischer Ingwer
- 2 Äpfel
- 3 Stangen Staudensellerie
- 50 g Brokkoliröschen
- ½ Gurke
- 300 g frischer Spinat

Zitrone auspressen, Ingwer schälen und reiben. Äpfel, Staudensellerie, Brokkoli und Gurke in kleinere Stücke schneiden. Das Kerngehäuse der Äpfel entfernen. Alles in einen Blender füllen und zu einem sämigen grünen Smoothie mixen.

DASHBOARD

Gemüse	●●○○○○
Obst/Beeren	●○○○○○
Getreide und Kartoffeln	○○○○○○
Hülsenfrüchte/Nüsse	○○○○○○
Milch/Milchprodukte	○○○○○○
Fisch/Fleisch/Geflügel/Eier	○○○○○○
Öl/Butter/Fette	○○○○○○

Jedes dieser Rezepte ergibt etwa 750 Milliliter, also drei Tagesrationen à 250 Milliliter.

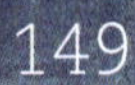

Haferbrei mit Apfel

Brei
- 60 g Haferflocken, Großblatt
- 150–200 ml Magermilch
- 1 Apfel

Topping
- 20 g frischer Ingwer
- 10 Mandeln (10 g)

Haferflocken für 2 bis 3 Minuten in der Milch kochen. Währenddessen die Hälfte des Apfels reiben und den Rest in kleine Würfel schneiden. Den Ingwer reiben. Den geriebenen Apfel und Ingwer in den warmen Brei rühren und gut vermischen, noch eine weitere Minute durchziehen lassen. In eine Schale füllen, die Mandeln hacken und zusammen mit den Apfelwürfeln auf dem Frühstücksbrei verteilen.

DASHBOARD

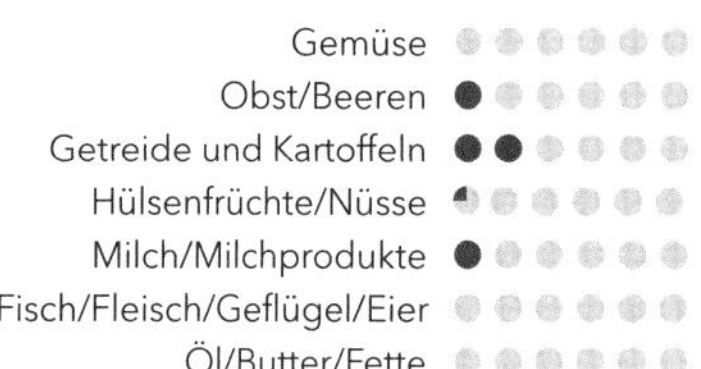

Quinoabrei

Brei
- 50 g Quinoa, rot oder weiß
- 100 ml Wasser
- evtl. eine Prise Salz
- 100 ml Magermilch
- 2–3 Tropfen Akazienhonig
- ½ TL Vanillepulver (zuckerfrei)
- 1 EL cremiger Joghurt

Topping
- ½ Banane in Scheiben
- 75 g Blaubeeren
- 5 Walnüsse, gehackt (20 g)
- 1 TL Zimt

Quinoa gründlich spülen. Zugedeckt in leicht gesalzenem Wasser für 10 bis 12 Minuten kochen, ab und an umrühren. Quinoa sollte beim Kochen nicht trocken werden, sondern weich und leicht glasig. Milch zugeben und den Brei bei geringer Hitze weitere 5 bis 7 Minuten köcheln lassen.
Honig und evtl. mehr Milch untermischen. Den Brei in eine Schale füllen und Banane, Blaubeeren, Walnüsse und Zimt darauf anrichten.

DASHBOARD

Gemüse
Obst/Beeren
Getreide und Kartoffeln
Hülsenfrüchte/Nüsse
Milch/Milchprodukte
Fisch/Fleisch/Geflügel/Eier
Öl/Butter/Fette

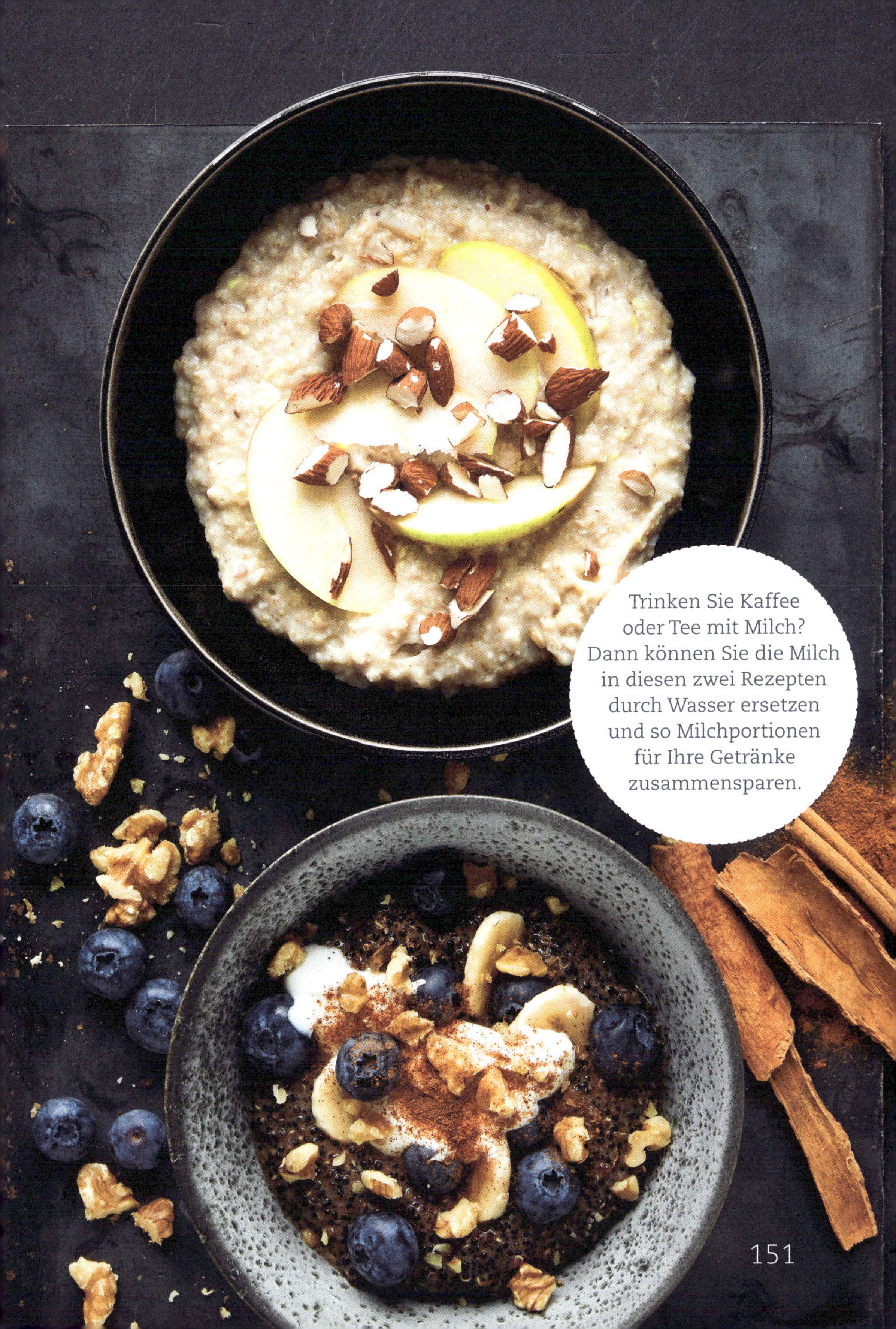

Trinken Sie Kaffee oder Tee mit Milch? Dann können Sie die Milch in diesen zwei Rezepten durch Wasser ersetzen und so Milchportionen für Ihre Getränke zusammensparen.

Granatapfel-Overnight Oats

Müsli

- 45 g Haferflocken, Großblatt
- 175 ml Granatapfelsaft
- 10 g frischer Ingwer
- etwas geriebene Schale von einer Bio-Zitrone

Topping

- ½ Apfel
- evtl. 1 EL Granatapfelkerne
- 20 g Nüsse, z.B. Cashewkerne und Walnüsse

Tipp: Anstelle des Granatapfelsafts können Sie auch Orangen- oder Apfelsaft verwenden.

Am Vorabend: Haferflocken und Granatapfelsaft in einer Schale vermischen. Etwas geriebenen Ingwer und Zitronenschale unterrühren. Die Mischung über Nacht in den Kühlschrank stellen.

Am Morgen: Den Apfel in Würfel schneiden. Wenn Sie einen ganzen Granatapfel haben: Lösen Sie etwa 1 Esslöffel Kerne und geben diese mit den Apfelwürfeln und Nüssen auf den Brei.

DASHBOARD

Gemüse	○○○○○○
Obst/Beeren	●◐○○○○
Getreide und Kartoffeln	●◐○○○○
Hülsenfrüchte/Nüsse	◐○○○○○
Milch/Milchprodukte	○○○○○○
Fisch/Fleisch/Geflügel/Eier	○○○○○○
Öl/Butter/Fette	○○○○○○

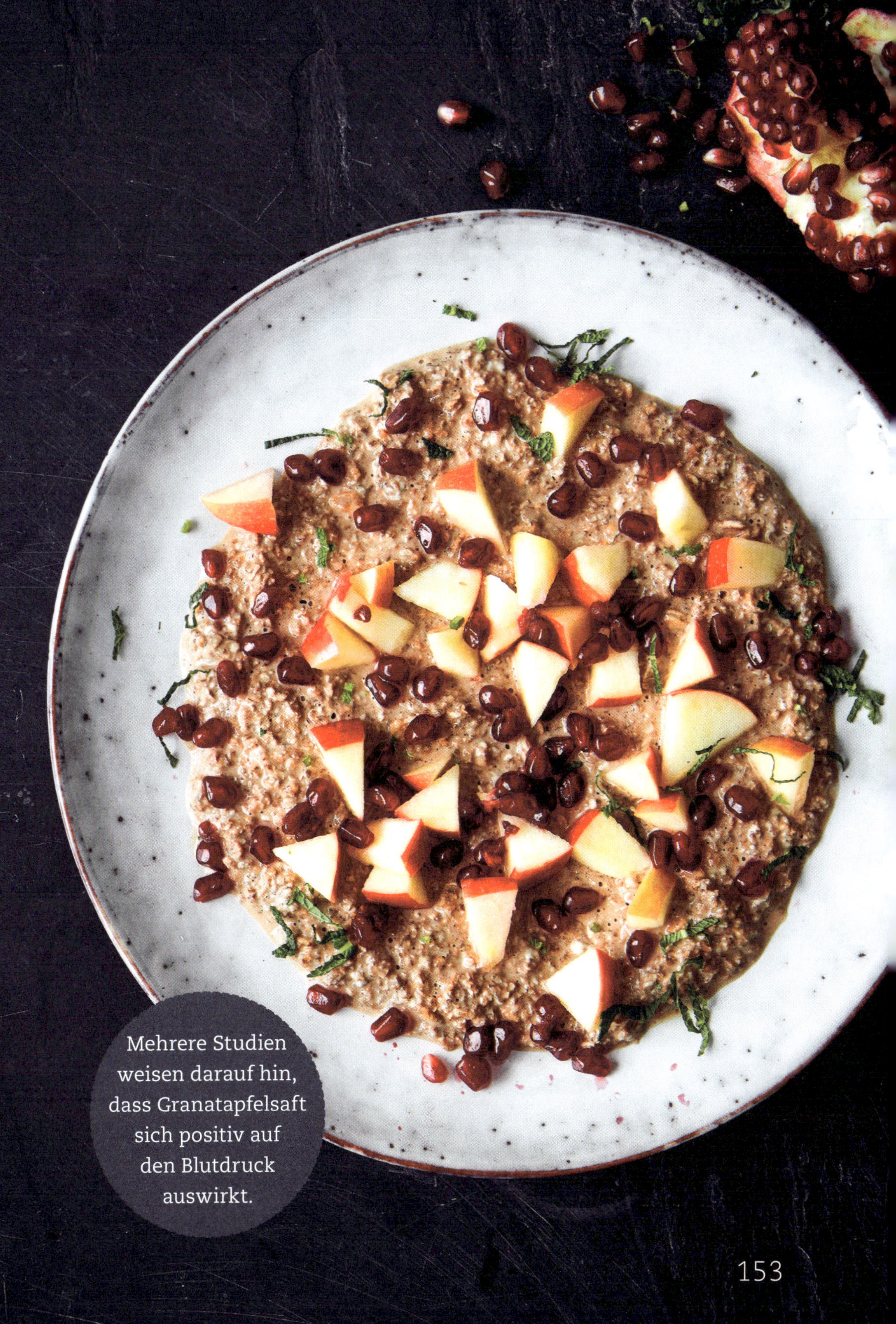

Mehrere Studien weisen darauf hin, dass Granatapfelsaft sich positiv auf den Blutdruck auswirkt.

Gerstenbrei mit Beerensymphonie

Brei
- 60 g Gerstenflocken
- 200 ml Wasser
- 50 ml Magermilch
- evtl. ¼ TL Vanillepulver (ungesüßt)

Topping
- 150 g Beeren, z. B. Erdbeeren, Blaubeeren, Brombeeren oder Himbeeren

Die Gerstenflocken in Wasser und Milch unter Rühren 5 bis 10 Minuten kochen, je nachdem, wie weich Sie Ihre Flocken wünschen. Eventuell mit Vanillepulver verfeinern. Die Beeren auf dem Brei anrichten.

DASHBOARD

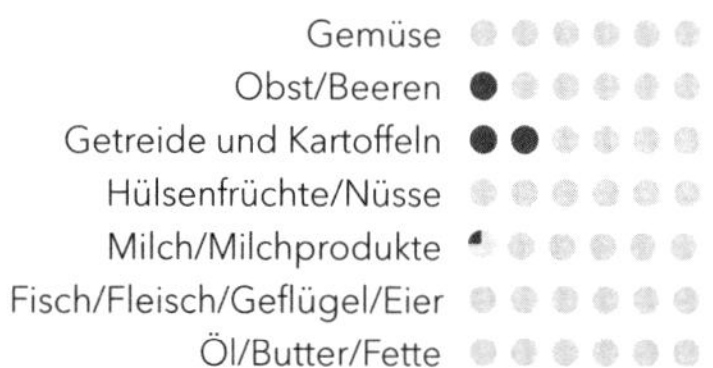

Roggenbrei mit Birnenkompott

Kompott
- 1 mittelgroße Birne
- ¼ TL Kardamom
- ¼ TL Vanillepulver (ungesüßt)
- 1 EL Zitronensaft
- 1 EL Pistazienkerne, ungesalzen

Brei
- 60 g Roggenflocken
- 150 ml Wasser
- 50 ml Magermilch
- 1 Prise Salz
- 1 EL Leinsamen

Birne in kleine Stücke schneiden und mit Kardamom, Vanillepulver und Zitronensaft in einen Topf geben. Bei geringer Hitze ca. 5 Minuten köcheln lassen. Anschließend in eine Schale umfüllen und abkühlen lassen.
Für den Roggenbrei Zutaten in einem Topf kurz aufkochen lassen. Nach ca. 4 Minuten ist der Brei dick und cremig. Das Kompott auf dem Brei anrichten und mit Pistazienkernen bestreuen.

DASHBOARD

Gemüse
Obst/Beeren
Getreide und Kartoffeln
Hülsenfrüchte/Nüsse
Milch/Milchprodukte
Fisch/Fleisch/Geflügel/Eier
Öl/Butter/Fette

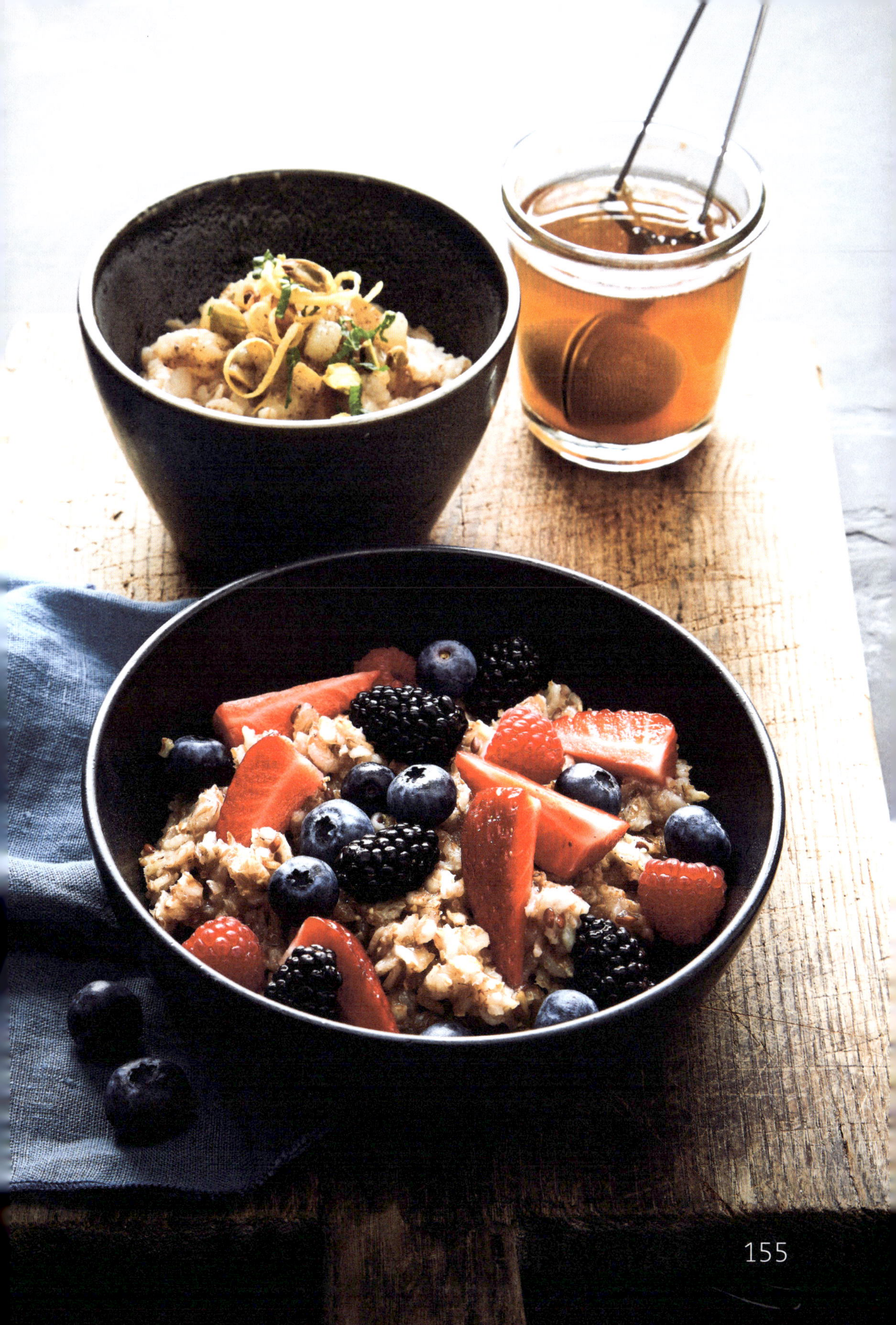

Chiapudding mit Himbeeren

Pudding
- 100 ml Kefir oder Buttermilch
- 100 ml cremiger Joghurt, fettarm
- 100 g gefrorene Himbeeren
- 1 Prise Vanillepulver (ungesüßt)
- 2 EL Chiasamen

Topping
- ½ Banane
- 50 g frische Himbeeren
- 5 EL Müsli *(siehe Rezept auf Seite 238)*

Am Vorabend: Kefir, Joghurt, gefrorene Beeren und Vanillepulver in einer Schale vermischen. Chiasamen unterrühren und die Mischung über Nacht in den Kühlschrank stellen.
Am Morgen: Mit Bananenscheiben, frischen Himbeeren und Müsli dekorieren und genießen.

DASHBOARD

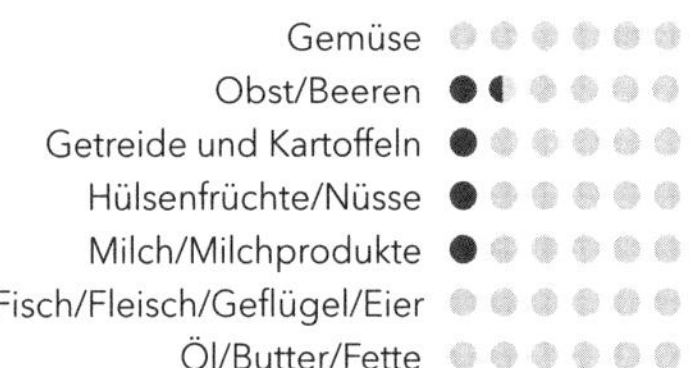

Lila Kefirschale

Kefir-Mix
- 100 ml Kefir oder Buttermilch
- 150 g gefrorene Brombeeren
- ½ Banane
- 2–3 frische Minzblätter
- 1 EL Saft von einer Bio-Orange

Topping
- 4–5 dünne Streifen oder etwas Abrieb von einer Bio-Orangenschale
- 5 EL Müsli *(siehe Rezept auf Seite 238)*
- 20 Cashewkerne (20 g) oder andere Nüsse

Kefir, Brombeeren, Banane, Minze und Orangensaft in einen Blender geben und mixen, bis ein cremiger dicker Brei entsteht. In eine Schale umfüllen.
Etwas Orangenschale, gerieben oder in Zesten, darauf verteilen, außerdem Müsli und Nüsse - und evtl. zusätzliche Brombeeren.

DASHBOARD

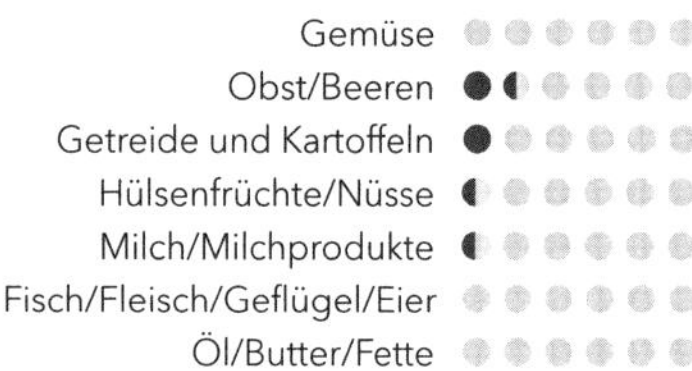

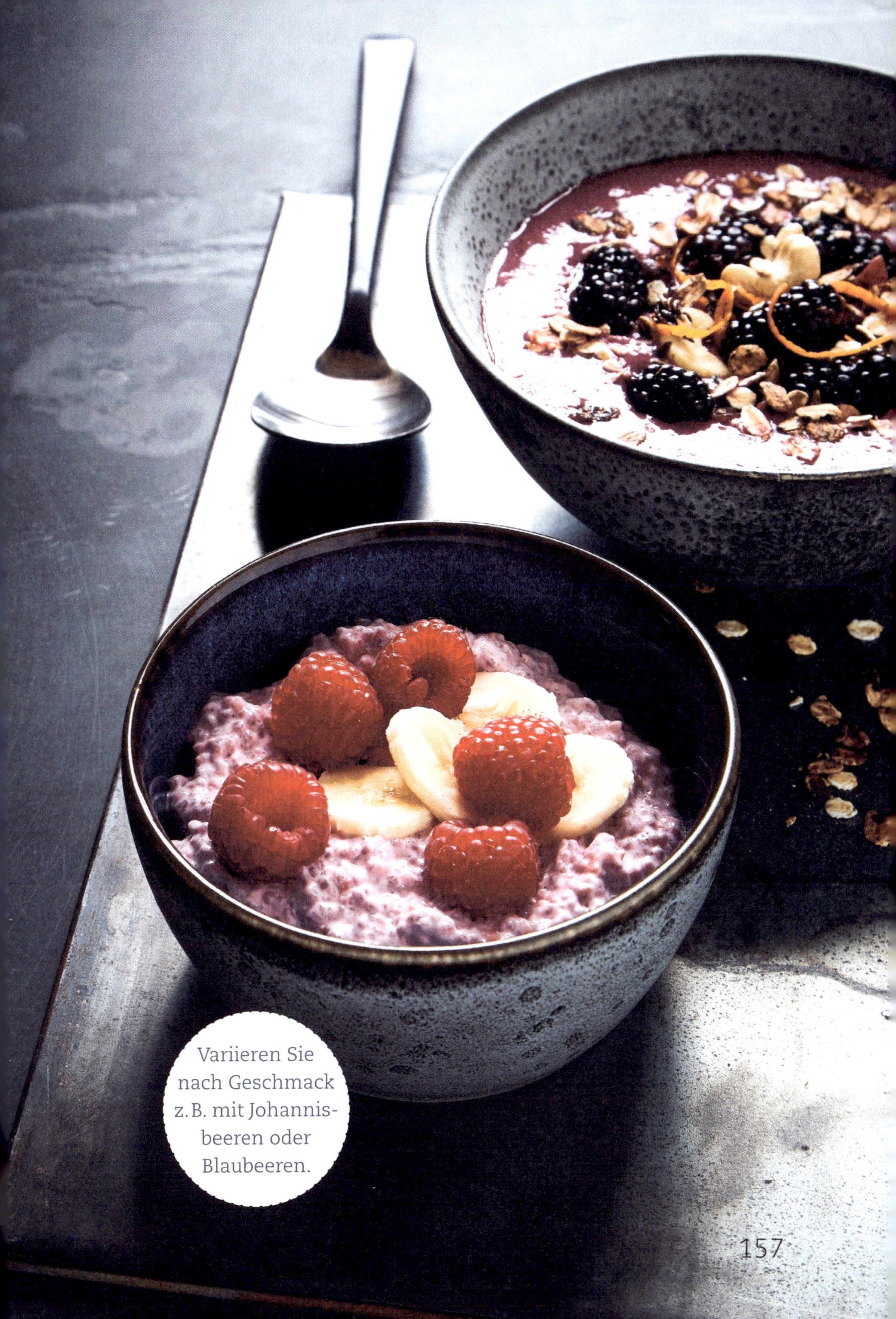

Variieren Sie nach Geschmack z.B. mit Johannisbeeren oder Blaubeeren.

7 Toppings für den Morgenjoghurt

Auch wenn man am liebsten täglich Sauermilchprodukte wie Joghurt, Kefir oder Buttermilch isst, kann ein wenig Abwechslung nicht schaden. Hier stellen wir sieben wunderbare Varianten vor, die mit jeweils 5 Esslöffeln Müsli angereichert werden können.

1. Nektarinen, Himbeeren, geröstete Pinienkerne
2. Passionsfrucht, Cashewkerne
3. Pflaume, Honig, Mandeln und Kürbiskerne
4. Kiwi, Blaubeeren und Cashewkerne
5. Mango, Granatapfelkerne und Walnüsse
6. Feige und Pistazienkerne
7. Erdbeeren und Schokolade

Grundrezept

- 200 ml Joghurt, Kefir oder Buttermilch
- 100 g Obst oder 150 g Beeren
- 5 EL Müsli
- 20 g Nüsse oder 1 EL Samen

DASHBOARD
(wenn Sie Sauermilchprodukt, Obst, Müsli und Nüsse kombinieren)

Gemüse
Obst/Beeren
Getreide und Kartoffeln
Hülsenfrüchte/Nüsse
Milch/Milchprodukte
Fisch/Fleisch/Geflügel/Eier
Öl/Butter/Fette

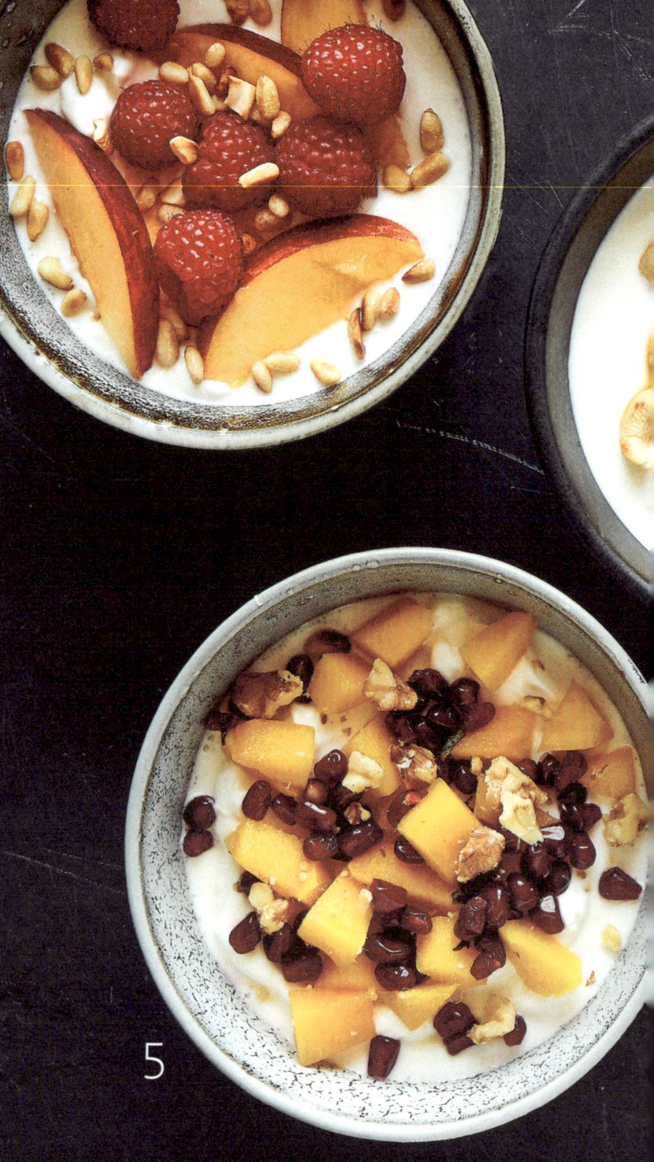

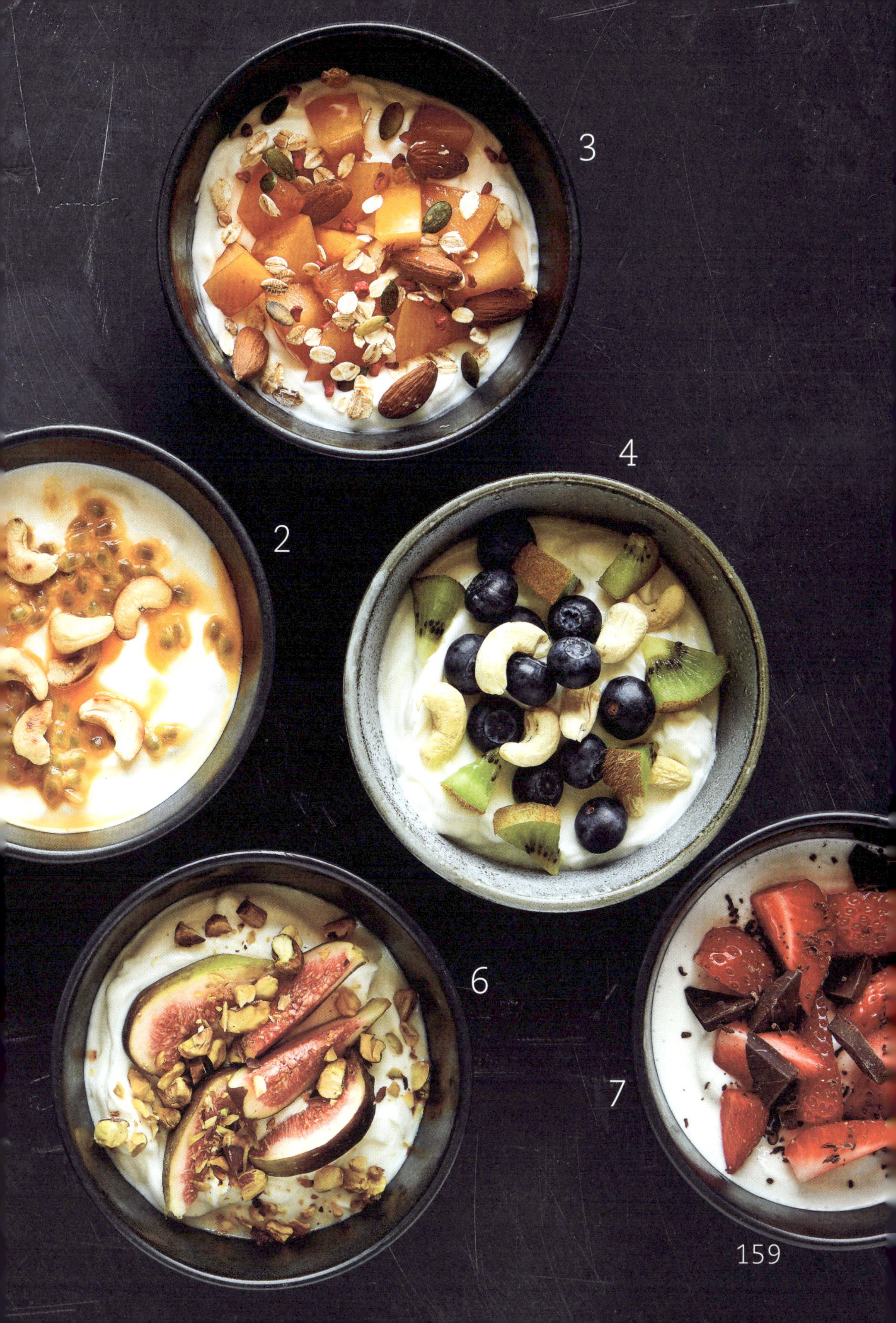
3
4
2
6
7

Spinatwaffeln mit Frischkäse und Räucherlachs

Waffeln (3 Stück = 1 Portion)

- 1 Handvoll Babyspinat (50 g)
- 1 Ei
- ½ reife Banane
- 50 ml Magermilch
- 45 g Vollkornmehl (Weizen)
- ¼ TL Backpulver
- ½ TL Butter für das Waffeleisen

Topping

- 30 g Frischkäse
- 20 g Räucherlachs
- Dill, Brunnenkresse, Kresse oder Frühlingszwiebeln

Spinat waschen und gründlich abtrocknen, damit der Teig nicht zu flüssig wird. Zusammen mit Ei, Banane und Milch in einem Blender mixen. Mehl und Backpulver hinzugeben, erneut mixen und den Teig 20 Minuten lang ruhen lassen. In einem beschichteten Waffeleisen drei Waffeln backen. Für die ersten Waffeln etwas Butter verwenden.
Den Frischkäse glatt und cremig rühren. Die Waffeln mit Käsecreme und geräuchertem Lachs anrichten. Mit Kräutern dekorieren.

DASHBOARD

Gemüse
Obst/Beeren
Getreide und Kartoffeln
Hülsenfrüchte/Nüsse
Milch/Milchprodukte
Fisch/Fleisch/Geflügel/Eier
Öl/Butter/Fette

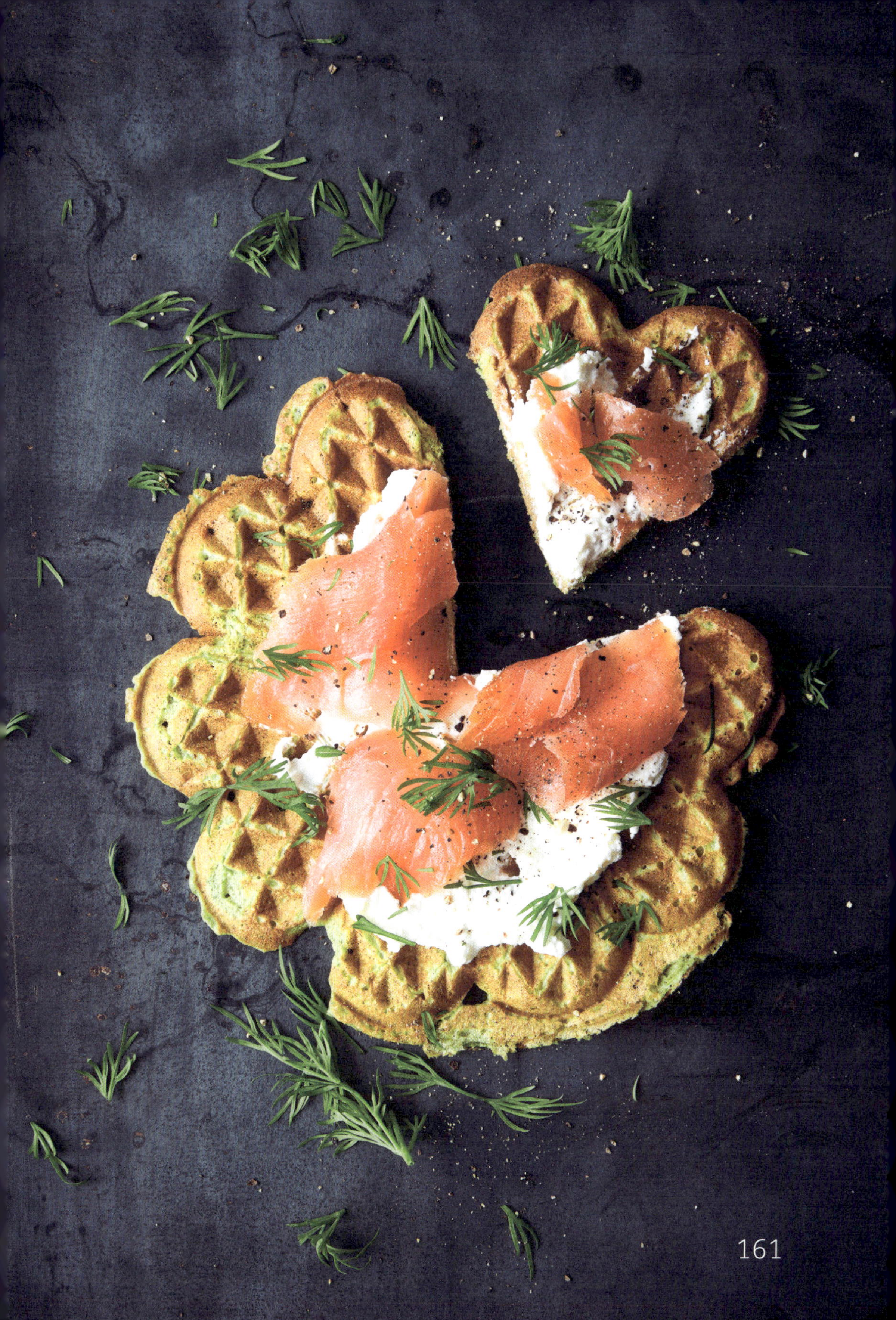

Vitaminbowl mit Vanillecreme

- 200 ml cremiger Joghurt (fettarm, alternativ Kefir oder Buttermilch)
- 1 TL Vanillepulver (ungesüßt)
- ½ Banane
- 1 Kiwi
- 35 g Brombeeren
- 2½ EL Müsli
- 20 g ungesalzene Pistazienkerne oder andere Nüsse

Joghurt mit Vanillepulver verrühren und in eine flache Schale füllen. Banane und Kiwi in Scheiben schneiden und in Reihen auf dem Joghurt anrichten, ebenso Beeren und Müsli darauf verteilen. Mit Pistazienkernen oder anderen Nüssen dekorieren.

DASHBOARD

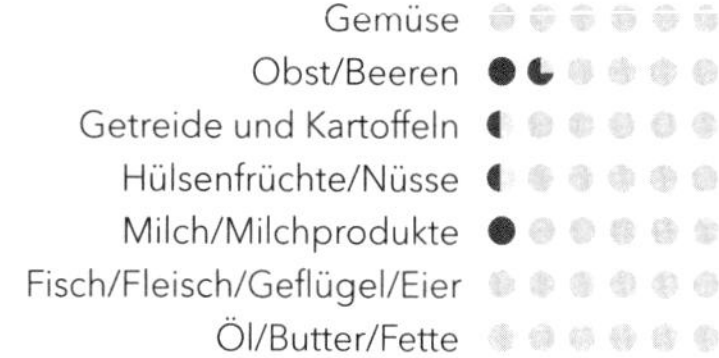

Tipp: Sie können die Vitaminbowl mit allen möglichen Früchten und Beeren variieren. Eine schöne Zugabe sind auch warme Beeren, etwa solche aus dem Tiefkühlfach, die hierfür einfach kurz in der Mikrowelle erhitzt werden.

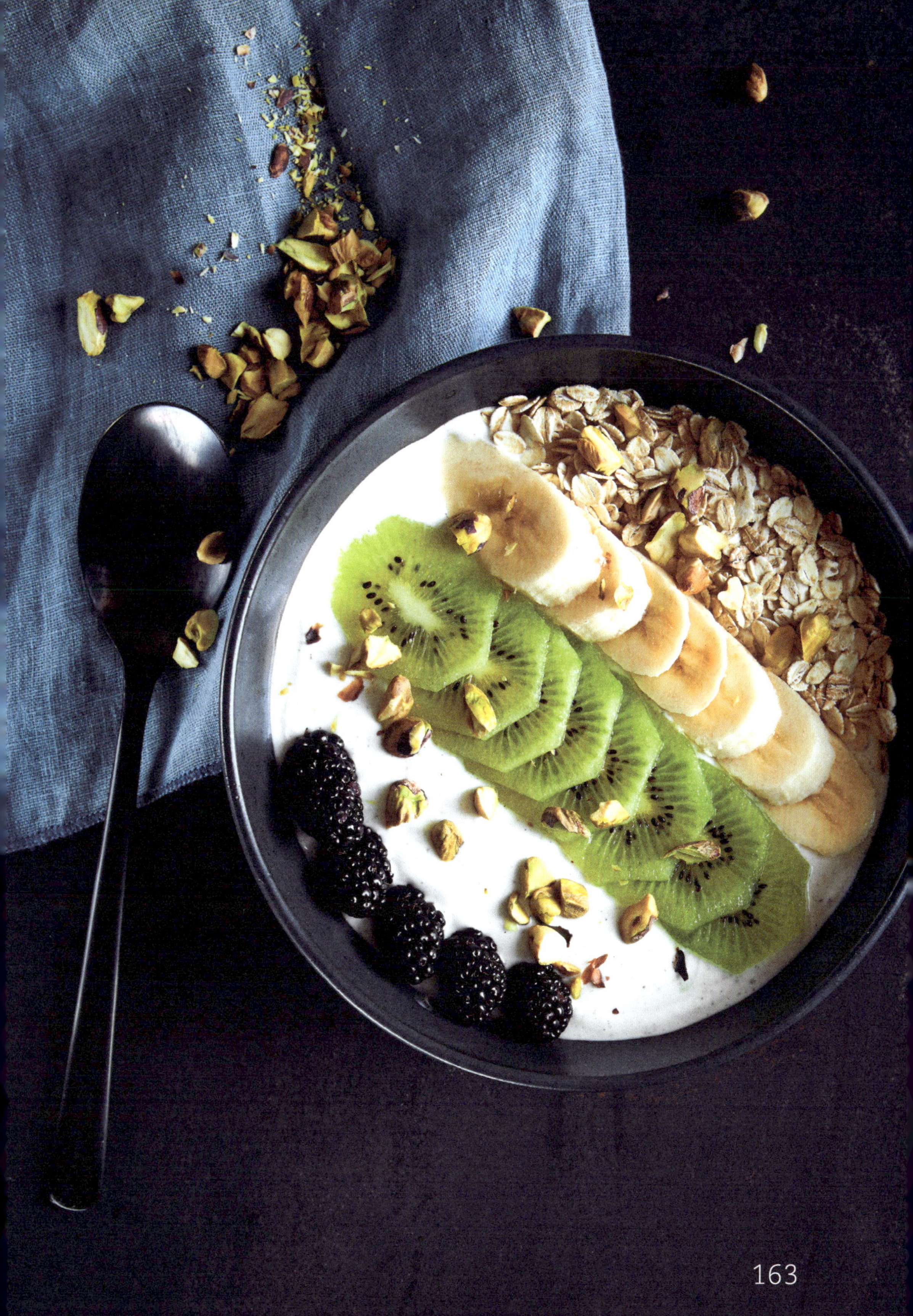

Rührei mit Pilzen und getoastetem Roggenbrot

- 5–6 mittelgroße Champignons (oder andere Pilze in der entsprechenden Menge)
- etwas Pflanzenöl zum Braten
- 1 mittelgroße Tomate
- 1 kleine Handvoll Rucola
- 2 Eier
- 1 EL Magermilch
- Salz und Pfeffer
- etwas frischer Thymian, gehackt (alternativ getrockneter)
- ½ Scheibe Roggenvollkornbrot (30 g)

Champignons vierteln oder in Scheiben schneiden und in einer Pfanne mit wenig Öl anbraten.
Tomaten in Scheiben schneiden und ebenfalls in die Pfanne geben, einmal wenden.
Rucola auf einem Teller verteilen, Gemüse daneben anrichten.
Die Eier in einer Schüssel verschlagen, dabei etwas Milch, Salz und Pfeffer zugeben. Die Eimasse mit Thymian würzen, in die Pfanne geben und nach Belieben braten.
Rührei auf dem Rucolabett anrichten. Eventuell mit frisch gehacktem Thymian bestreuen.
Roggenbrot toasten und dazu servieren.

DASHBOARD

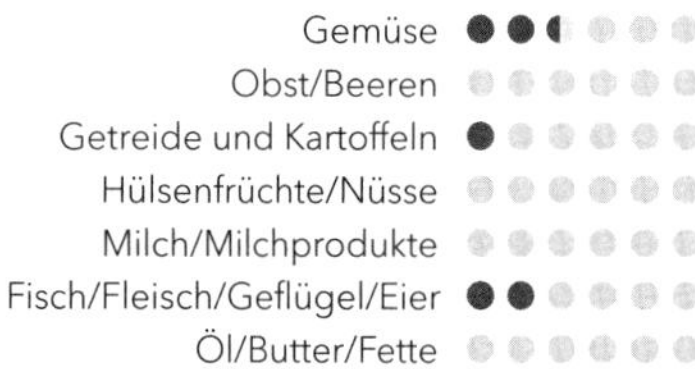

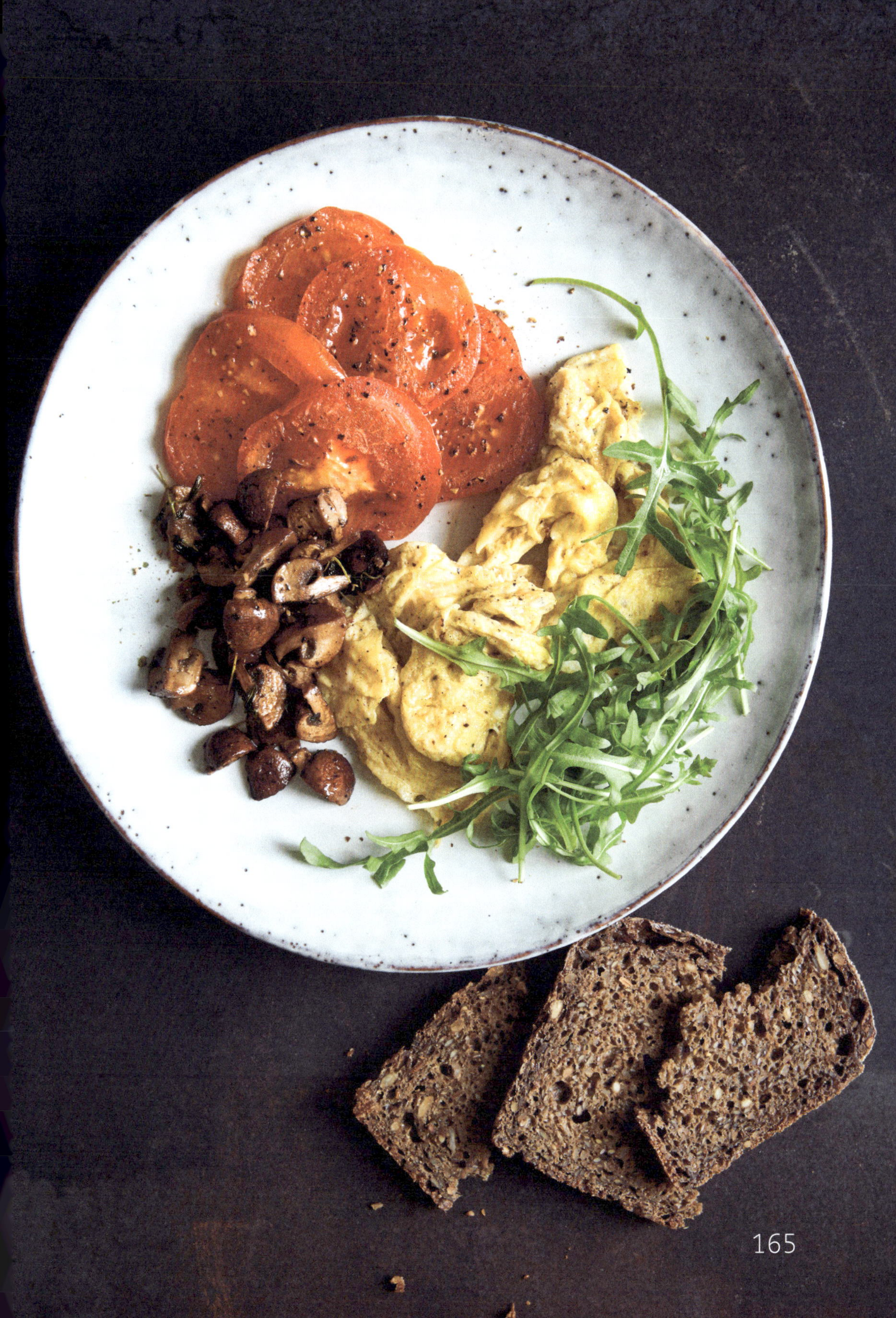

Vollkornpfannkuchen mit Beeren und Vanillecreme

Pfannkuchen (12 Stück = 4 Portionen)
- 1 Ei
- 200 ml Milch
- 150 g Vollkornmehl (Weizen)
- 1 Prise Salz
- 1 TL Backpulver

Zum Anrichten
- 150 g Beerenmischung (tiefgefroren)
- 200 ml cremiger Joghurt
- ½ TL Vanillepulver (ungesüßt)
- 40 g gehackte Mandeln

Ei und Milch verrühren. Mehl, Salz und Backpulver hinzugeben und zu einem glatten Teig verrühren. Im Kühlschrank eine halbe Stunde lang ruhen lassen.
Eine beschichtete Pfanne erhitzen. Aus jeweils 1 Esslöffel Teig kleine Pfannkuchen backen. Sie sind fertig, wenn sie auf beiden Seiten goldbraun und leicht knusprig sind.
Beeren in der Mikrowelle erwärmen oder kurz im Topf aufkochen, bis sie Flüssigkeit ziehen, aber noch nicht zerfallen.
Vanillepulver und evtl. etwas Beerensaft unter den Joghurt rühren.
Die Pfannkuchen noch warm mit Beeren, Vanillecreme und gehackten Mandeln servieren.

Tipp: Für eine Person rechnen wir drei Pfannkuchen, 40 Gramm Beeren, 50 Milliliter Joghurt und 10 Gramm Mandeln. Übrig gebliebene Pfannkuchen können eingefroren werden.

DASHBOARD (pro Portion)

Gemüse
Obst/Beeren
Getreide und Kartoffeln
Hülsenfrüchte/Nüsse
Milch/Milchprodukte
Fisch/Fleisch/Geflügel/Eier
Öl/Butter/Fette

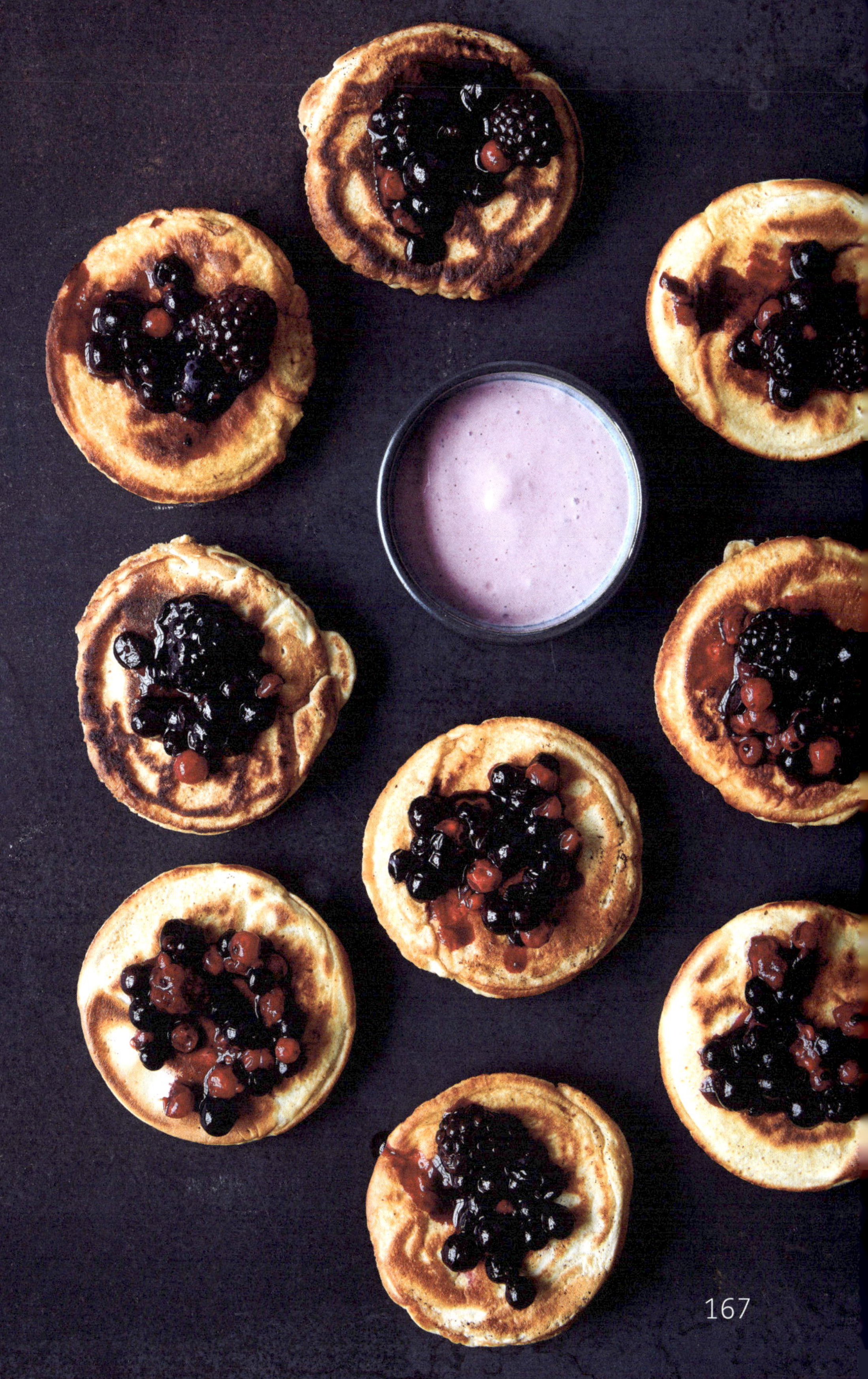

Großartige Getränke

die Ihren Blutdruck glücklich machen

Minztee
Leitungswasser
Kaffee – bis zu 5–6 Tassen täglich
(siehe Seite 118)
Milch
(siehe Seite 81)
Granatapfelsaft
(siehe Seite 110)

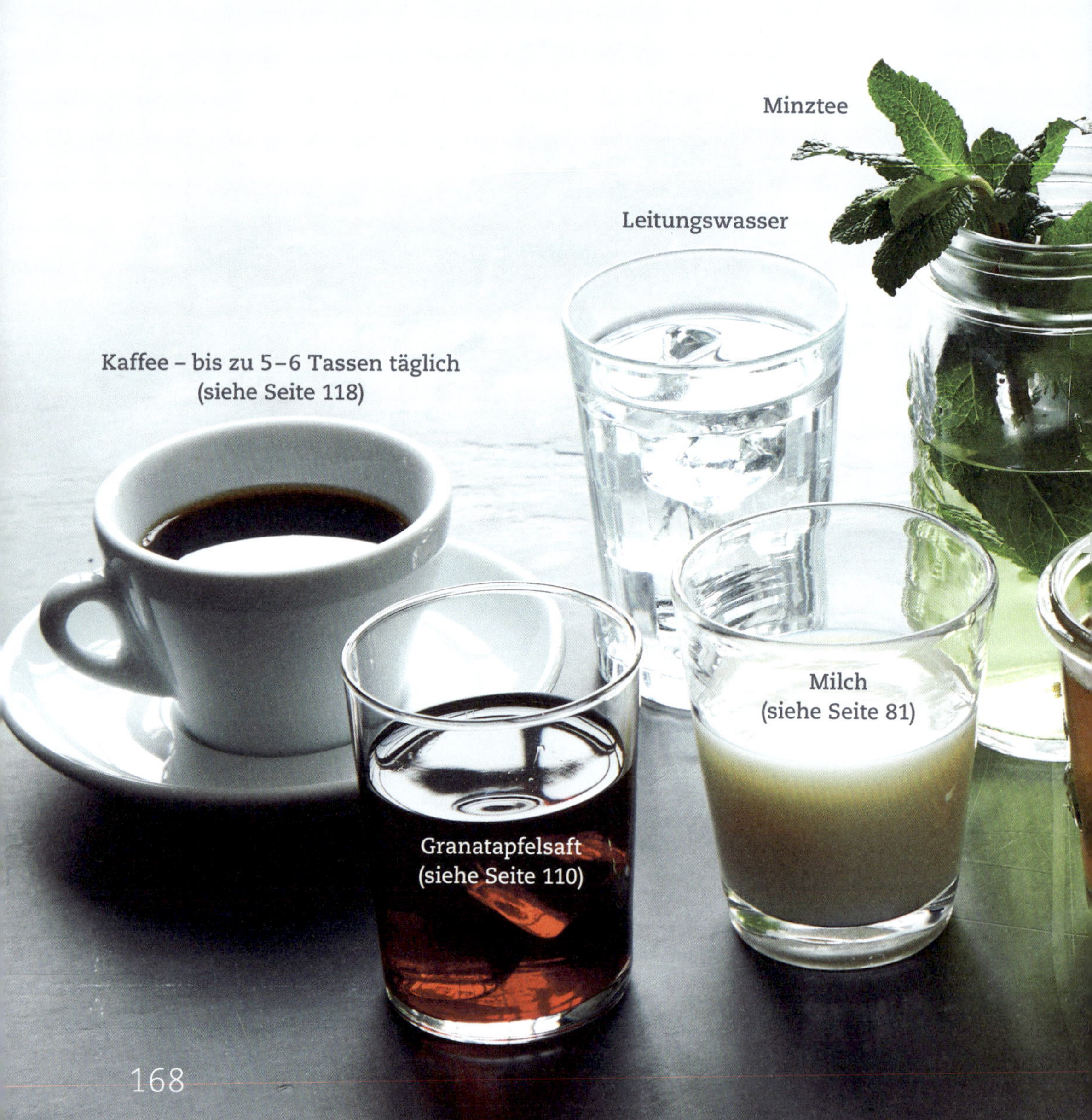

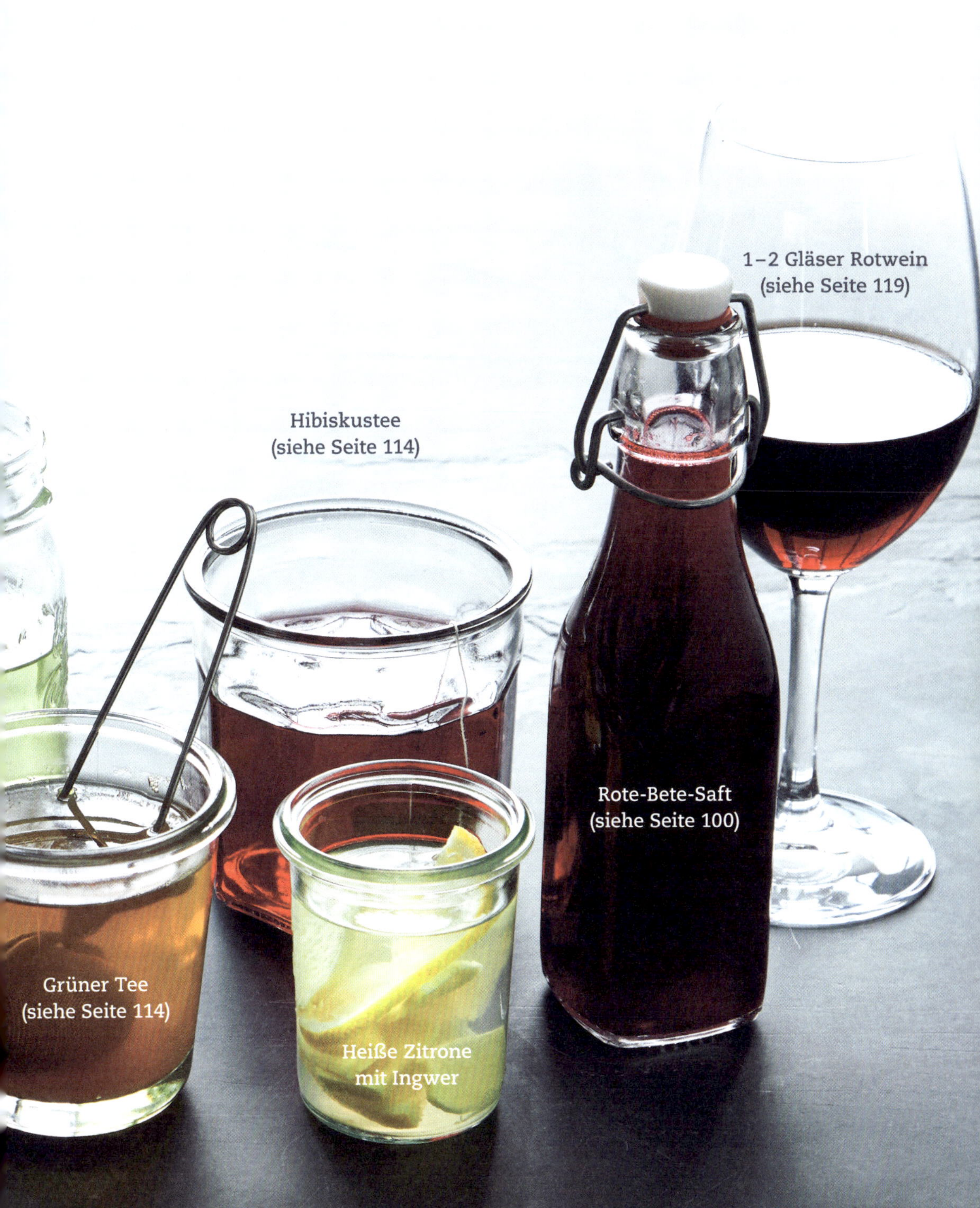
1–2 Gläser Rotwein
(siehe Seite 119)
Hibiskustee
(siehe Seite 114)
Rote-Bete-Saft
(siehe Seite 100)
Grüner Tee
(siehe Seite 114)
Heiße Zitrone
mit Ingwer

Mittagessen

Alle Gerichte sind für eine Person berechnet

―――――――

―――――――

Quiche mit Spinat, Chinakohl und Pinienkernen

Quiche

- 300 g Spinat und Chinakohl, Mischverhältnis nach Geschmack
- 2 Eier
- 125 g Hüttenkäse (fettarm)
- etwas geriebene Muskatnuss
- Salz und Pfeffer
- 1 TL Butter für die Form
- 2 EL Pinienkerne

Salat

- 1 Handvoll Spinatblätter
- 7 Cherrytomaten
- ½ Gurke
- ½–1 EL Balsamico-Essig

Tipp: Wenn Sie eine beschichtete Backform oder eine Quicheform mit glatter Oberfläche benutzen, können Sie die Butter- bzw. Fettration für eine andere Mahlzeit aufsparen. Da die Quiche nur durch die Eier und nicht von einem Teigboden zusammengehalten wird, löst sie sich recht einfach aus der Form.

Spinat und Chinakohl waschen und gründlich trocknen. Den Chinakohl in feine Streifen schneiden.
Gemüse in eine beschichtete Pfanne geben und vorsichtig dämpfen, bis es zusammenfällt.
Eier und Hüttenkäse gut verrühren. Die Eimasse mit Muskatnuss, Salz und Pfeffer würzen.
Eine kleine Form, z.B. eine Quicheform (21 cm Durchmesser), mit etwas Butter einfetten.
Spinat und Chinakohl auf dem Boden der Form verteilen, die Eimasse darübergießen. Achten Sie darauf, den Hüttenkäse gleichmäßig zu verteilen.
Mit Pinienkernen bestreuen.
Die Quiche bei 200 °C im Ofen für 30 bis 35 Minuten backen, bis die Oberfläche goldgelb und das Innere fest ist. Die Pinienkerne sollten dabei nicht allzu dunkel werden.
Aus Spinat, Gurke und Cherrytomaten einen leichten Salat zubereiten und mit ein wenig Balsamico-Essig verfeinern.
Den Salat zur Quiche reichen.

DASHBOARD

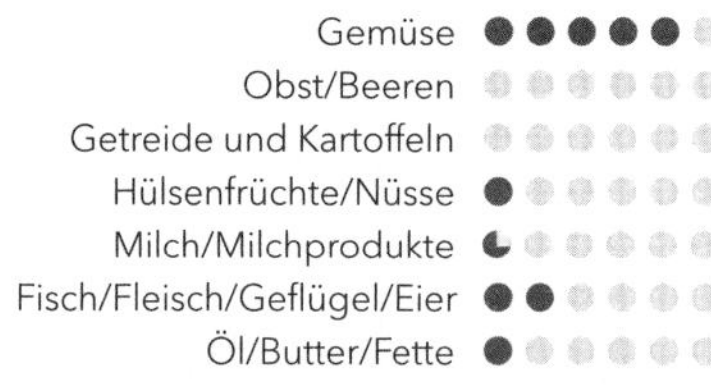

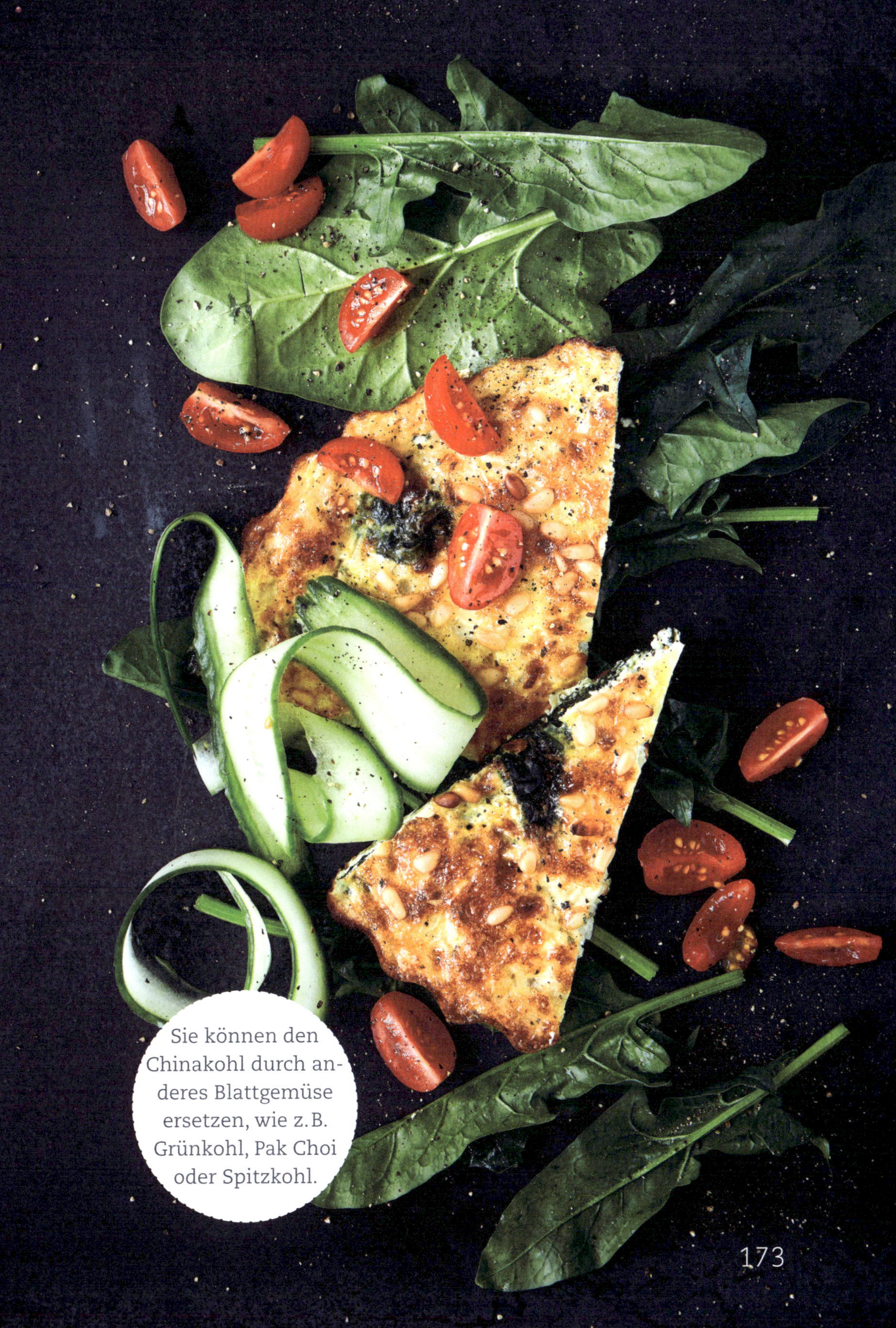
Sie können den
Chinakohl durch an-
deres Blattgemüse
ersetzen, wie z. B.
Grünkohl, Pak Choi
oder Spitzkohl.

Rote-Bete-Falafel mit Staudensellerie-Tsatsiki

Falafel (5 Stück)

- 85 g gekochte Kichererbsen aus Dose oder Glas
- 50 g geriebene Rote Bete (oder Rote-Bete-Trester vom Morgenshot, Seite 148)
- ¼ von einer kleinen roten Zwiebel, gerieben
- Salz und Pfeffer
- 1 TL Zitronensaft
- ½ Knoblauchzehe
- 1 TL Tahin
- 1 EL Sesamsamen

Tsatsiki

- 50 g Staudensellerie (1 große Stange)
- 100 g Gurke (etwa ⅓)
- 100 ml cremiger Joghurt, fettarm
- ½ Knoblauchzehe
- 1 EL Zitronensaft
- Salz und Pfeffer
- ½ Handvoll Petersilie
- 3–4 Minzblätter

Außerdem

- 1 Vollkornpitabrot
- 1 kleine Handvoll Babyspinat

Kichererbsen spülen und abtropfen.
Die geriebene Rote Bete (oder Trester von der Saftherstellung) und rote Zwiebel in der Küchenmaschine mixen. Kichererbsen, Salz und Pfeffer, Zitronensaft, Knoblauch und Tahin dazugeben und erneut mixen.
Aus dem Teig fünf Kugeln formen und in Sesamsamen rollen. Auf einem mit Backpapier ausgelegten Blech bei 225 °C im Ofen backen, ca. 20 Minuten. Etwa nach der Hälfte der Zeit einmal wenden.
Staudensellerie in dünne Scheiben schneiden. Gurke längs halbieren und die Kerne entfernen, den Rest fein würfeln. Die Gurkenstückchen in einem Sieb abtropfen lassen.
Knoblauch pressen und unter den Joghurt rühren, mit Zitrone, Salz und Pfeffer abschmecken.
Petersilie und Minze hacken. Gurke, Staudensellerie und Kräuter unter den Tsatsiki rühren.
Das Pitabrot toasten, halbieren und mit Spinat, Falafel und Tsatsiki füllen - oder alles auf einem Teller anrichten und das Brot dazu essen.

DASHBOARD

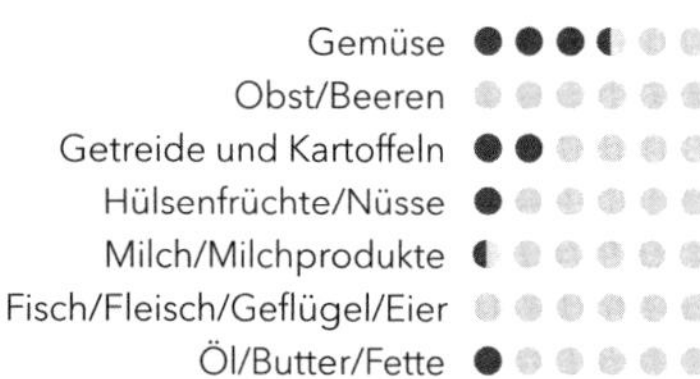

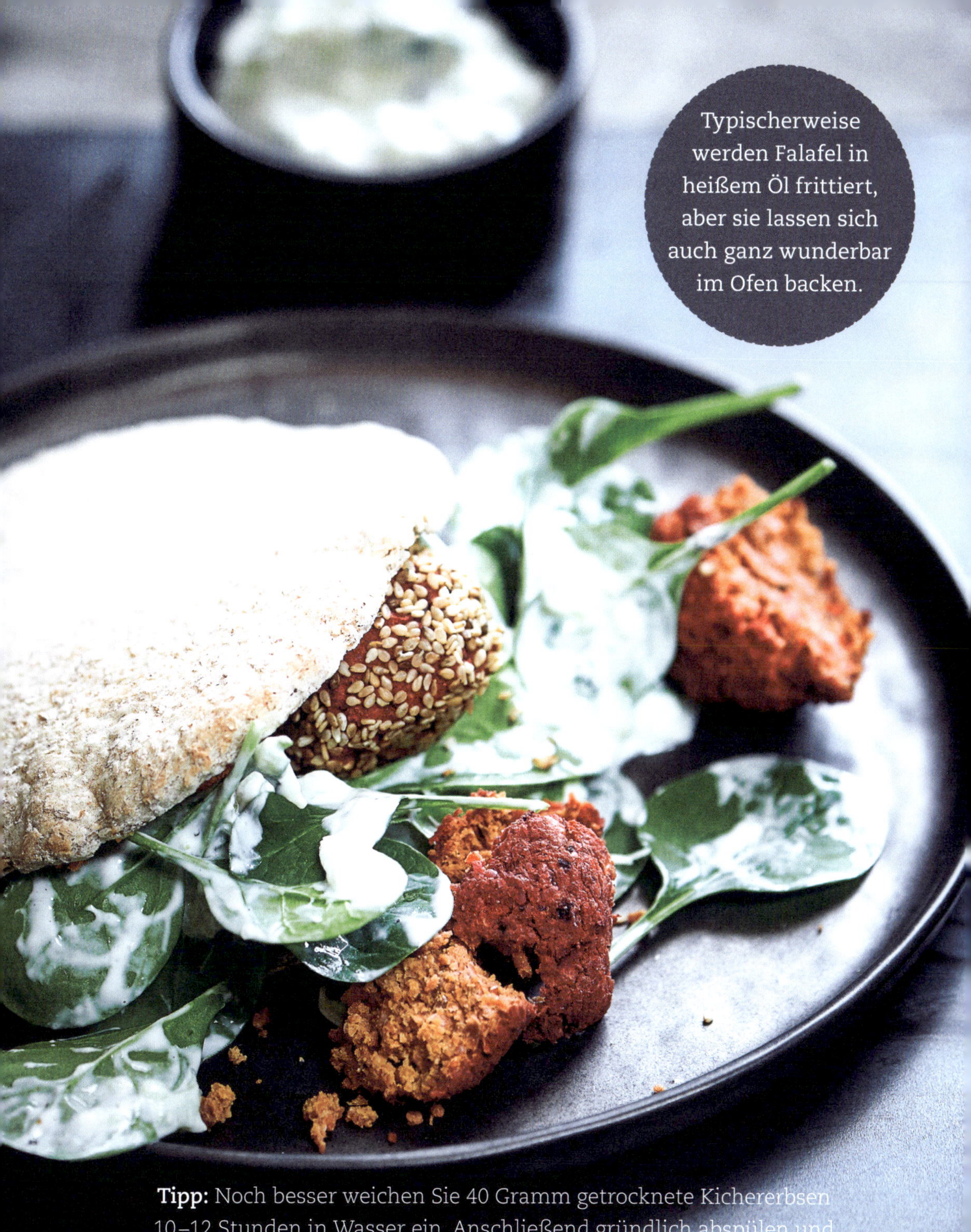

Typischerweise werden Falafel in heißem Öl frittiert, aber sie lassen sich auch ganz wunderbar im Ofen backen.

Tipp: Noch besser weichen Sie 40 Gramm getrocknete Kichererbsen 10–12 Stunden in Wasser ein. Anschließend gründlich abspülen und abtropfen lassen. Für die Zubereitung von Falafel brauchen Sie die Erbsen nicht erst zu kochen.

Veggie-Burger mit Salat aus Wurzelgemüse

Salat
- 1 mittelgroße Rote Bete
- 2 mittelgroße Karotten
- ⅛ von einer Knolle Sellerie
- 2–3 EL Mais aus Glas oder Dose
- 2 EL Meerrettichcreme *(siehe Seite 242)*
- 1 Handvoll glatte Petersilie

Burger
- 200 g Veggie-Hack (Mischung für pflanzliche Burger, schon gewürzt, z. B. auf Soja- oder Kichererbsenbasis)
- 1 TL Olivenöl zum Braten

Tipp: Im Supermarkt sind viele Sorten von Veggie-Hack erhältlich. Unser Bild zeigt drei verschiedene Burger-Varianten. Wählen Sie ein Produkt mit wenig Fett (max. 8 %) und aus natürlichen, weitgehend unverarbeiteten Zutaten.

Rote Bete, Karotte und Sellerie reiben und vermischen, sodass sich alles schön rot färbt. Mais abtropfen lassen und unter das Wurzelgemüse mischen.
Die Meerrettichcreme anrühren und unter den Salat heben, mit etwas Petersilie bestreuen.
Aus dem Hack nach Zubereitungsanweisung Burger formen und in einer beschichteten Pfanne braten, dabei darauf achten, dass sie nicht zu dunkel werden.
Burger mit dem Salat servieren.

DASHBOARD*

Gemüse	●●●●●●
Obst/Beeren	○○○○○○
Getreide und Kartoffeln	○○○○○○
Hülsenfrüchte/Nüsse	●●○○○○
Milch/Milchprodukte	◔○○○○○
Fisch/Fleisch/Geflügel/Eier	○○○○○○
Öl/Butter/Fette	●○○○○○

* In unserer DASHBOARD-Kalkulation gehen wir von einem Veggie-Hack aus, das hauptsächlich aus Hülsenfrüchten besteht.

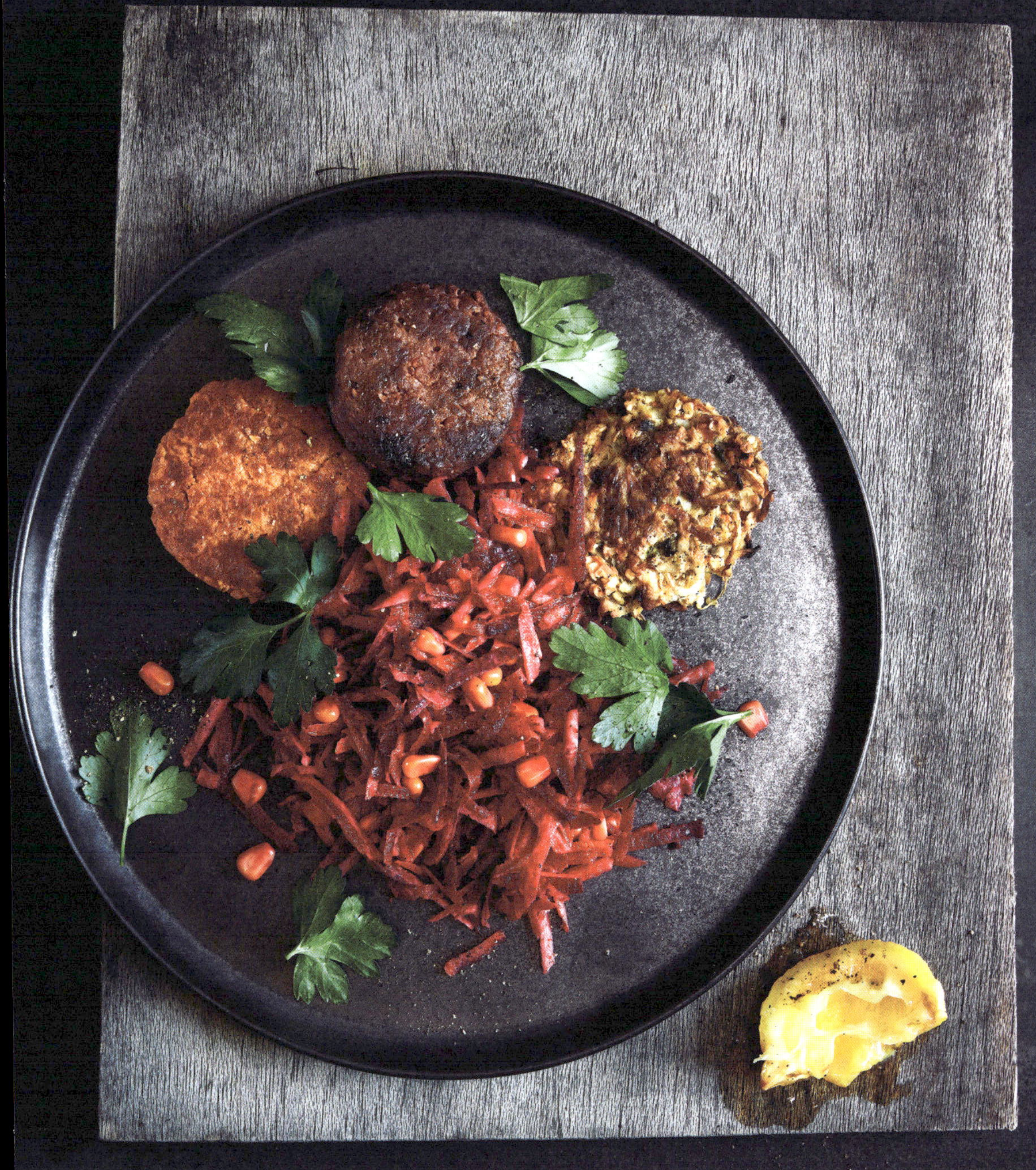

Linsensalat mit Grünkohl und Walnüssen

- 100 g gekochte schwarze oder grüne Linsen (40 g Trockenware)
- 1 gute Handvoll fein geschnittener Grünkohl (oder eine andere Kohlsorte)
- 1 Salatherz (100 g)
- 1 Apfel
- 1½ Stangen Staudensellerie
- ½ gelbe Paprika
- 1 kleine Handvoll glatte Petersilie, gehackt
- 5 Walnüsse (20 g)
- 1 EL Senfvinaigrette *(siehe Seite 247)*
- 1 Vollkornbrötchen (60 g)

Linsen nach Packungsanweisung kochen. Grünkohl fein hacken und gewaschenen Salat in Streifen schneiden.
Apfel entkernen und in dekorative Würfel schneiden. Staudensellerie in dünne Scheiben schneiden. Paprika halbieren, Stiel und Kerne herausschneiden und ebenfalls in Streifen schneiden. Petersilie und Walnüsse hacken.
Alles in einer Schale vermischen.
Die Vinaigrette anrühren, unter den Salat heben und dazu das Vollkornbrötchen essen.

DASHBOARD

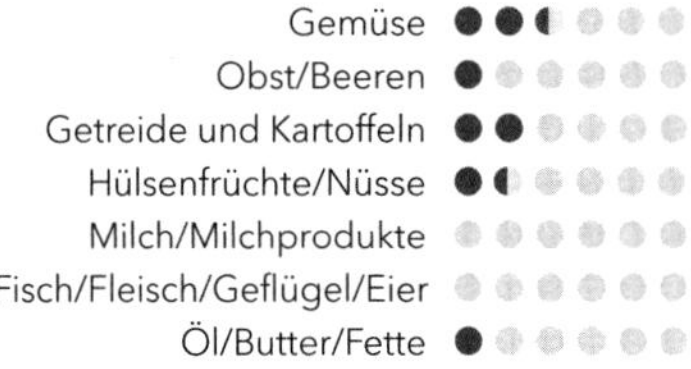

Tipp: Wenn Sie keinen Grünkohl finden, können Sie stattdessen Spitzkohl, Weißkohl oder Spinat verwenden.

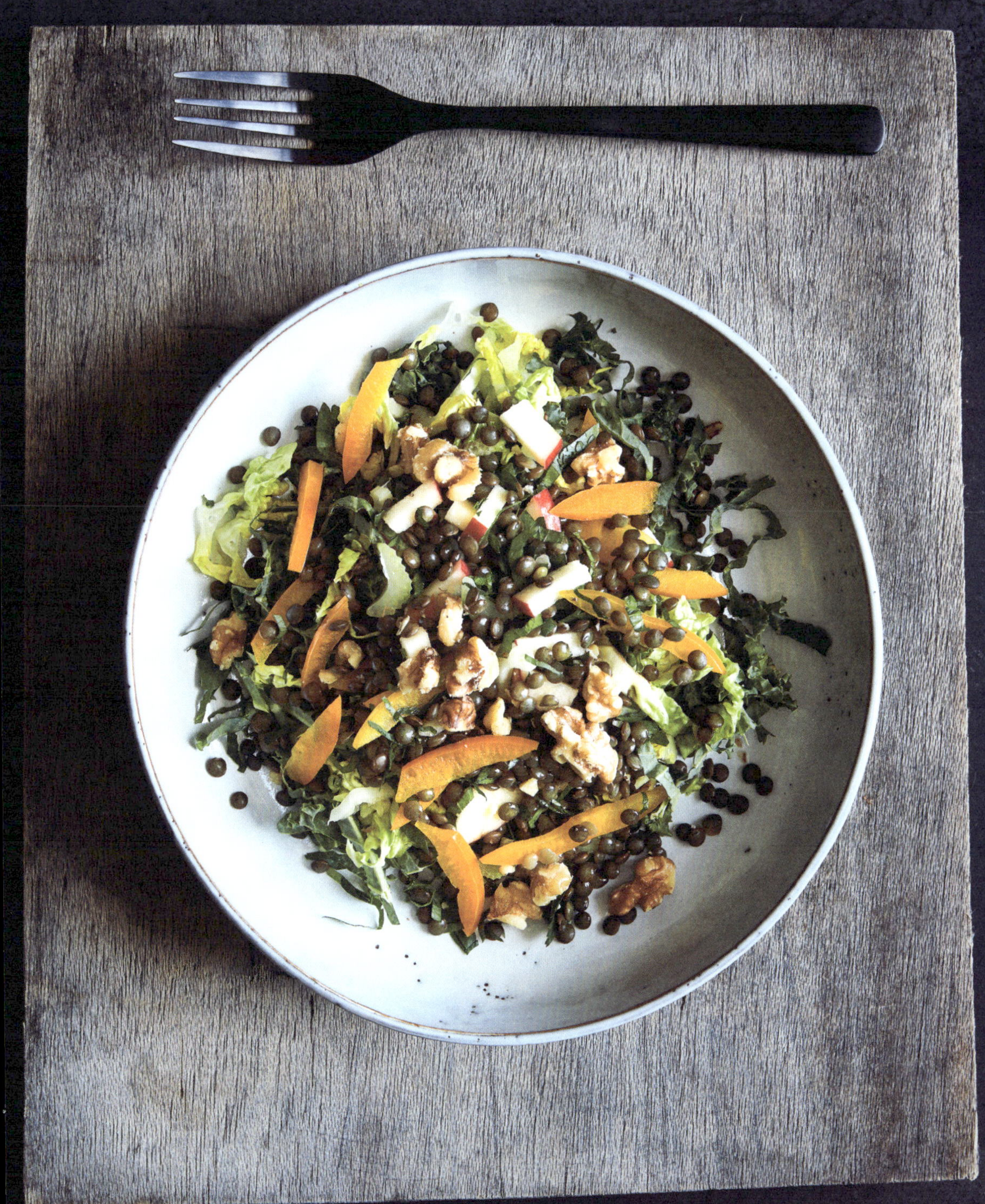

Wassermelonensalat mit Rucola, Fenchel, Quinoa und Frischkäse

----

- 25 g Quinoa (Trockengewicht, oder 60 g gekocht)
- 50 g Rucola
- 1 Salatherz
- ¼ von einer Fenchelknolle
- 25 g Zuckerschoten
- 1 große Scheibe Wassermelone
- 30 g Frischkäse
- frische Minzblätter
- 1 EL Zitronen-Apfel-Dressing *(siehe Seite 248)*, vermischt mit 1 EL Olivenöl
- 1 Vollkornbrötchen (60 g), evtl. Rote-Bete-Brötchen *(siehe Seite 236)*, oder Vollkornbrot in entsprechender Menge

Quinoa gründlich spülen und wie auf der Packung angegeben kochen.
Rucola waschen und abtropfen lassen.
Salat, Fenchel und Zuckerschoten in Streifen schneiden.
Wassermelone würfeln. Gemüse, Quinoa und Melone mischen.
Den Frischkäse in kleinen Nocken auf dem Salat verteilen und mit fein gehackten Minzblättern dekorieren.
Das Dressing anrühren und über den Salat träufeln.
Vollkornbrot oder -brötchen dazu essen.

DASHBOARD

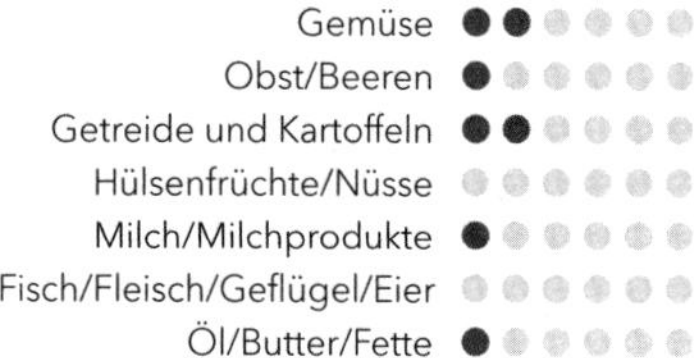

Tipp: Wassermelone enthält den Stoff Citrullin, der die Blutgefäße weitet. Dass Wassermelone dadurch den Blutdruck senkt, scheinen einige kleinere Studien zu bestätigen.

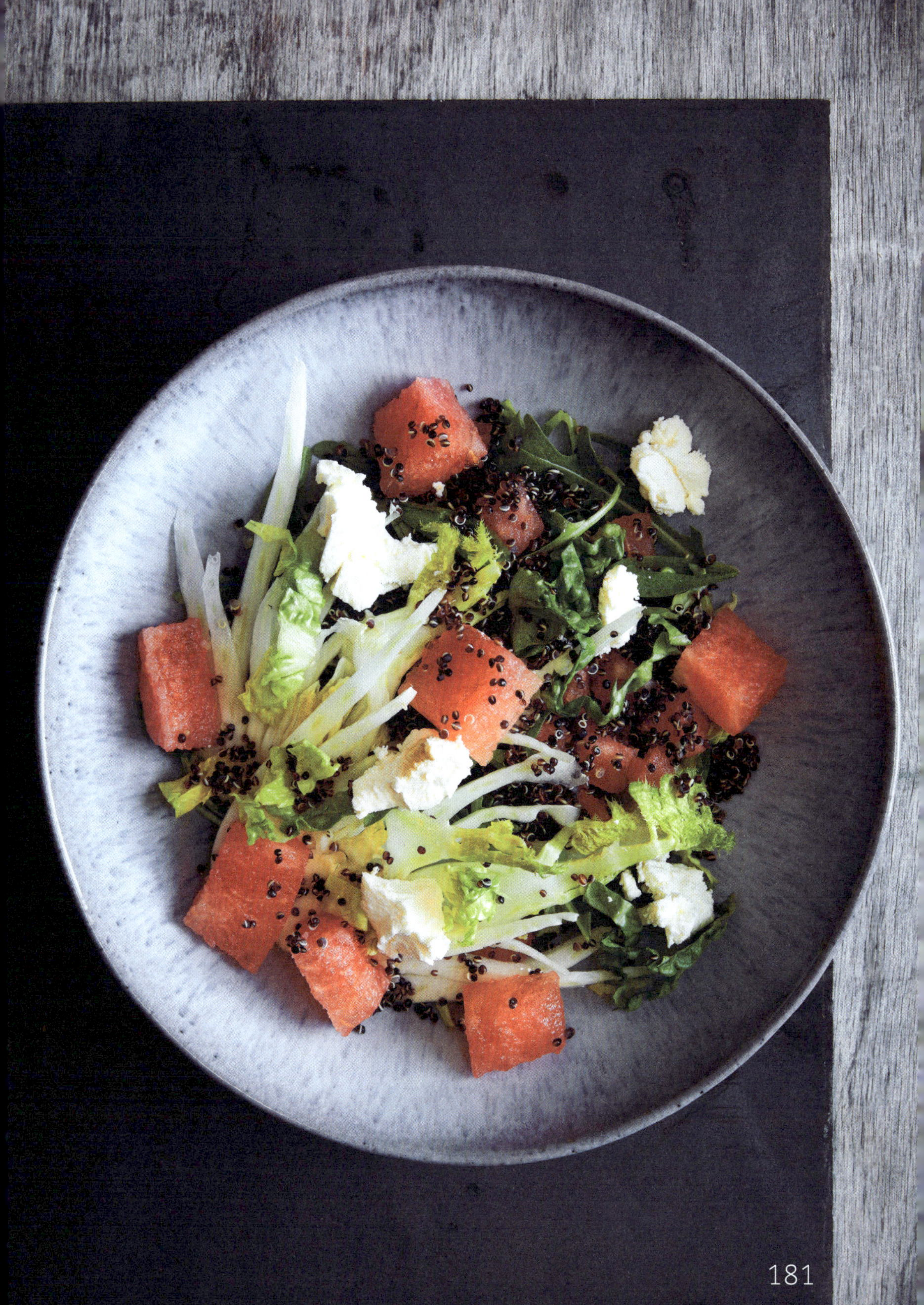

Garnelensalat mit Artischocken und Parmesan

- ½ Radicchio (oder 1 Salatherz)
- ¼ von einer Fenchelknolle
- 7 Cherrytomaten
- 5 Radieschen
- 2 Handvoll Babyspinat
- 50 g Artischockenherzen aus Glas oder Dose, abgetropft
- 50 g Garnelen
- 5 Walnüsse
- schwarzer Pfeffer, frisch gemahlen, oder etwas Rosenpfeffer
- 1 EL Zitronen-Apfel-Dressing *(siehe Seite 248)*
- 20 g Parmesan
- 2 Scheiben Vollkornbrot (60 g)

Den Strunk des Radicchio entfernen, damit sich die Blätter leichter lösen lassen. Blätter waschen und abtropfen lassen. Mit der offenen Seite nach oben auf einem Teller verteilen, sodass die Salatblätter kleine bootförmige Schalen bilden.
Fenchel, Cherrytomaten und Radieschen in dünne Scheiben schneiden. Zusammen mit Babyspinat und Artischockenherzen in die Salatboote füllen.
Garnelen darauf anrichten. Walnüsse hacken und darüberstreuen. Mit schwarzem oder Rosenpfeffer würzen.
Das Dressing über den Salat gießen und abschließend mit Parmesanhobeln dekorieren.

DASHBOARD

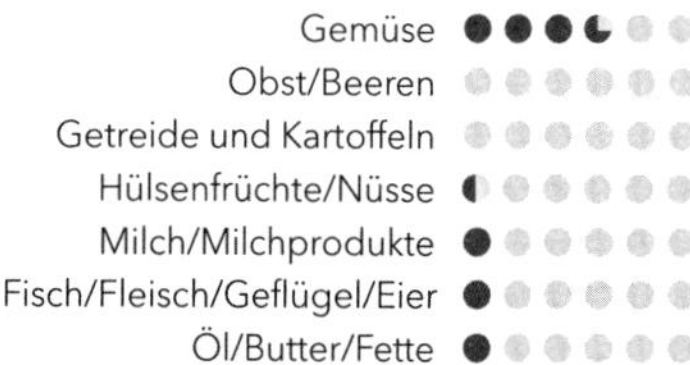

Tipp: Statt solche kleinen »Garnelenkutter« zu bauen, können Sie den Salat natürlich auch einfach in feine Streifen schneiden und alles miteinander vermengen.

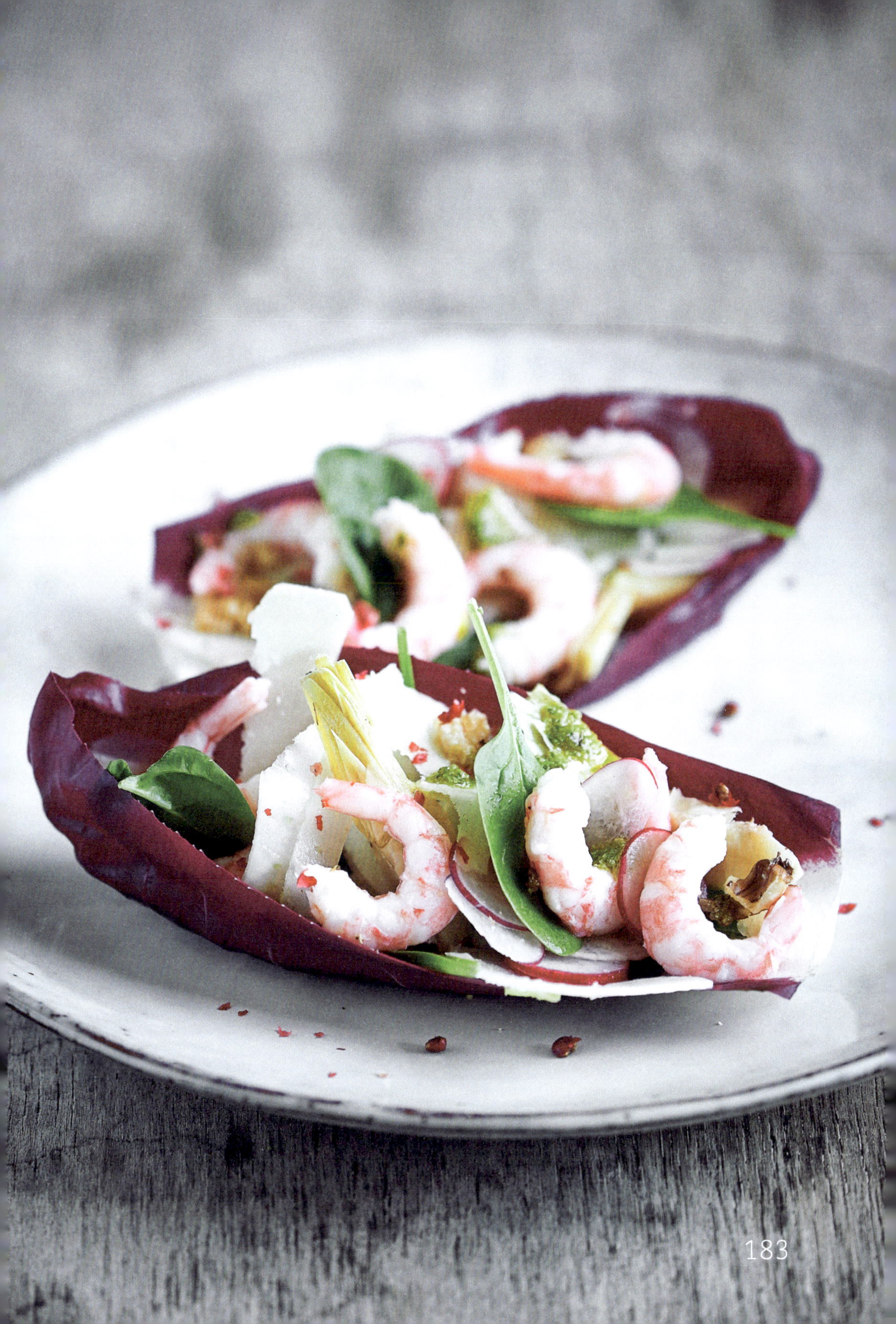

Rübensalat mit Quinoa und Ziegenkäse

- 25 g Quinoa (Trockengewicht, oder 60 g gekocht)
- 300 g gemischte Rüben, z. B. Rote Bete sowie gelbe und marmorierte Sorten
- ¼ Schale Rote-Bete-Sprossen
- 1 Handvoll zarte Rote-Bete-Blätter (bzw. Babyspinat oder Pflücksalat)
- 1 EL Rote-Bete-Dressing *(siehe Seite 246)*
- 25 g Ziegenkäse
- 1 EL getrocknete Cranberrys

Quinoa spülen und nach Packungsanweisung kochen.
Rüben waschen und im Ofen backen – je nach Größe und Jahreszeit 30–40 Minuten: Winterrüben dürfen gerne etwas länger im Ofen bleiben als sommerfrisches Gemüse. Anschließend die Haut abziehen, Rüben halbieren und in Scheiben schneiden.
Gekochten und abgetropften Quinoa auf einem Teller verteilen. Darauf die Rübenscheiben sowie Sprossen und Rote-Bete-Blätter anrichten.
Das Dressing anrühren und über den Salat gießen.
Ziegenkäse darüberkrümeln und mit Cranberrys bestreuen.

DASHBOARD

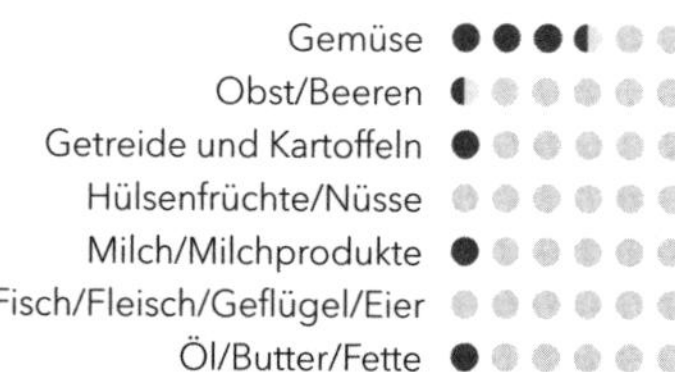

Wenn Sie Ziegenkäse nicht mögen, können Sie Mozzarella oder andere Käsesorten verwenden.

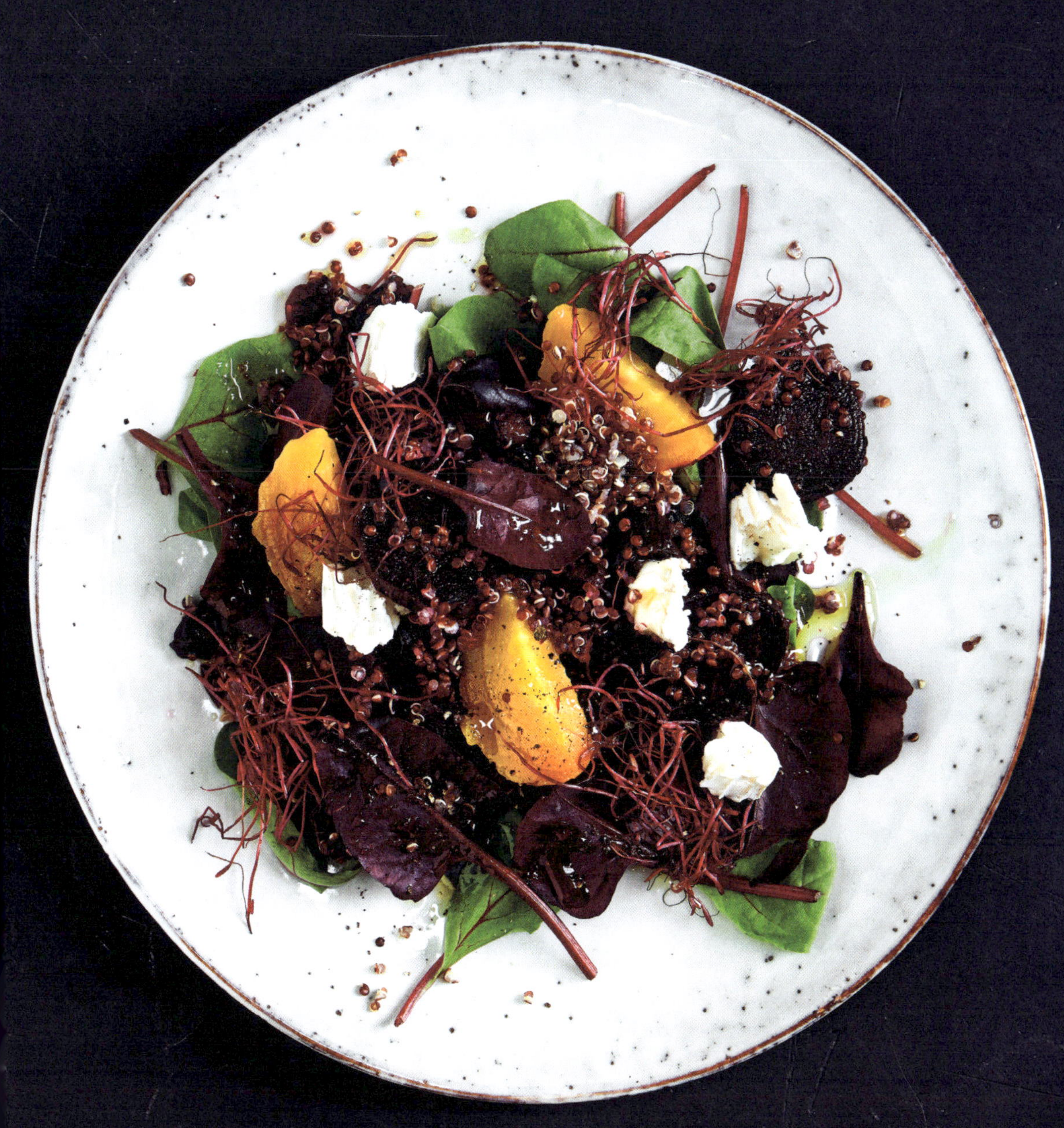

Gerstensalat mit Bohnen, Rosenkohl und Ei

- 25 g ganze Gerstenkörner, ungekocht
- 65 ml Wasser
- 150 g grüne Bohnen, frisch oder tiefgefroren
- 8 Köpfchen Rosenkohl
- 1 Ei

Dressing
- 10 g sonnengetrocknete Tomaten
- 1 EL Olivenöl
- 2 TL Balsamico-Essig
- 2 TL Zitronensaft
- ½ Knoblauchzehe
- Pfeffer, frisch gemahlen

Anstelle von Gerste können Sie auch Quinoa, Vollkorncouscous oder -nudeln verwenden.

Gerste spülen und abtropfen lassen, in Wasser kurz aufkochen und bei niedriger Stufe garen lassen. Nach ca. 35 Minuten den Herd ausschalten und das Getreide weitere 30 Minuten quellen lassen.
Bohnen putzen und waschen, in etwa 3 Minuten gar kochen.
Vom Rosenkohl die Strünke entfernen und vorsichtig die Blätter lösen.
Getrocknete Tomaten für 5 Minuten in kaltem Wasser einweichen, sodass ein Teil des Salzes ausgewaschen wird. Abgießen und trocken tupfen, dann in Streifen schneiden. Mit Olivenöl, Balsamico, Zitronensaft und Knoblauch in den Blender geben, mixen. Mit Pfeffer abschmecken.
Das Ei wachsweich kochen - etwa 7 Minuten in simmerndem Wasser. Sofort kalt abschrecken, schälen und halbieren oder in Viertel teilen.
Gerste, Bohnen und Rosenkohlblätter mit dem Tomatendressing mischen. Ei auf dem Salat anrichten.

DASHBOARD

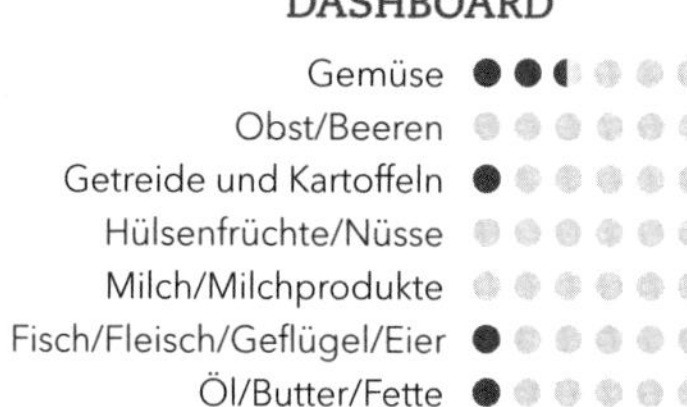

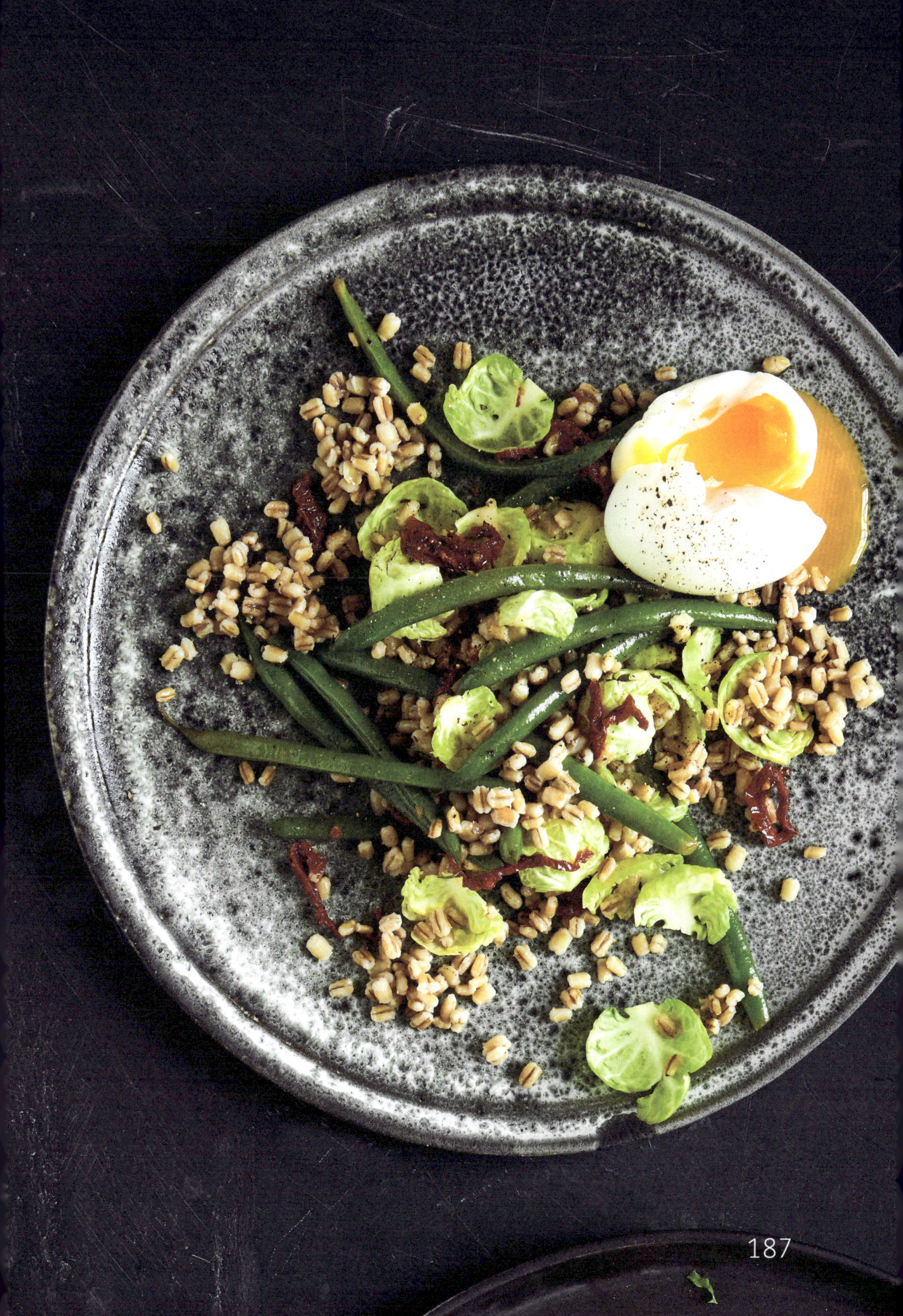

Sandwich mit Rucola, Frischkäse und Lachs

- 30 g Frischkäse
- 1 EL Sauerrahm
- Pfeffer, frisch gemahlen
- 1 Vollkornbrötchen, z.B. Rote-Bete-Brötchen *(siehe Seite 236)* oder 2 dünne Scheiben Roggenbrot (insgesamt 60 g)
- ½ Avocado
- 20 g Räucherlachs
- ¼ Handvoll Rucola
- ⅓ Gurke
- 5 Radieschen
- Frühlingszwiebeln

Frischkäse und Sauerrahm vermengen, cremig rühren und mit Pfeffer abschmecken.
Brötchen halbieren bzw. Brotscheiben toasten. Mit der Käsecreme bestreichen. Die halbe Avocado in Scheiben schneiden und mit dem Lachs auf die Sandwichbasis legen. Darüber kommen Rucola, Gurke und Radieschen in Scheiben und etwas Frühlingszwiebelringe. Das Sandwich zusammenklappen. Restliche Gurke und Radieschen dazu essen.

DASHBOARD

Gemüse
Obst/Beeren
Getreide und Kartoffeln
Hülsenfrüchte/Nüsse
Milch/Milchprodukte
Fisch/Fleisch/Geflügel/Eier
Öl/Butter/Fette

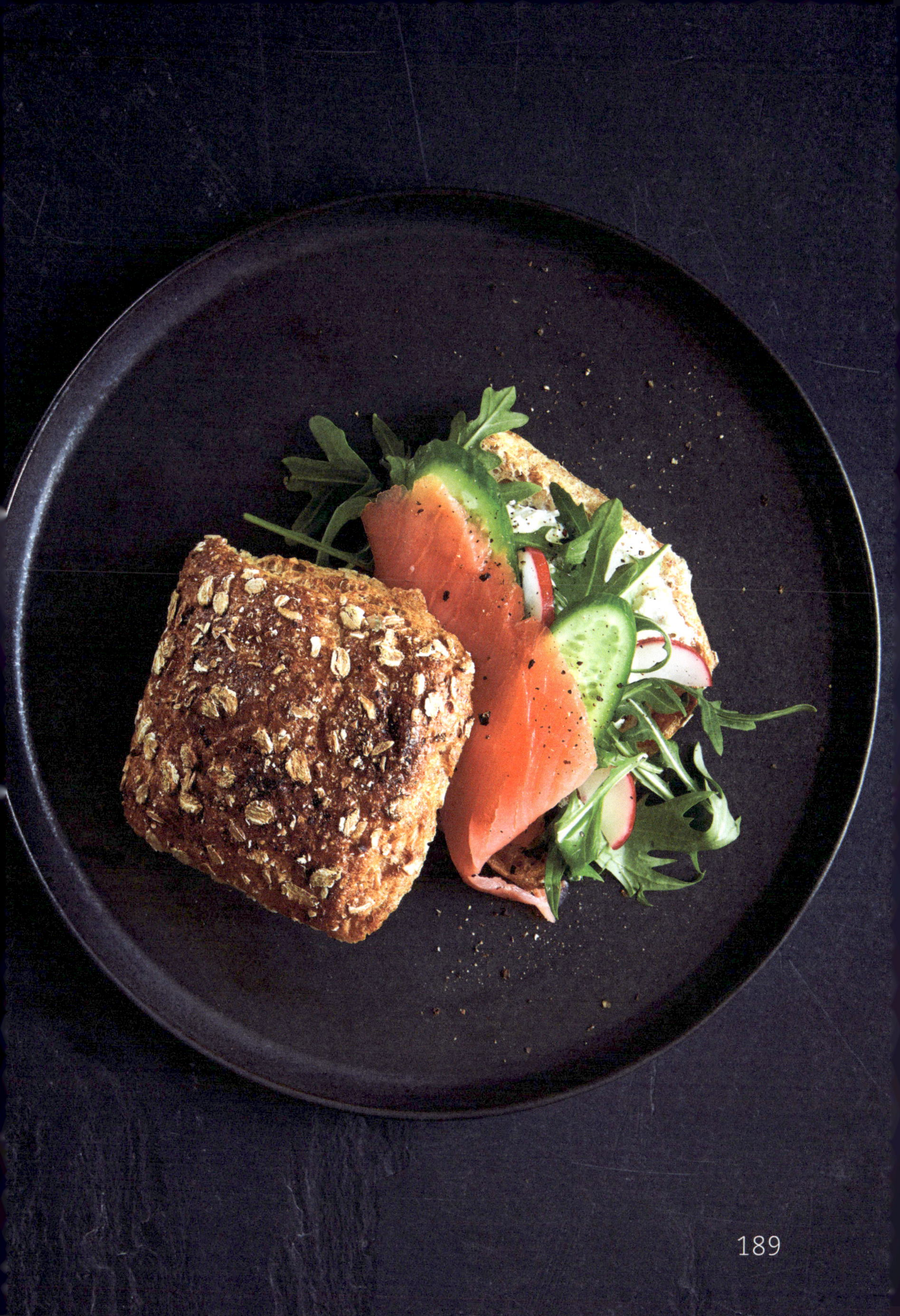

Weiße Bohnen mit Thunfisch und Petersilie

- 100 g gekochte weiße Bohnen aus Dose oder Glas (oder 42 g Trockenware)
- 50 g Thunfisch in Wasser (Konservenware)
- 1 EL Senfvinaigrette *(siehe Seite 247)*
- 1 große Handvoll gehackte glatte Petersilie
- 1 dicke Scheibe Roggenvollkornbrot (60 g)

Bohnen aus der Konserve abgießen und gründlich spülen. Wenn Sie die Bohnen selbst kochen: Vor der Zubereitung 10–12 Stunden einweichen, dann nach der Anweisung auf der Packung kochen.
Die gespülten Bohnen mit zerteiltem Thunfisch auf einem Teller anrichten. Vinaigrette anrühren und mit der gehackten Petersilie über Bohnen und Fisch verteilen.
Das Roggenbrot toasten und dazu essen.

DASHBOARD

Gemüse	◔○○○○○
Obst/Beeren	○○○○○○
Getreide und Kartoffeln	●●○○○○
Hülsenfrüchte/Nüsse	●○○○○○
Milch/Milchprodukte	○○○○○○
Fisch/Fleisch/Geflügel/Eier	●○○○○○
Öl/Butter/Fette	●○○○○○

Kochen Sie am besten gleich eine größere Portion Bohnen. Sie lassen sich gut einfrieren – so haben Sie immer welche vorrätig.

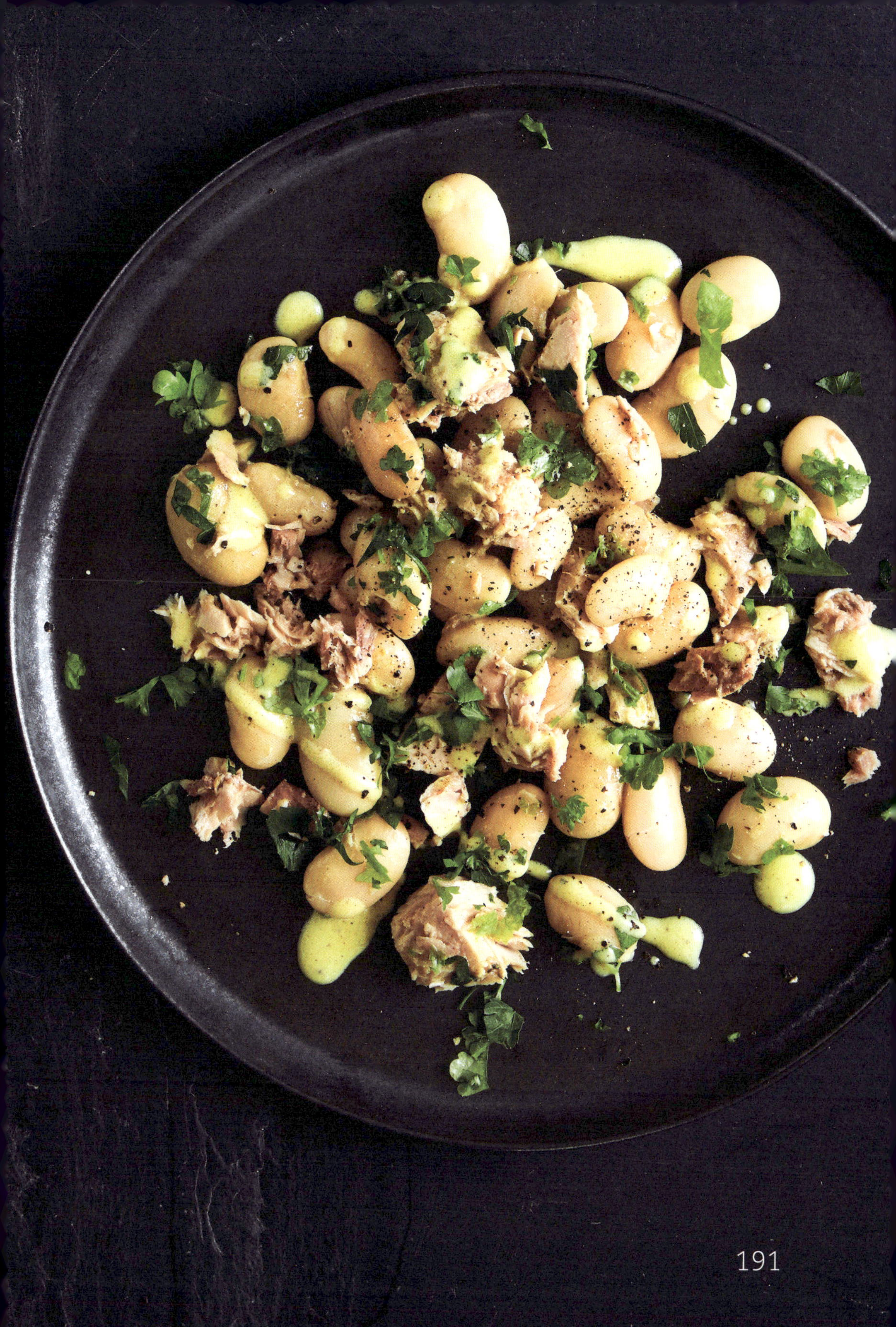

Vollkornwrap mit Huhn und Gemüse

- 50 g zarte grüne Bohnen
- 1½ Hähncheninnenfilet (45 g Rohgewicht)
- 1 Portion Erbsenpesto *(siehe Seite 245)*
- ½ Avocado
- 1 TL Zitronensaft
- evtl. etwas Erbsen- oder andere Sprossen
- 1 kleine Vollkorntortilla

Die Bohnen 3 Minuten in sprudelndem Wasser kochen, abgießen.
Hähnchenfilet auf jeder Seite ca. 3 Minuten braten.
Das Erbsenpesto zubereiten.
Halbe Avocado von der Schale befreien und in Scheiben schneiden, gegartes Hähnchenfleisch in Streifen.
Die Tortilla erwärmen, entweder in einer Bratpfanne oder für wenige Sekunden in der Mikrowelle, und flach auf einen Teller legen. Mit Erbsenpesto bestreichen, darüber Hähnchenstreifen, Bohnen, Avocado und evtl. Sprossen verteilen. Mit Zitronensaft abrunden, die Tortilla einrollen und sofort genießen.

DASHBOARD

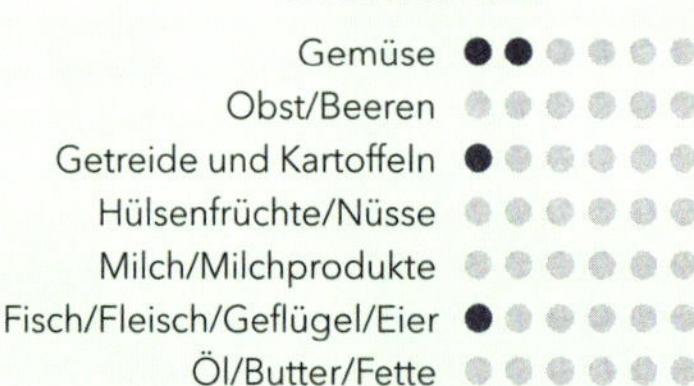

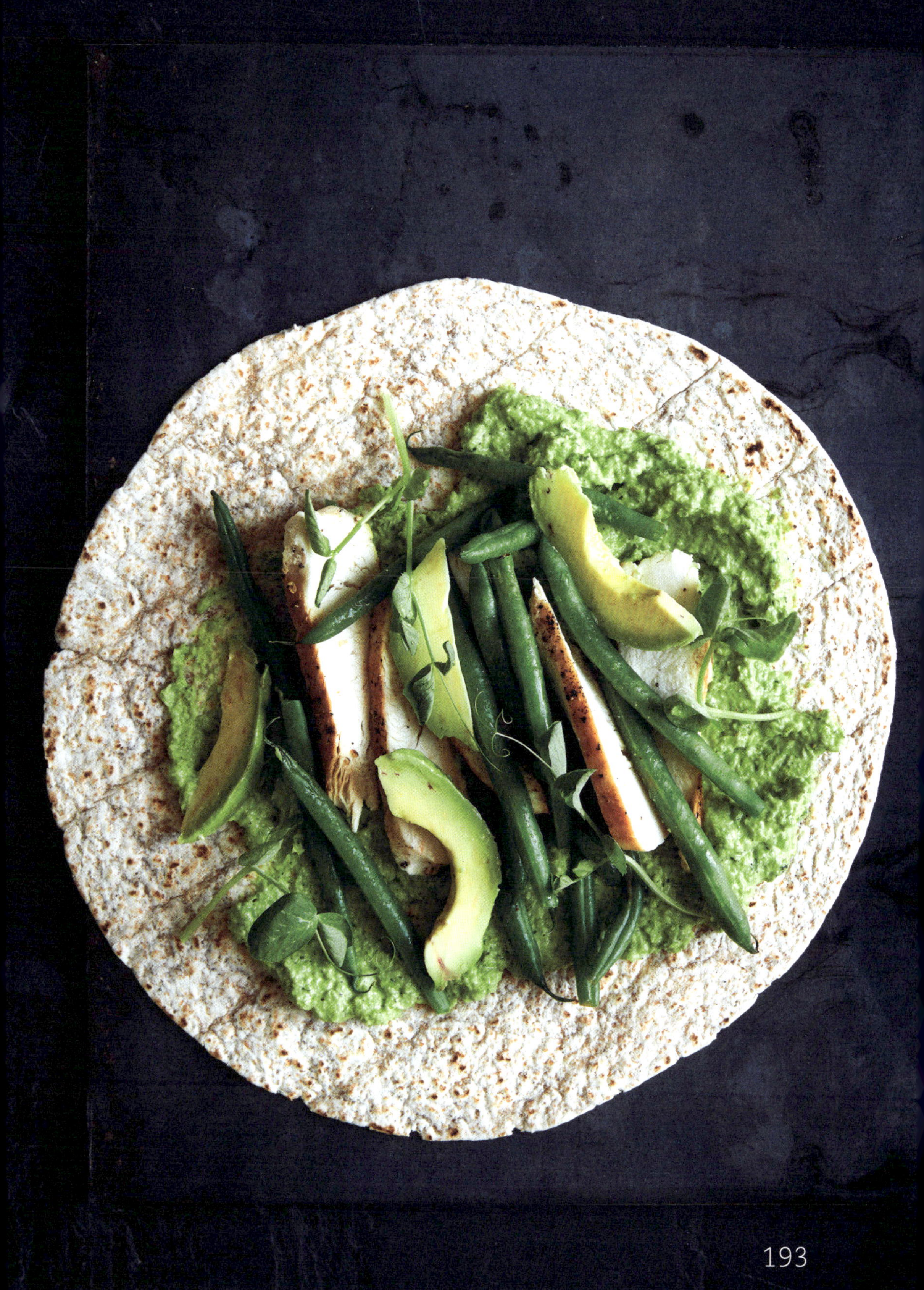

Taboulé mit Aprikosen und gelber Paprika

- 60 g Vollkorncouscous (Trockengewicht)
- 4–5 getrocknete Aprikosen (30 g)
- 1½ Stangen Staudensellerie
- 1 gelbe Paprikaschote
- 50 g Zuckerschoten
- 1 EL Zitronen-Apfel-Dressing *(siehe Seite 248)*, plus 2 EL Olivenöl
- 2–3 frische Minzblätter

Couscous nach Anleitung auf der Packung kochen.
Aprikosen, Staudensellerie und Paprika fein würfeln.
Zuckerschoten 3 Minuten in kochendem Wasser blanchieren, abtropfen lassen und schräg in dünne Streifen schneiden.
Das Zitronen-Apfel-Dressing mit Olivenöl anreichern, unter den Salat heben und alles mit fein gehackter frischer Minze bestreuen.

DASHBOARD

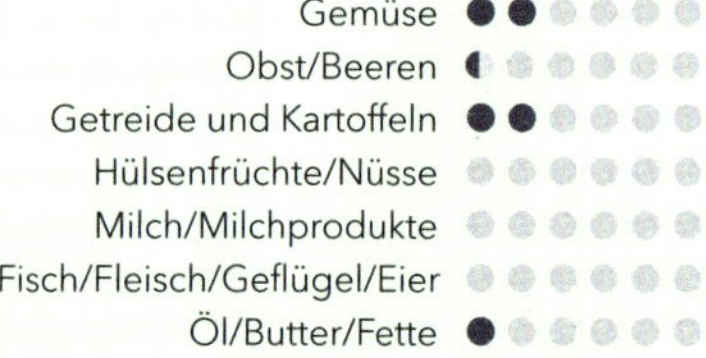

Tipp: Anstelle von Couscous passen hier auch Quinoa, ganze Gerstenkörner oder Vollkornbulgur.

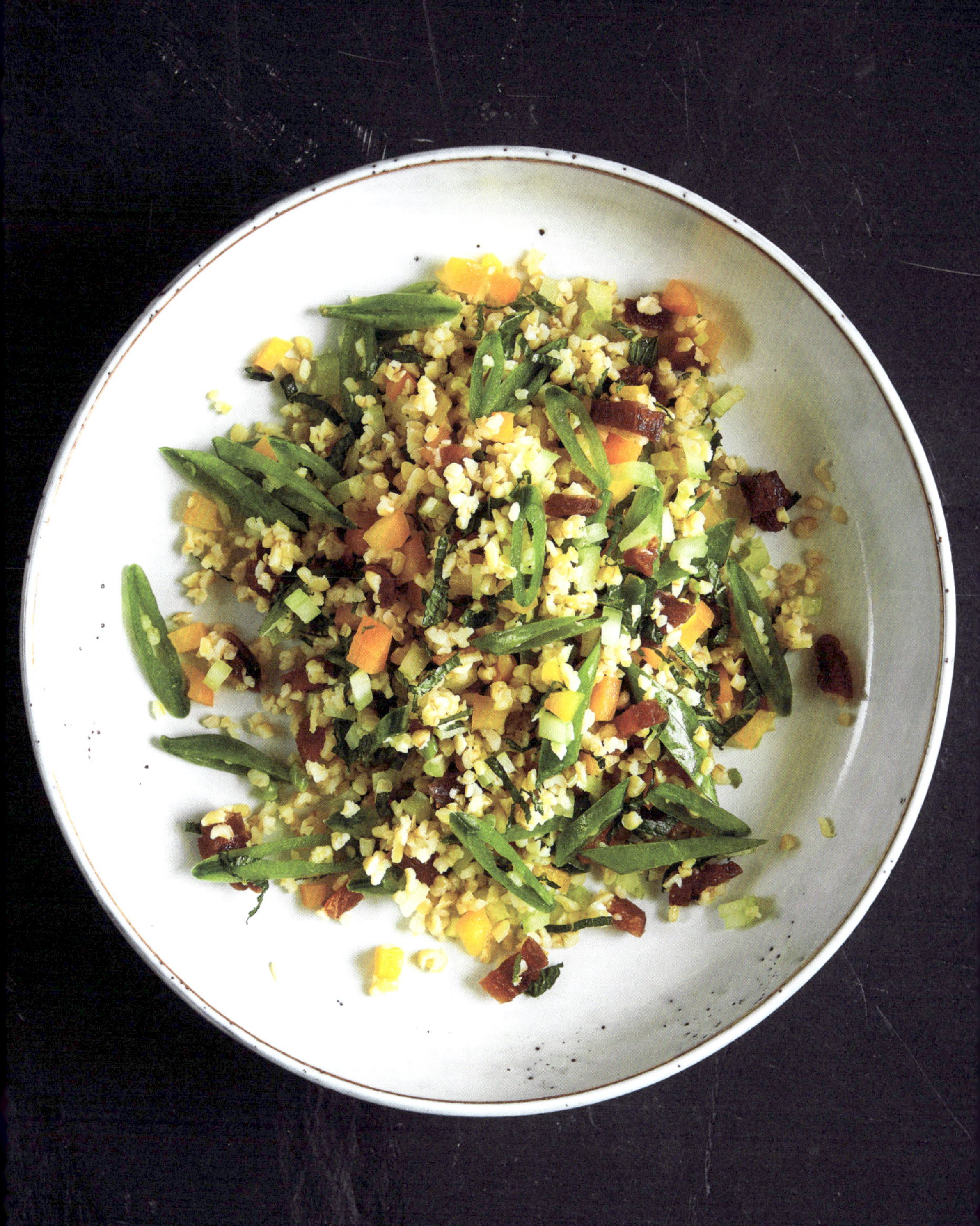

Belegtes Roggenbrot

Proteinbrot 1
1 Scheibe Roggenvollkornbrot (30 g) mit einer dieser Optionen:

- 40 g geräucherte Makrele oder Hering mit Frühlingszwiebeln, Radieschen und Zitrone (evtl. auch 20 g Fisch + ½ Ei)
- 50 g eingelegter Hering mit roter Zwiebel
- 1 gekochtes Ei mit Kresse
- ½ Dose Makrele in Tomatensauce
- 40 g Räucherlachs mit Dill und Zitrone

DASHBOARD

Gemüse	○○○○○○
Obst/Beeren	○○○○○○
Getreide und Kartoffeln	●○○○○○
Hülsenfrüchte/Nüsse	○○○○○○
Milch/Milchprodukte	○○○○○○
Fisch/Fleisch/Geflügel/Eier	●○○○○○
Öl/Butter/Fette	○○○○○○

Proteinbrot 2
1 Scheibe Roggenvollkornbrot (30 g) mit einer dieser Optionen:

- 45 g gebratenes Hühnchen mit ½ EL Rucola- oder Brunnenkressepesto *(siehe Seite 246)*
- 50 g Garnelen mit Dill und ½ EL Mayonnaise (auf Rapsöl-Basis)

DASHBOARD

Gemüse	○○○○○○
Obst/Beeren	○○○○○○
Getreide und Kartoffeln	●○○○○○
Hülsenfrüchte/Nüsse	○○○○○○
Milch/Milchprodukte	○○○○○○
Fisch/Fleisch/Geflügel/Eier	●○○○○○
Öl/Butter/Fette	◐○○○○○

Käsebrot
1 Scheibe Roggenvollkornbrot (30 g) mit einer dieser Optionen:

- Tomate, 30 g Mozzarella (fettarm) und Basilikum
- 30 g Frischkäse mit Radieschen
- 2 Scheiben (30 g) fettarmer Käse mit Gurke oder Paprika

DASHBOARD

Gemüse	◔○○○○○
Obst/Beeren	○○○○○○
Getreide und Kartoffeln	●○○○○○
Hülsenfrüchte/Nüsse	○○○○○○
Milch/Milchprodukte	●○○○○○
Fisch/Fleisch/Geflügel/Eier	○○○○○○
Öl/Butter/Fette	○○○○○○

Grünes Brot
1 Scheibe Roggenvollkornbrot (30 g) mit einer dieser Optionen:

- 2 kalte Kartoffeln mit Frühlingszwiebeln und Radieschen
- ½ Avocado, Rucola und Zitronensaft

DASHBOARD

Gemüse	●○○○○○
Obst/Beeren	○○○○○○
Getreide und Kartoffeln	●○○○○○
Hülsenfrüchte/Nüsse	○○○○○○
Milch/Milchprodukte	○○○○○○
Fisch/Fleisch/Geflügel/Eier	○○○○○○
Öl/Butter/Fette	○○○○○○

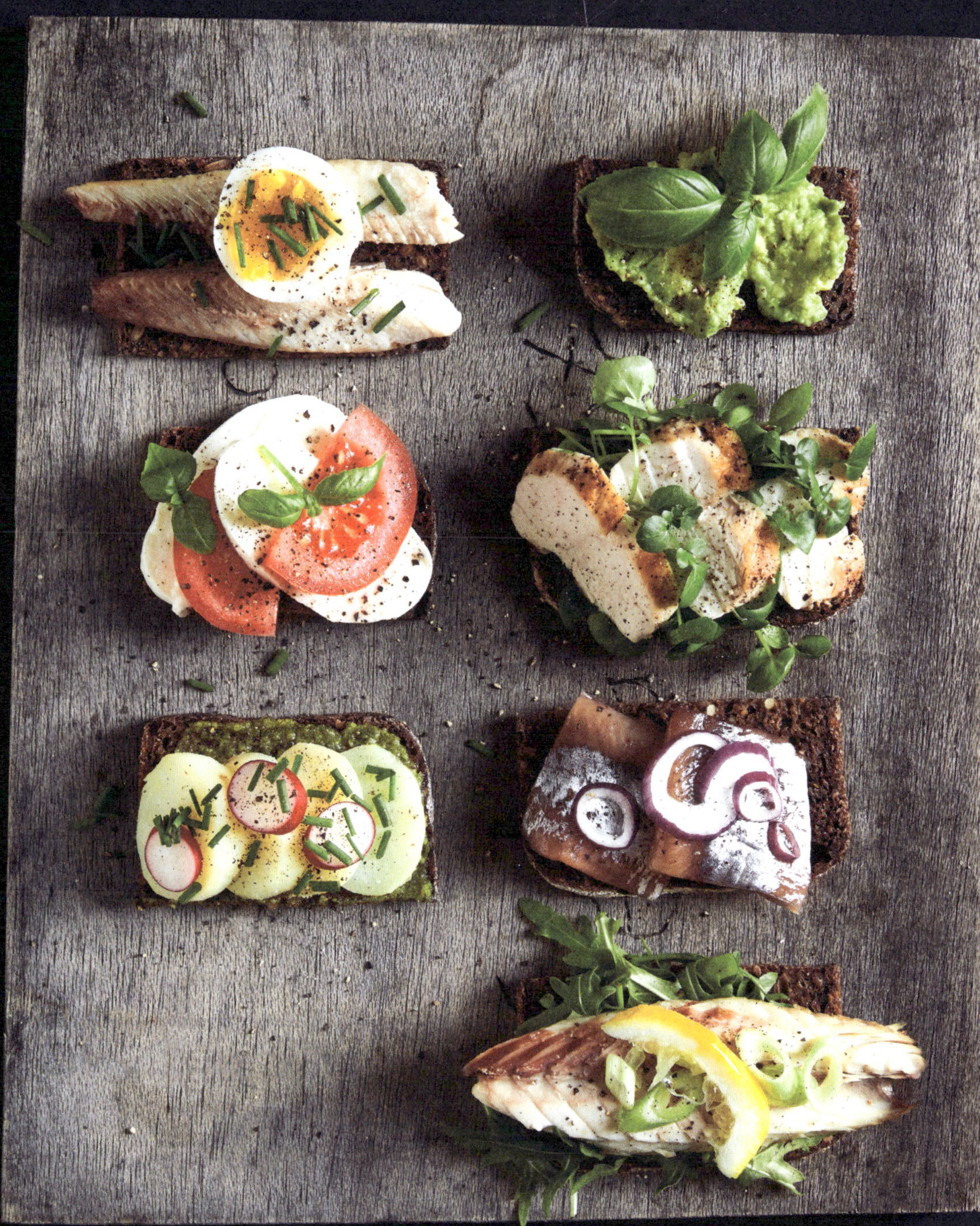

Abendessen

Alle Gerichte sind für zwei Personen berechnet

———————

———————

Vollkornpasta mit gegrilltem Gemüse

Einige Lieblingszutaten der Mittelmeerküche machen dieses Pastagericht zu einem neuen einfachen Favoriten für die ganze Familie. Eine blutdruckfreundliche Alternative zur klassischen Bolognese.

- ½ Aubergine (150 g)
- ½ Zucchini (150 g)
- 2 EL Olivenöl
- 1 rote Paprikaschote
- ½ kleines Glas (35 g) Tomatenmark
- 1 Handvoll gehackte Petersilie
- 2 Sardellen
- 1 TL getrockneter Oregano
- frisch gemahlener Pfeffer
- 150 g Vollkornpasta (Trockengewicht)
- 20 g Parmesan

Aubergine in 5 Millimeter dünne Scheiben schneiden. Diese zwischen Küchenpapier legen und mit leichtem Druck abtrocknen.

Zucchini ebenfalls in Scheiben schneiden. Zusammen mit den Auberginenscheiben und dem Olivenöl in einen Gefrierbeutel geben und darin gründlich wenden und vermengen, damit das Öl sich gut verteilt. 10 Minuten ziehen lassen.

Eine Grillpfanne erhitzen. Gemüse aus dem Beutel nehmen und in der Pfanne anbraten.

Paprika halbieren, Stiel und Kerne herausschneiden und mit der Hautseite nach oben im Ofen bei 200 °C 15 Minuten lang backen. Anschließend fein hacken und mit Tomatenmark, Petersilie, ebenfalls fein gehackten Sardellen und Oregano mischen. Mit Pfeffer abschmecken. Sardellen und Parmesan dürften zusätzliches Salz überflüssig machen.

Die Nudeln bissfest kochen.

Pasta und Sauce vermengen und mit dem gegrillten Gemüse auf einem Teller anrichten. Mit Parmesan bestreut servieren.

Tipp: Wenn Sie keine Grillpfanne besitzen, können Sie auch eine gewöhnliche Bratpfanne verwenden.

DASHBOARD (pro Portion)

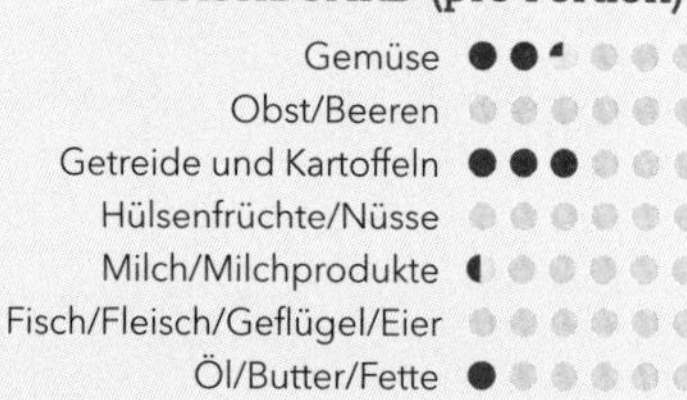

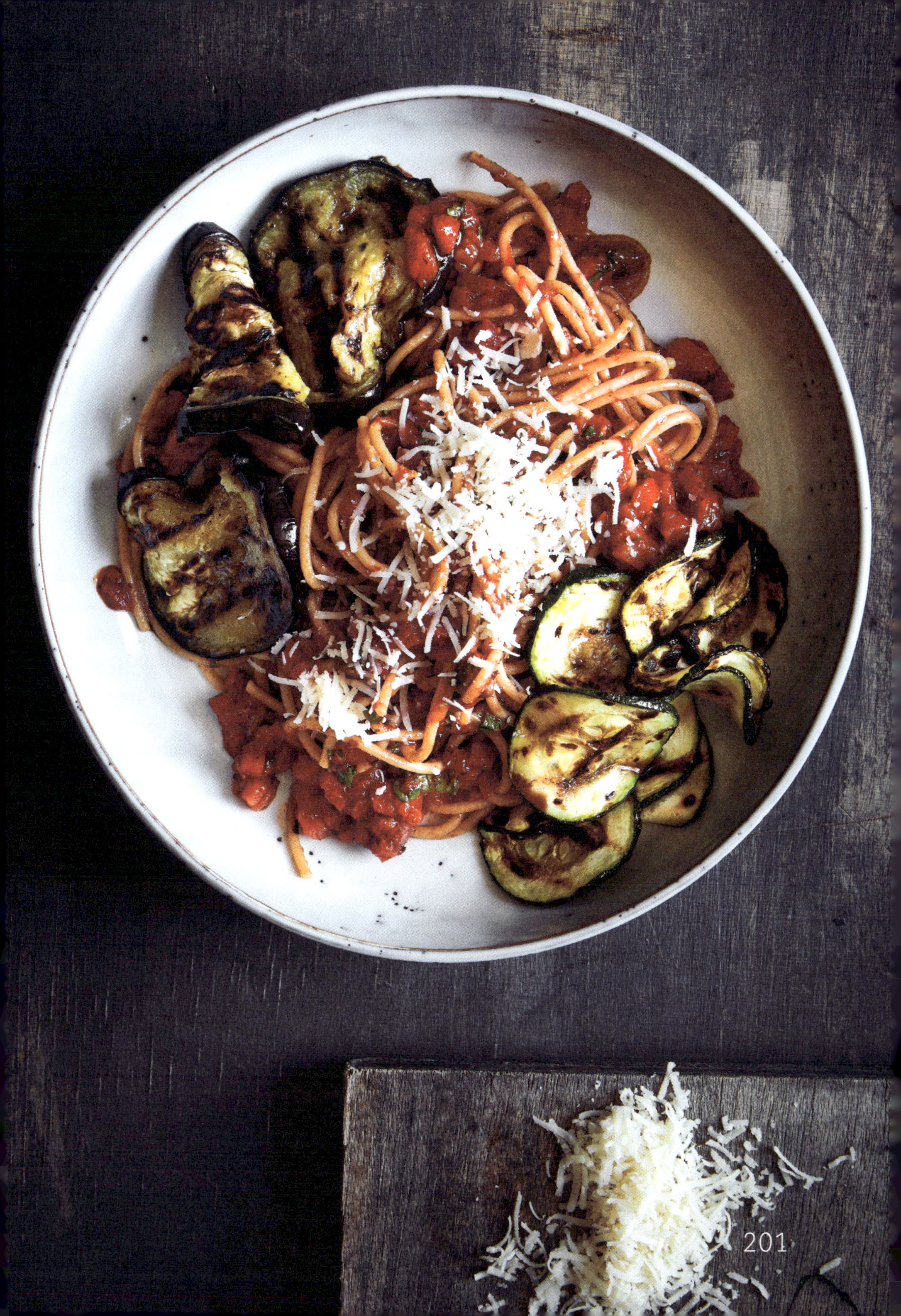

Lammkoteletts mit roten Bohnen und Minze

Bohnen sind ein leider unterschätztes Lebensmittel und sollten viel öfter gegessen werden. Da sie ganz wunderbar sättigen, werden Sie wahrscheinlich größere Mengen an Fleisch gar nicht vermissen.

- ½ Dose Kidneybohnen (200 g) oder 85 g getrocknete Kidneybohnen
- Gemüsebrühe
- 1 Handvoll frische Minze
- 2 EL Kapern
- 3 EL Olivenöl
- 1 EL Balsamico-Essig
- 1 TL Senf
- 2 EL Wasser
- Salz und Pfeffer
- 2 große Tomaten
- 1 TL getrockneter Oregano
- 2 Knoblauchzehen, fein gehackt
- 2 magere Lammkoteletts mit jeweils ca. 90 g Fleischanteil

Bei Verwendung von Dosenbohnen diese abgießen und gut abspülen.
Wenn Sie Trockenbohnen verwenden: zunächst 10–12 Stunden einweichen, dann das Wasser abgießen. Die Bohnen gut 30 Minuten in Brühe gar kochen, anschließend abkühlen lassen.
Minze und Kapern hacken.
Eine Marinade aus 2 Esslöffeln Olivenöl, Balsamico-Essig und Senf anrühren, etwas Wasser, Salz und Pfeffer hinzugeben, alles gut vermischen.
Tomaten an der Oberseite kreuzförmig einritzen, mit Oregano bestreuen und im Ofen bei 180 °C für 20 Minuten backen.
Das verbleibende Öl mit dem Knoblauch in einer Pfanne erhitzen. Lammkoteletts mit Salz und Pfeffer würzen und im Knoblauchöl anbraten, sodass sie innen noch rosa sind. Die Gardauer ist abhängig von der Dicke des Fleischs.

DASHBOARD (pro Portion)

Gemüse	●◖○○○○
Obst/Beeren	○○○○○○
Getreide und Kartoffeln	○○○○○○
Hülsenfrüchte/Nüsse	●○○○○○
Milch/Milchprodukte	○○○○○○
Fisch/Fleisch/Geflügel/Eier	●●○○○○
Öl/Butter/Fette	●◖○○○○

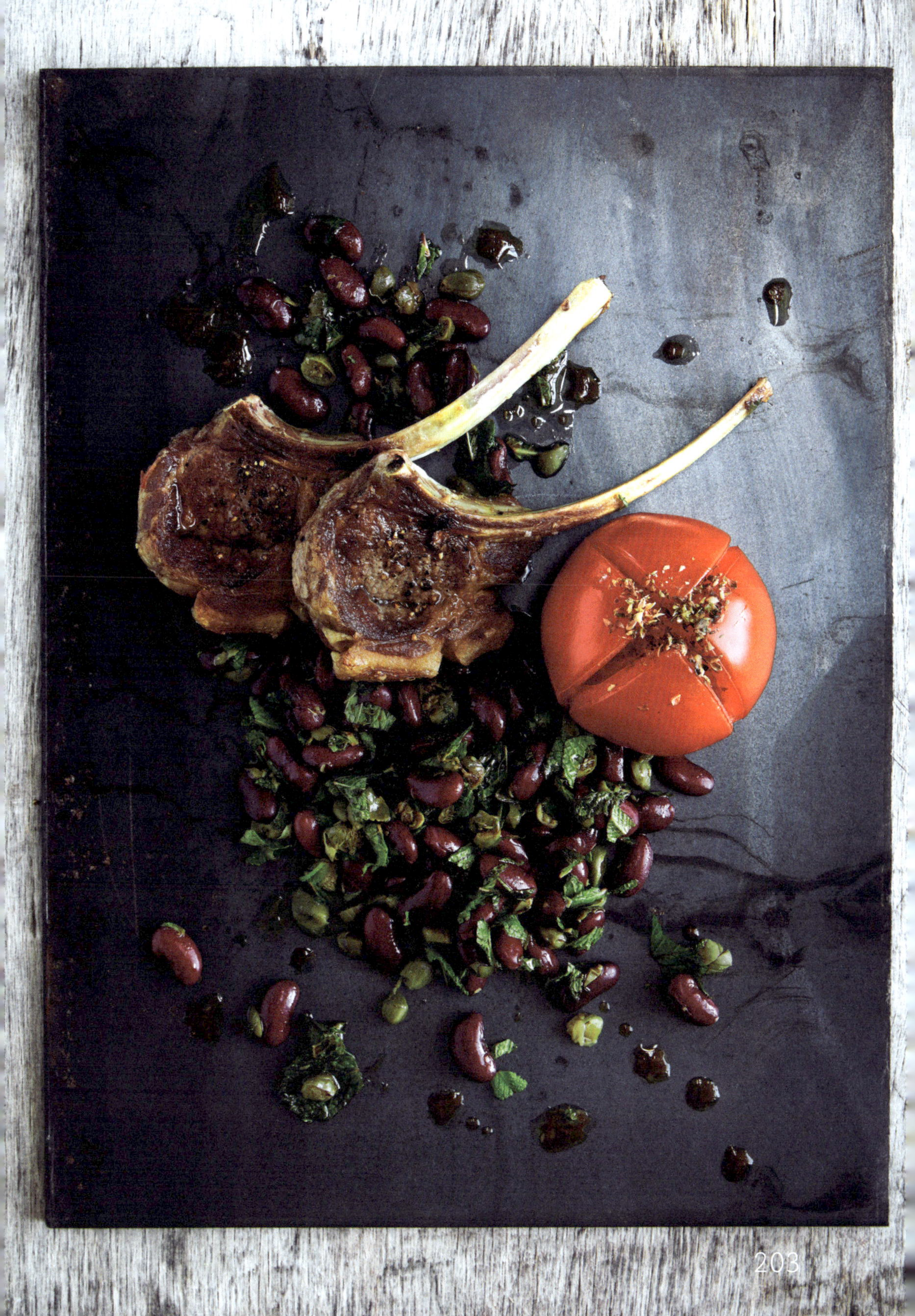

Curryhähnchen mit Ingwer, gebackenem Blumenkohl und Spinat

Die Kombination von Ingwer und indischen Gewürzen wirkt wahre Wunder: Dieses Curryhähnchen stärkt Ihren Körper gegen Entzündungen und schmeckt nach weiter Welt.

- 2 Knoblauchzehen
- 2 EL Olivenöl
- 1 EL mildes Currypulver
- 1 EL gemahlener Ingwer
- Salz und Pfeffer
- 180 g Hähnchenfilet
- 1 EL Balsamico-Essig
- 200 g Spinat
- ½ Bio-Zitrone
- ½ Kopf Blumenkohl
- 100 ml Weißwein
- 40 g Parmesan, gerieben

Knoblauch fein hacken und mit Öl, Currypulver, Ingwer, Salz und Pfeffer in einen Gefrierbeutel füllen. Die Filets dazugeben, alles gut vermischen. Gewürzte Filets in eine kleine ofenfeste Form geben, etwas Balsamico-Essig darüber verteilen und für 30 Minuten im 200 °C warmen Ofen backen.
Spinat kurz in einem Topf mit kochendem Wasser und dem Saft einer halben Zitrone blanchieren und abtropfen lassen. Zuunterst in eine zweite Ofenform geben und die Blumenkohlröschen darüber verteilen. Den Wein zugießen. Mit frisch gemahlenem Pfeffer und geriebenem Parmesan bestreuen und das Gemüse 20 Minuten lang im Ofen backen. Optional kurz vor dem Servieren unter dem Grill etwas anrösten. Zusammen mit dem Curryhähnchen auf Tellern anrichten, die Garflüssigkeit von Gemüse und Hähnchen darüberträufeln.

DASHBOARD (pro Portion)

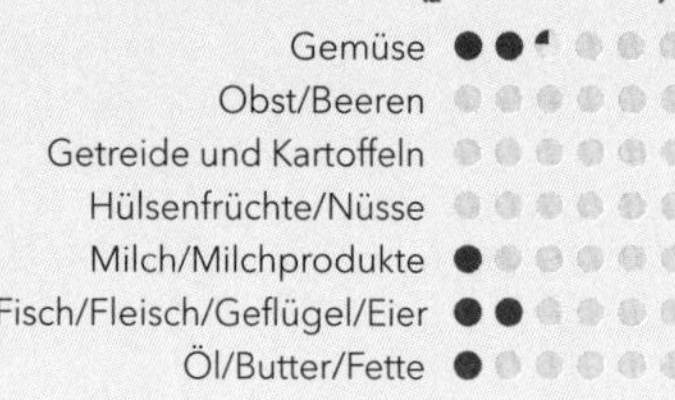

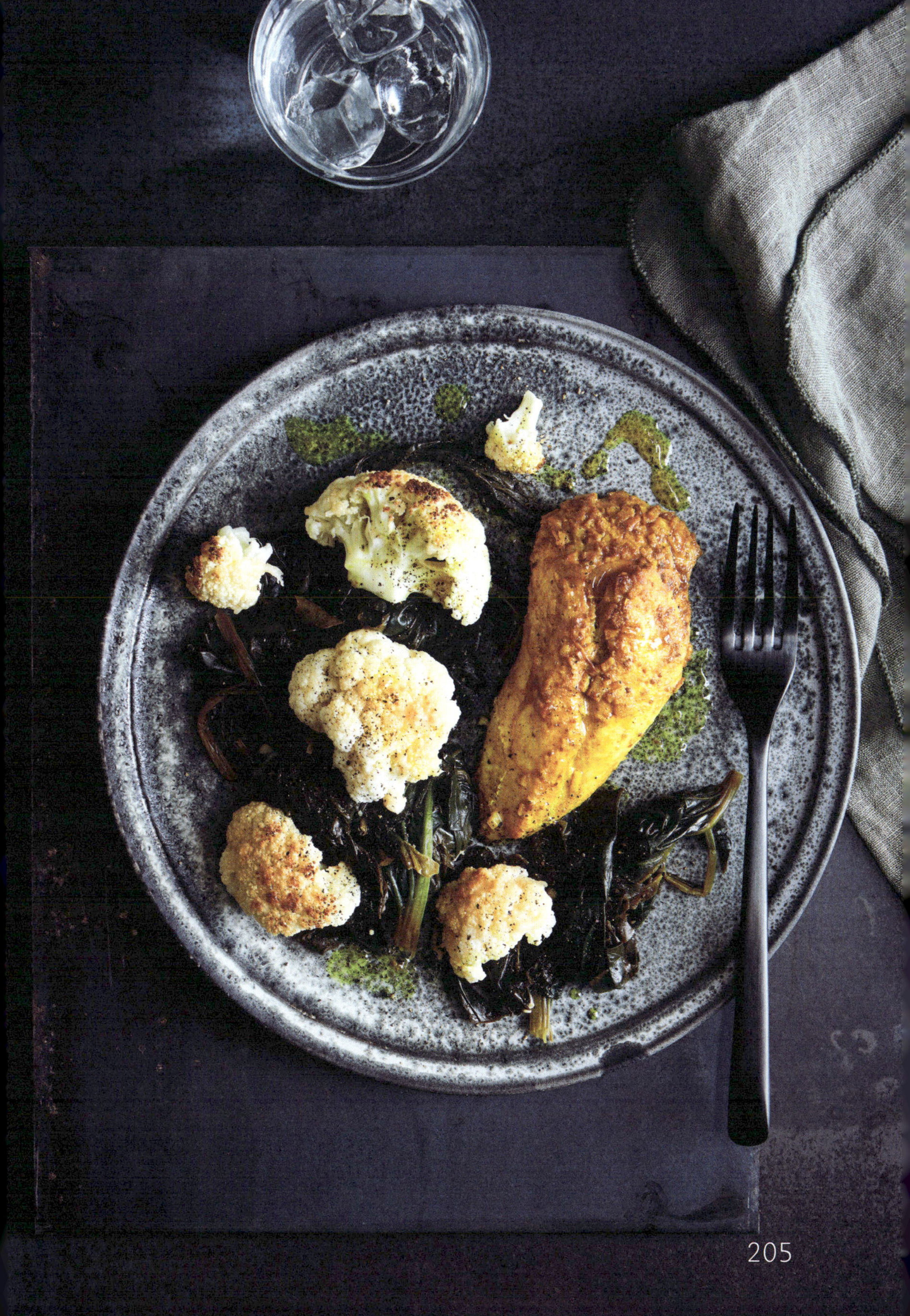

Fischrouladen mit Kräuterlauch

Sanft gedünsteter Fisch ist immer eine tolle Option, besonders wenn er mit einer Füllung aus nitrathaltigem Spinat und begleitet von leckerem Lauch daherkommt.

Fischrouladen

- 100 g Spinat
- Saft von einer ½ Zitrone
- 1 Schalotte
- 2 Filets (je etwa 100 g, ohne Haut) von Seezunge, Scholle oder anderem weißem Edelfisch
- Pfeffer

- 4 mittelgroße Kartoffeln

Lauch

- 3 Lauchstangen
- Salz
- Kräuterbund aus Thymian, Petersilie und Lorbeerblättern, mit einem Baumwollfaden zusammengebunden
- 1 Tomate
- 3 Frühlingszwiebeln
- ½ Zwiebel
- 1 TL Senf
- 2 EL Olivenöl
- 1 EL Balsamico-Essig
- Salz und Pfeffer

Spinat in Wasser mit etwas Zitronensaft kurz blanchieren.
Schalotte hacken, mit dem Spinat vermengen und auf die Fischfilets geben. Diese zu Rouladen rollen. Die Fischröllchen in eine ofenfeste, mit etwas Olivenöl ausgepinselte Form legen und mit Zitronensaft und Pfeffer würzen. Bei 180 °C für 15 Minuten im Ofen backen.
Die Kartoffeln bissfest kochen und anschließend pellen.
Lauchstangen einmal halbieren und dann der Länge nach in Viertel teilen. Unter fließendem kaltem Wasser gründlich spülen. In gesalzenem Wasser unter Zugabe der Kräuter ca. 3 bis 4 Minuten garen. Herausnehmen und warm stellen. Tomate für ca. 30 Sekunden im Lauchwasser mitkochen lassen, anschließend die Haut abziehen. Die Garflüssigkeit auf die Hälfte einkochen und zur Seite stellen.
Die Tomate in kleine Würfel schneiden, Frühlingszwiebeln und Zwiebel hacken. Aus Senf, Öl, Balsamico-Essig und 1–2 Esslöffel Lauchwasser eine Vinaigrette anrühren und mit etwas Salz und Pfeffer abschmecken. Tomatenwürfel und gehackte Zwiebeln zugeben und gut vermischen. Den Fisch, die Kartoffeln und den Lauch auf vorgewärmten Tellern anrichten. Das Dressing über den Lauch geben und sofort servieren..

DASHBOARD (pro Portion)

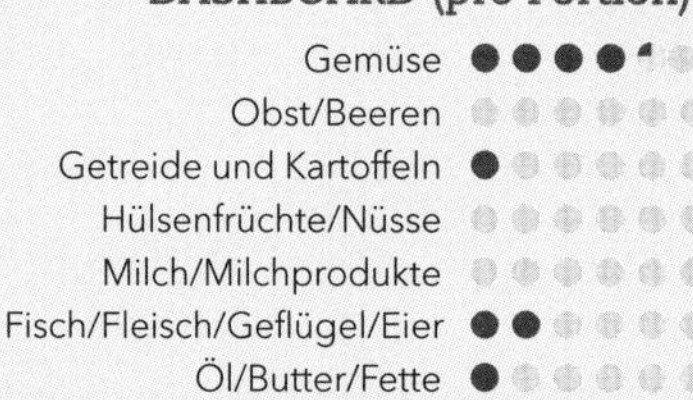

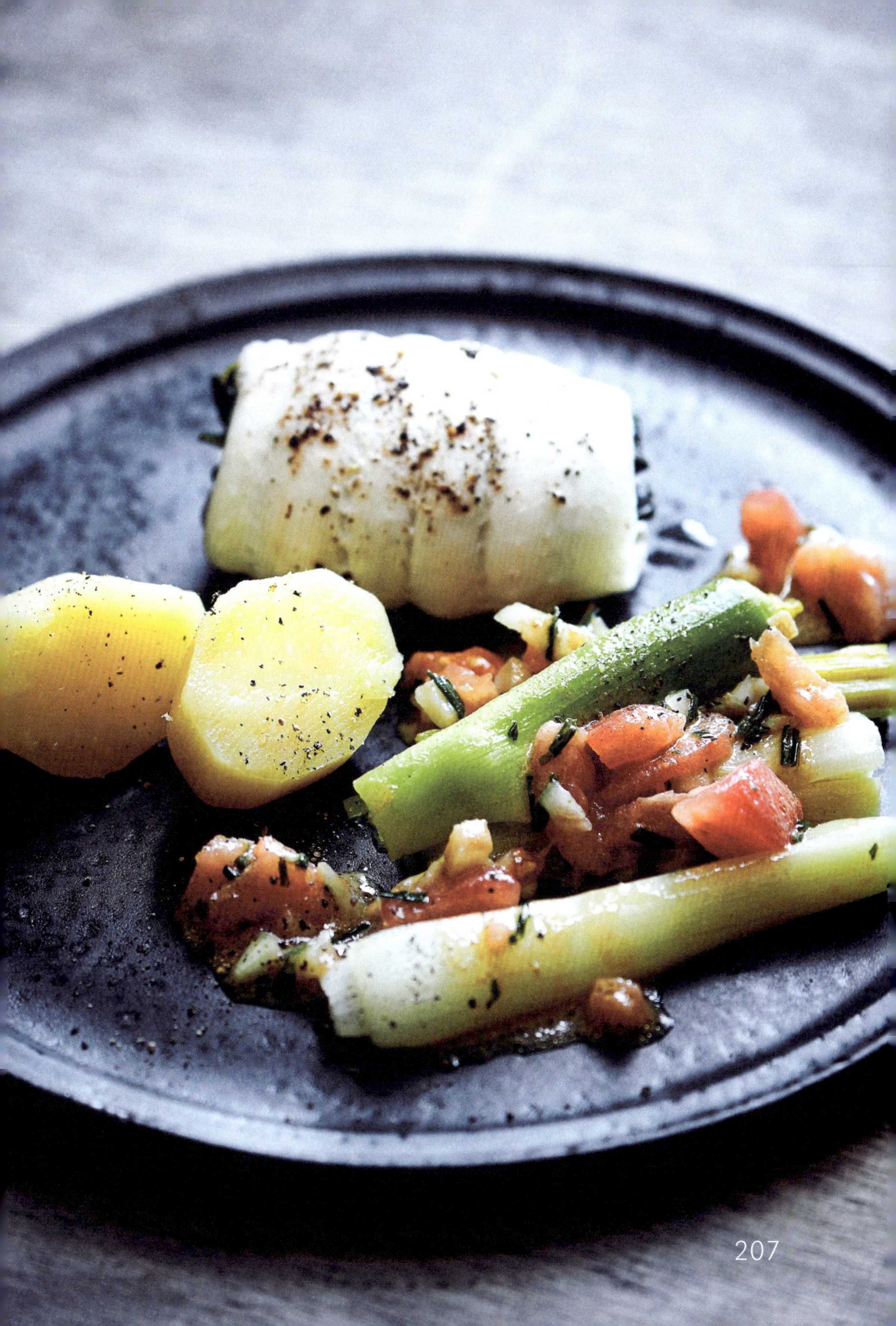

Spicy Stroganoff

Paprika und Chili bringen uns schnell zum Schwitzen - dosieren Sie vor allem Chili mit etwas Vorsicht. Aber denken Sie auch daran, dass die Schärfe ein Geschenk für Ihren Blutdruck ist, u. a. weil Sie dadurch weniger Salz brauchen.

Stroganoff

- 180 g Rindfleisch
- 1 EL Olivenöl
- 2 Zwiebeln, gehackt
- Pfeffer, frisch gemahlen
- 1 EL Paprikagewürz
- 1 grüne Paprikaschote
- 100 ml Rinderbrühe
- 1 Dose gehäutete Tomaten
- 5 EL Zitronensaft
- 2–3 EL Sauerrahm, möglichst fettarm
- 125 g Champignons
- ein wenig Chili

Kohl

- 1 kleiner Spitzkohl
- 2 EL Olivenöl
- 1 Handvoll frisches Basilikum, gehackt

Fleisch in Würfel schneiden und in einem Topf mit möglichst dickem Boden in 1 Esslöffel Olivenöl anbraten, dann auch die gehackten Zwiebeln. Mit Pfeffer und Paprika würzen.

Paprikaschote würfeln und zusammen mit der Brühe in den Topf geben.

Die Tomaten mitsamt Saft in eine Schale füllen. Die Flüssigkeit zum Fleisch gießen und mindestens 30 Minuten lang sanft simmern lassen.

Wenn das Fleisch gar ist, die Sauce mit 1 Esslöffel Zitronensaft und Sauerrahm abschmecken.

Champignons vierteln und Tomaten, wenn nicht schon stückig, hacken - beides in den Topf geben und weitere 10 Minuten köcheln lassen. Mit Chili abschmecken.

Den Ofen auf 225 °C erhitzen. Kohl waschen und in Viertel teilen. Öl, den restlichen Zitronensaft und gehacktes Basilikum in einem Schälchen vermischen und die Kohlstücke damit bepinseln. Gut 5 Minuten im Ofen backen und zum Fleischgericht servieren.

DASHBOARD (pro Portion)

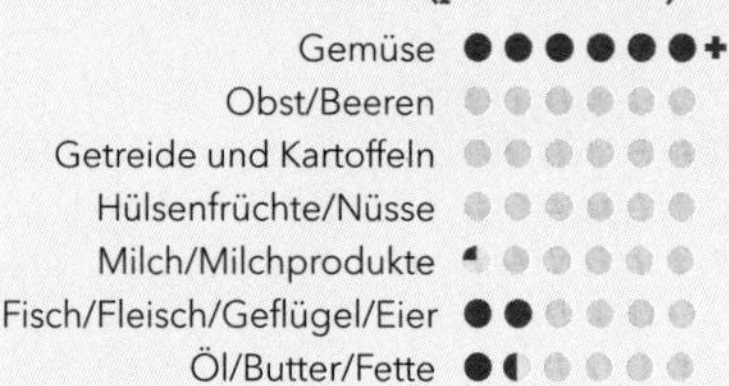

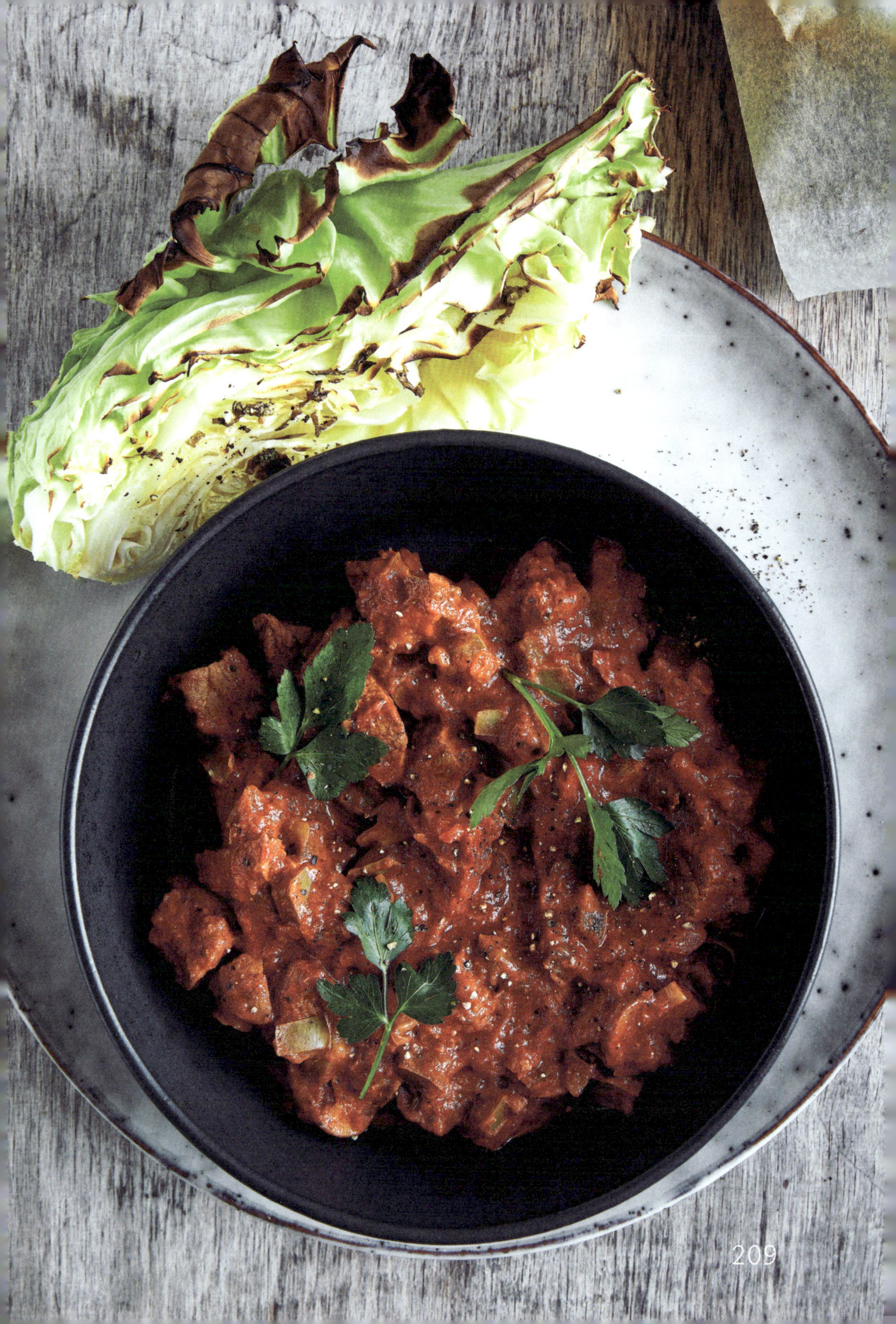

Omelett mit Serranoschinken und Vollkornbrot

Das perfekte Omelett braucht nur einen Augenblick – aber es lohnt sich, Eiweiß und Dotter einzeln aufzuschlagen. So wird es superleicht und fluffig.

- 3 Eier
- 2 EL Wasser
- Pfeffer
- 2 getrocknete Tomaten
- 1 EL Olivenöl
- 2 Frühlingszwiebeln
- 250 g Babyspinat
- 60 g Serranoschinken
- 1 EL gehackte Frühlingszwiebel
- 4 Scheiben getoastetes Vollkornbrot (120 g)

Eier trennen. Eiweiß steif schlagen. Eigelb mit Wasser und Pfeffer in einer zweiten Schüssel verrühren und vorsichtig den Eischnee unterheben.
Getrocknete Tomaten 5 Minuten in Wasser einweichen, um das Salz teilweise auszuwaschen.
Frühlingszwiebeln und Tomaten fein schneiden. Olivenöl in einer Pfanne erhitzen und den Spinat hineingeben. Die Eiermasse darübergießen und mit den Frühlingszwiebeln und Tomatenstreifen bestreuen. Das Omelett braten, bis die Masse beinahe fest geworden ist. Die Schinkenscheiben auf eine Hälfte des Omeletts legen, auf einen Teller gleiten lassen und die andere Hälfte darüberfalten. Mit gehackter Frühlingszwiebel dekorieren und das Brot dazu essen.

DASHBOARD (pro Portion)

Gemüse
Obst/Beeren
Getreide und Kartoffeln
Hülsenfrüchte/Nüsse
Milch/Milchprodukte
Fisch/Fleisch/Geflügel/Eier
Öl/Butter/Fette

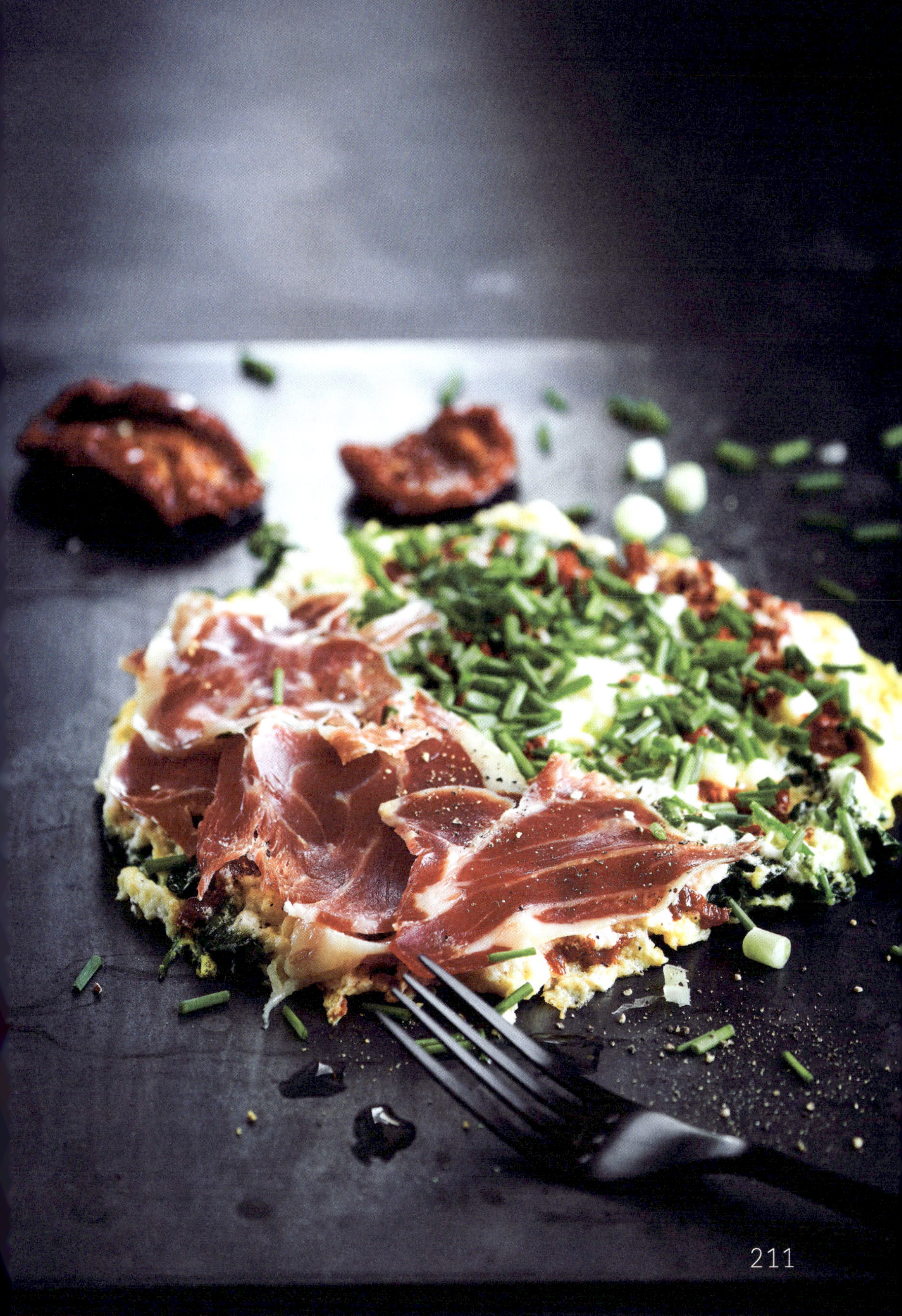

Chili con Carne mit Guacamole und Tortillachips

Mit all den wunderbaren kräftigen Gewürzen und einer ordentlichen Portion Bohnen ist dieser mexikanische Klassiker ein Fest für Ihren Blutdruck. Sie können dazu sogar Tortillachips essen – allerdings in einer gesünderen Variante.

- 1 Schalotte
- 1 Knoblauchzehe
- 1 Stange Staudensellerie
- ½ Chilischote
- 2 EL Olivenöl
- 180 g mageres Rinderhackfleisch
- ½ TL Kreuzkümmel
- 1 Karotte
- 1 Paprika
- 2 EL Tomatenmark
- 1 Dose stückige Tomaten
- ½ Dose Kidneybohnen
- 300 ml Wasser
- Salz und Pfeffer
- 1 Avocado
- 1 EL Sauerrahm, möglichst fettarm
- 1–2 TL Zitronensaft
- Salz und Pfeffer
- 2 kleine Weizentortillas (Vollkorn)

Schalotte, Knoblauch, Staudensellerie und Chili hacken.
Öl in einem Topf mit dickem Boden erhitzen. Gehacktes Gemüse darin sanft hellgolden anbraten.
Fleisch und Kreuzkümmel hinzugeben und weiterbraten, bis das Fleisch Farbe angenommen hat.
Karotten reiben und Paprika in kleine Würfel schneiden. In den Topf geben und für weitere 10 Minuten braten.
Tomatenmark, Tomaten und abgetropfte Bohnen zu Fleisch und Gemüse geben.
Wasser hinzufügen. Mit Salz und Pfeffer und evtl. etwas mehr Chili würzen, je nachdem, wie scharf Sie es mögen. Eine halbe Stunde lang sanft simmern lassen.
Avocado mit Sauerrahm und Zitronensaft zerdrücken. Die Guacamole mit Salz und Pfeffer abschmecken.
Tortillas in kleine Dreiecke schneiden und im Backofen oder in einer trockenen Pfanne rösten, bis sie knusprig sind.

DASHBOARD (pro Portion)

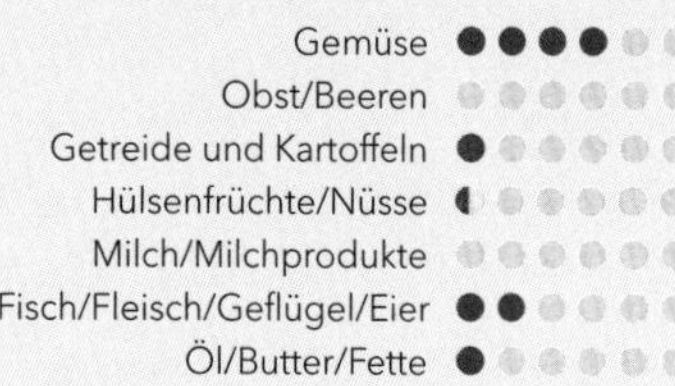

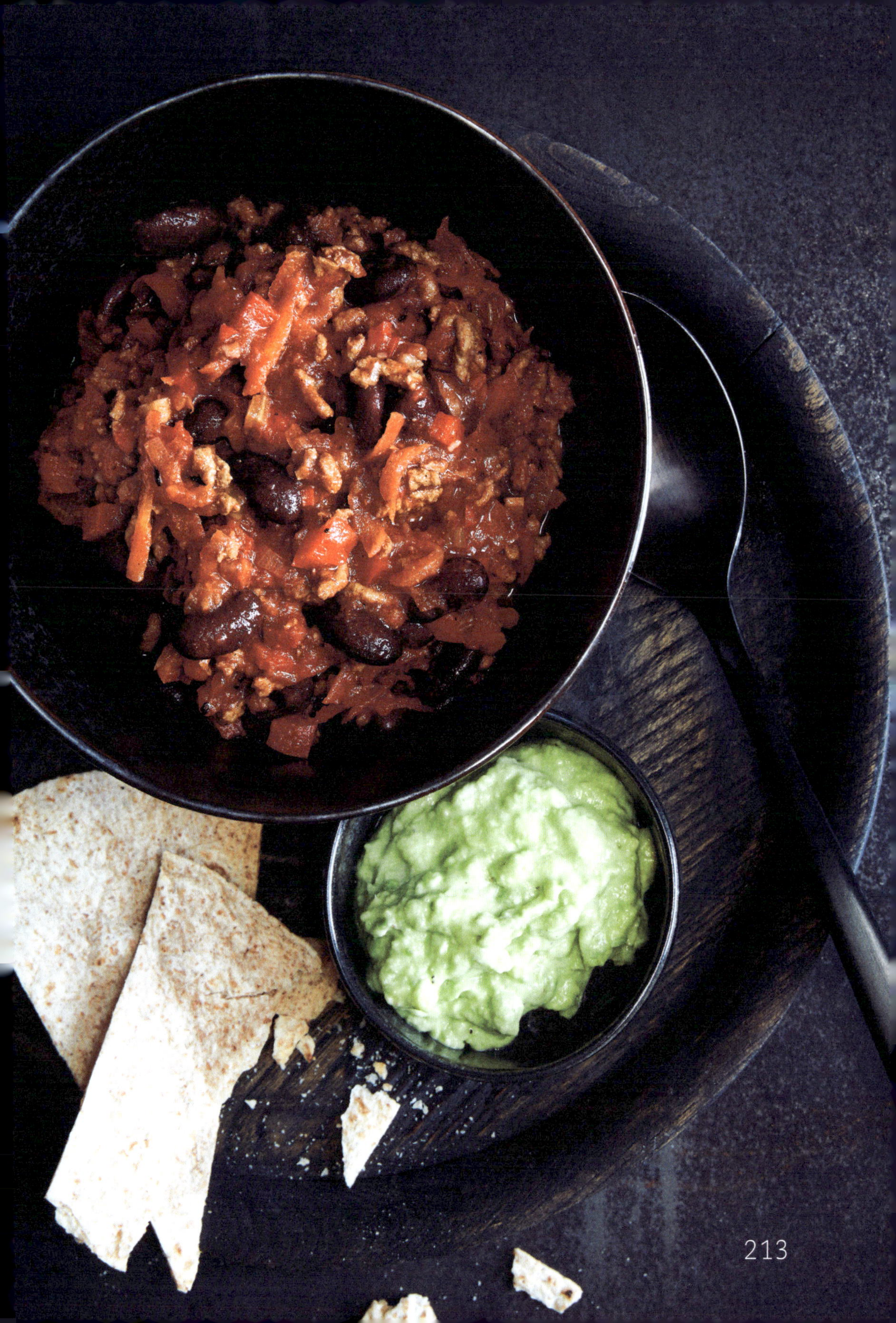

Zitronige Hähnchenschenkel mit Kartoffelsalat

Der mit frischem Gemüse und Kräutern angereicherte Kartoffelsalat ist so leicht wie lecker. Zitrone und Huhn sind immer eine glückliche Kombination.

Kartoffelsalat

- 4 mittelgroße Kartoffeln, gekocht und abgekühlt
- Salz
- 2 EL Kapern
- 2 Schalotten
- 6 Stangen Staudensellerie
- 1 kleine Handvoll glatte Petersilie (auch gerne Liebstöckel, wenn er Saison hat), gehackt
- 200 g Hüttenkäse
- Pfeffer, frisch gemahlen
- 10 Radieschen, in Scheiben geschnitten

Huhn

- 4 Hähnchenschenkel
- 2 Bio-Zitronen
- 2 EL Olivenöl
- 1 EL Akazienhonig
- Salz
- 1 Zweig Rosmarin
- 6 Knoblauchzehen

Kartoffeln in leicht gesalzenem Wasser bissfest kochen. Abkühlen lassen.
Hähnchenschenkel abspülen und trocken tupfen, in eine leicht gefettete ofenfeste Form legen. Zitronen längs vierteln und den Saft über das Huhn pressen, dann die Zitronenviertel mit in die Form geben. Öl, Honig und Rosmarin über dem Fleisch verteilen, alles leicht salzen. Knoblauch fein zerkleinern und darüberstreuen.
Die Form für ca. 30 Minuten in den 200 °C warmen Ofen schieben und anschließend vor dem Servieren kurz ruhen lassen.
Während die Hähnchenschenkel im Ofen sind, die Kartoffeln pellen und in dünne Scheiben schneiden. In einer Schüssel mit Kapern und fein gewürfelter Schalotte mischen, Staudensellerie klein schneiden und zugeben. Gehackte Petersilie und zuletzt den Hüttenkäse unterheben.
Mit etwas Pfeffer würzen und mit den Radieschen dekorieren.

DASHBOARD (pro Portion)

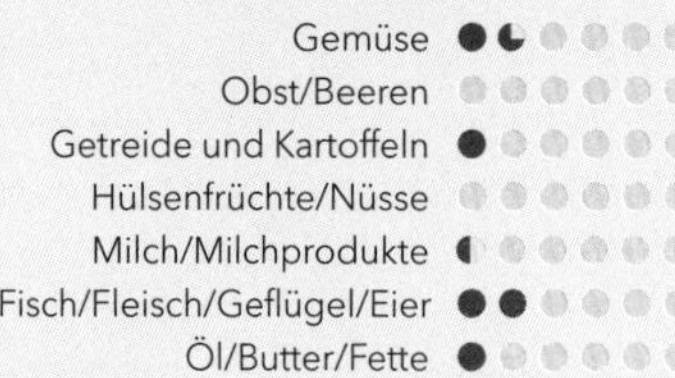

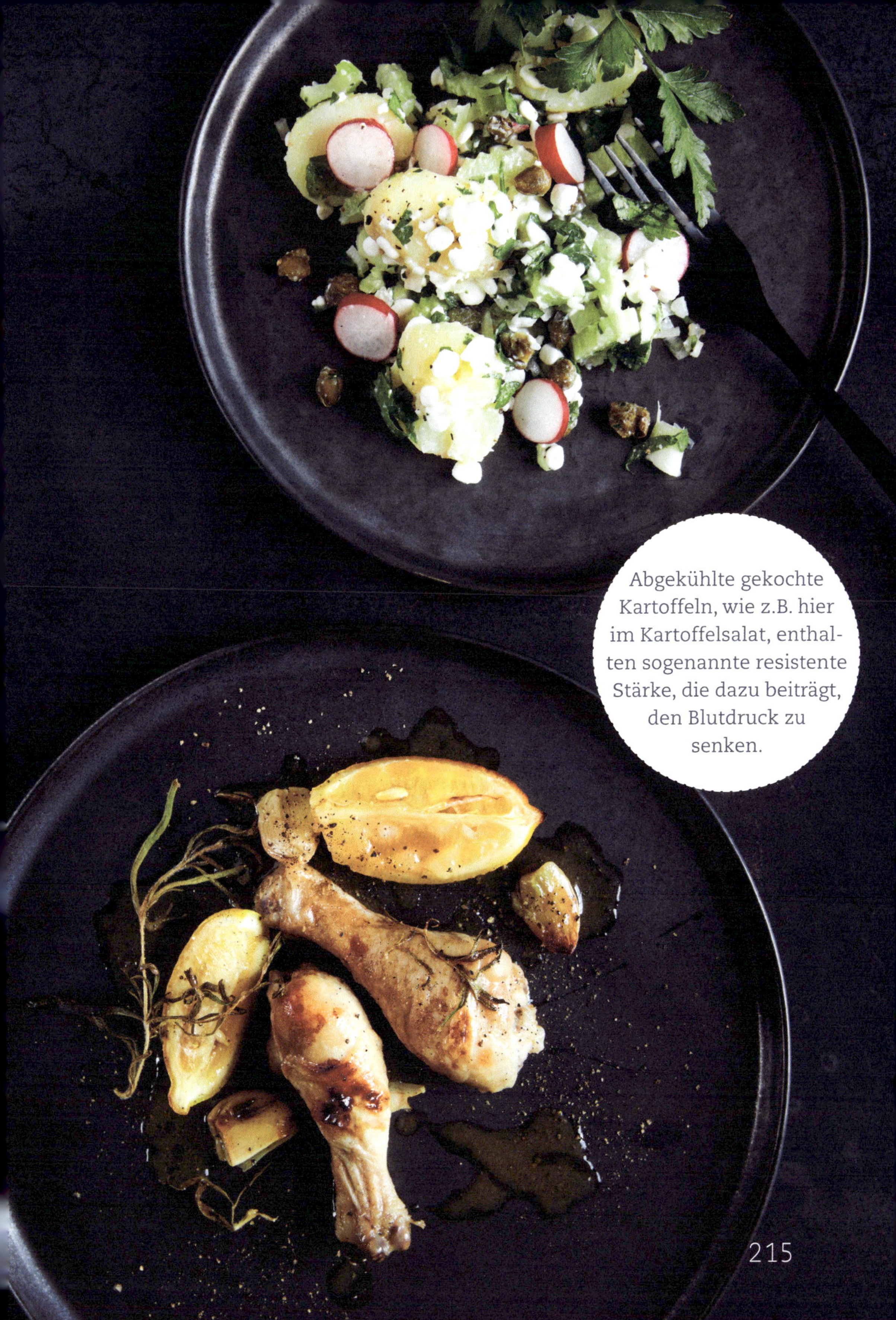

Abgekühlte gekochte Kartoffeln, wie z.B. hier im Kartoffelsalat, enthalten sogenannte resistente Stärke, die dazu beiträgt, den Blutdruck zu senken.

Erbsensuppe mit gebackenem Heilbutt und Brotcroûtons

Diese leichte Suppe schafft das ganze Jahr über Frühlingsstimmung. Und sie sorgt für beste Sättigung. Servieren Sie sie in kleineren Portionen als Vorspeise, wenn Sie Gäste zum Abendessen einladen. Alle werden begeistert sein.

- 2 Knoblauchzehen
- 2 Schalotten
- ½ Fenchelknolle
- 1 EL Olivenöl
- ½ Liter Hühnerbrühe
- 400 g extra feine Erbsen (tiefgefroren)
- 1 EL Weißweinessig
- 150 ml Sauerrahm oder leichte Crème fraîche
- 2 Stücke Heilbutt à ca. 100 g (oder anderer Fisch mit festem weißem Fleisch)
- Saft von ½ Zitrone
- Pfeffer
- 2 Scheiben Vollkornbrot
- etwas Brunnenkresse, Erbsensprossen oder Dill

Knoblauch, Schalotten und Fenchel fein hacken und in einem großen Topf in Öl leicht anschwitzen. Hühnerbrühe erwärmen und in den Topf gießen, die gefrorenen Erbsen hinzufügen. Mit einem Schuss Weißweinessig und Sauerrahm verfeinern. 10 Minuten köcheln lassen und anschließend mit einem Stabmixer pürieren.
Während die Suppe kocht, den Fisch in eine mit Backpapier ausgelegte Form geben, etwas Zitronensaft darüberpressen und mit Pfeffer würzen. Bei 180 °C für 10 Minuten im Ofen backen.
Brot toasten und in Würfel schneiden.
Die Suppe in Teller füllen und die Croûtons darüberstreuen. Jeweils ein Stück gebackenen Fisch hineingeben und mit Brunnenkresse, Erbsensprossen oder Dill dekorieren.

DASHBOARD (pro Portion)

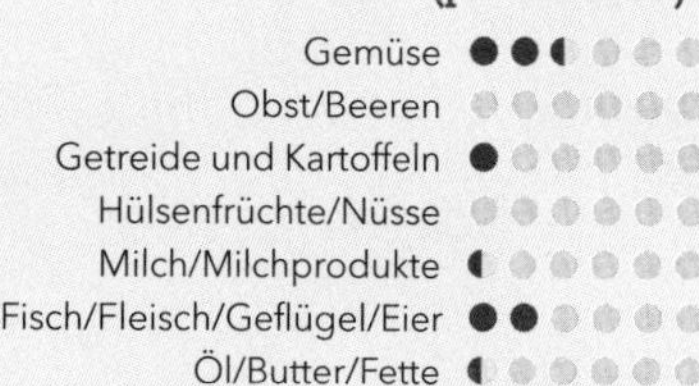

Tipp: Anstelle von Fisch können Sie die Suppe auch mit Garnelen anreichern.

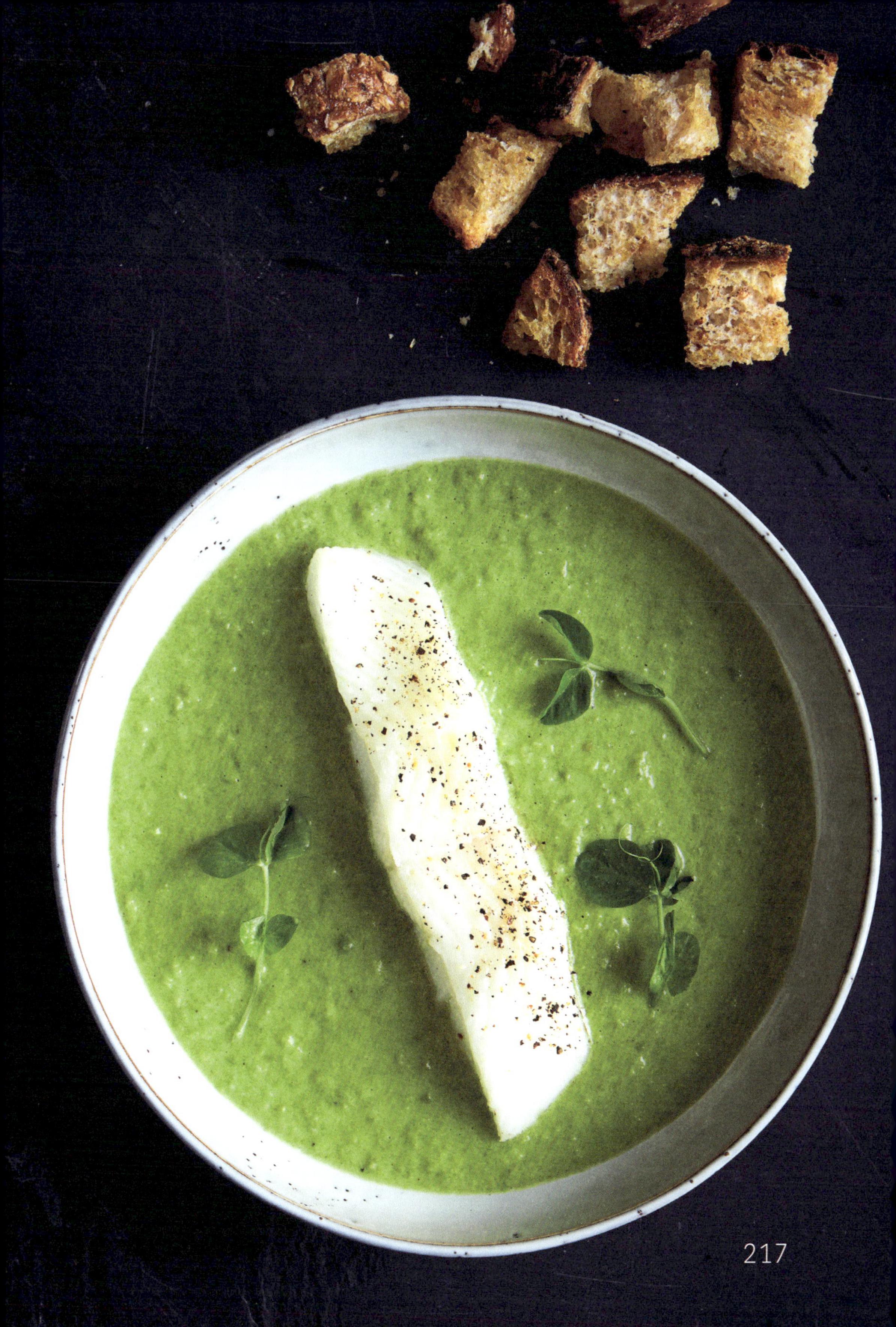

Vollkornspaghetti mit Thunfisch

Dieses wunderbare Gericht duftet so intensiv nach Italien, dass Ihre Nachbarn sicherlich am liebsten bei Ihnen anklopfen würden, in der Hoffnung, zum Abendessen eingeladen zu werden.

- 3 EL Olivenöl
- 2 Knoblauchzehen, gehackt
- 5 Sardellenfilets
- 2 Handvoll glatte Petersilie, gehackt
- 3 g getrocknetes Basilikum
- Saft von 1 Zitrone
- 1 Dose Thunfisch in Wasser
- 145 g Vollkornspaghetti
- Salz
- Pfeffer
- 500 g Cherrytomaten, halbiert

Olivenöl in einem mittelgroßen Topf erhitzen und gehackten Knoblauch darin bei sanfter Hitze anschwitzen. Sardellen, die Hälfte der Petersilie, Basilikum und Zitronensaft hinzugeben. Thunfisch abgießen und in den Topf geben, alles gut vermischen und 10 Minuten vorsichtig erwärmen. Darauf achten, dass der Fisch nicht trocken wird.
Währenddessen Spaghetti in reichlich Wasser mit etwas Salz al dente kochen. Das Wasser abgießen, dabei ein wenig Kochflüssigkeit aufbewahren.
Die warmen Nudeln in den Topf mit der Thunfischsauce geben und alles gut vermengen. Etwas Kochwasser dazugeben, wenn es an Flüssigkeit fehlt. Den Rest der Petersilie und Cherrytomaten unterheben. Mit Pfeffer würzen und das Gericht noch dampfend warm servieren.

DASHBOARD (pro Portion)

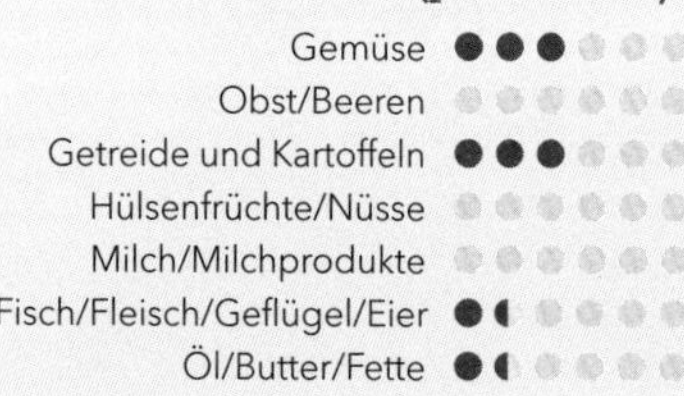

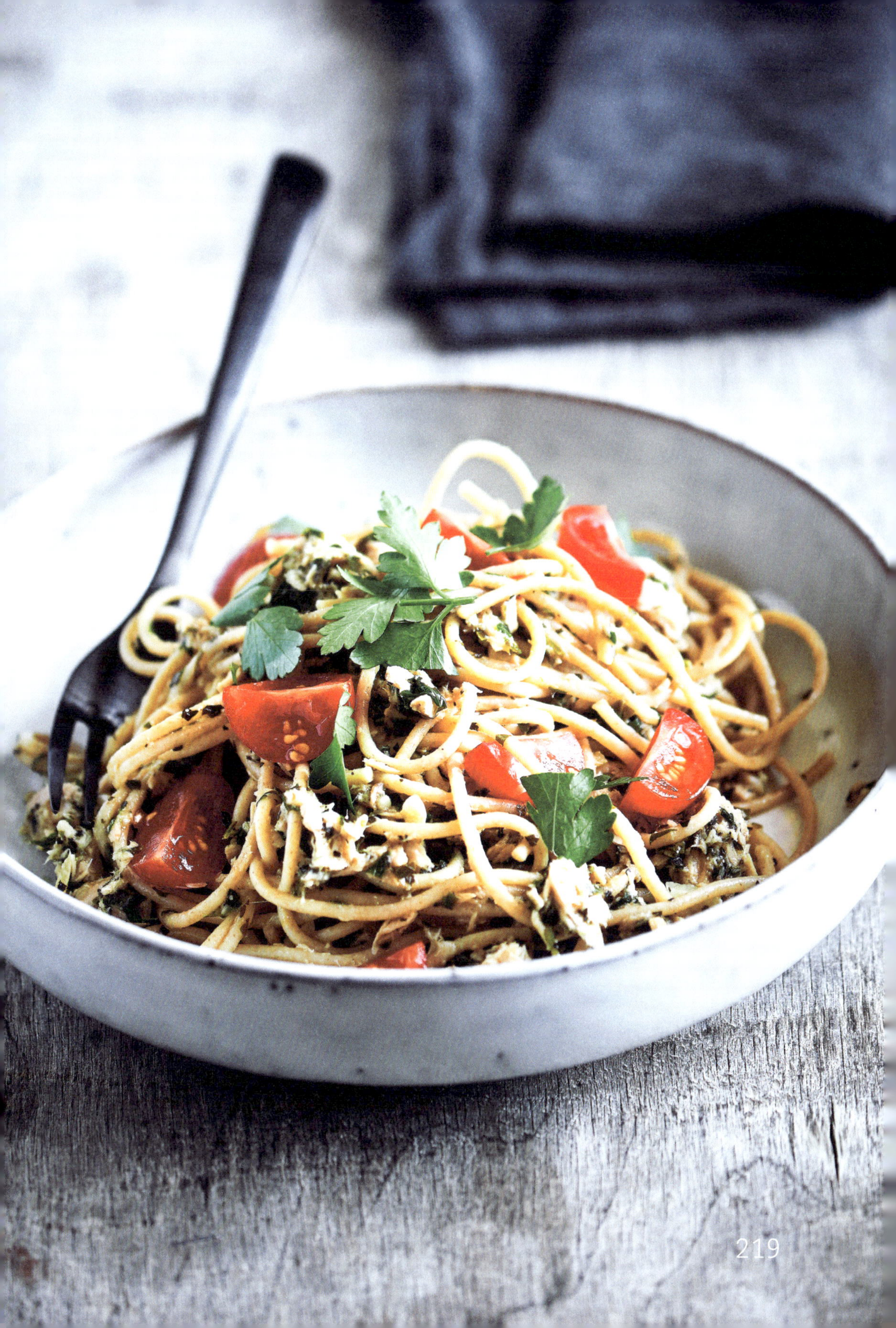

Süß-salziger Lachs mit Rote-Bete-Apfel-Salat

Lachs schmilzt geradezu auf der Zunge, nachdem er in einer Mischung aus Salz und Zucker gebadet hat. (Keine Sorge! Die Flüssigkeit wird nach dem Marinieren des Fischs weggeschüttet.)

Lachs

- 1 Liter Wasser
- 20 g Salz
- 100 g Zucker
- 200 g frischer Lachs oder Meerforelle
- 2–4 Zweige frischer Dill

Rote-Bete-Apfel-Salat

- 500 g Rote Bete
- 1 Apfel
- 60 g Frischkäse
- 100 ml Magermilch
- 1 EL geriebener Meerrettich
- ½ Schale Rucola

Beilage

- 2 Rote-Bete-Brötchen *(siehe Seite 236)* oder 4 Scheiben Vollkornbrot (60 g pro Person)

Am Vortag bzw. -abend: Wasser aufkochen und Salz und Zucker darin auflösen. Abkühlen lassen.
Den Fisch in eine Form legen, die Flüssigkeit darübergießen und mit etwas Dill bestreuen. Die Form zudecken und für 24 Stunden in den Kühlschrank stellen.

Vor dem Abendessen: Den Lachs aus der Marinade nehmen, mit Küchenpapier trocken tupfen und quer zu seiner Länge in möglichst dünne Scheiben schneiden.
Rote Bete gründlich waschen und auf ein Blech mit Backpapier legen. Bei 180 °C 45 Minuten lang backen, danach in eiskaltes Wasser tauchen, damit die Haut leichter abgezogen werden kann. In kleine Würfel schneiden.
Apfel entkernen und in kleine Stücke hacken.
Frischkäse mit Milch zu einer cremigen Konsistenz verrühren und Meerrettich dazugeben.
Rote-Bete- und Apfelwürfel mit Rucola auf Tellern verteilen und Lachs sowie Käsecreme darauf anrichten. Brötchen oder Brot dazu essen.

DASHBOARD (pro Portion)

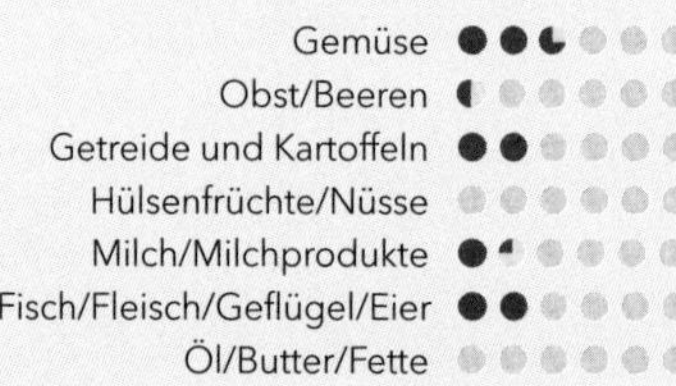

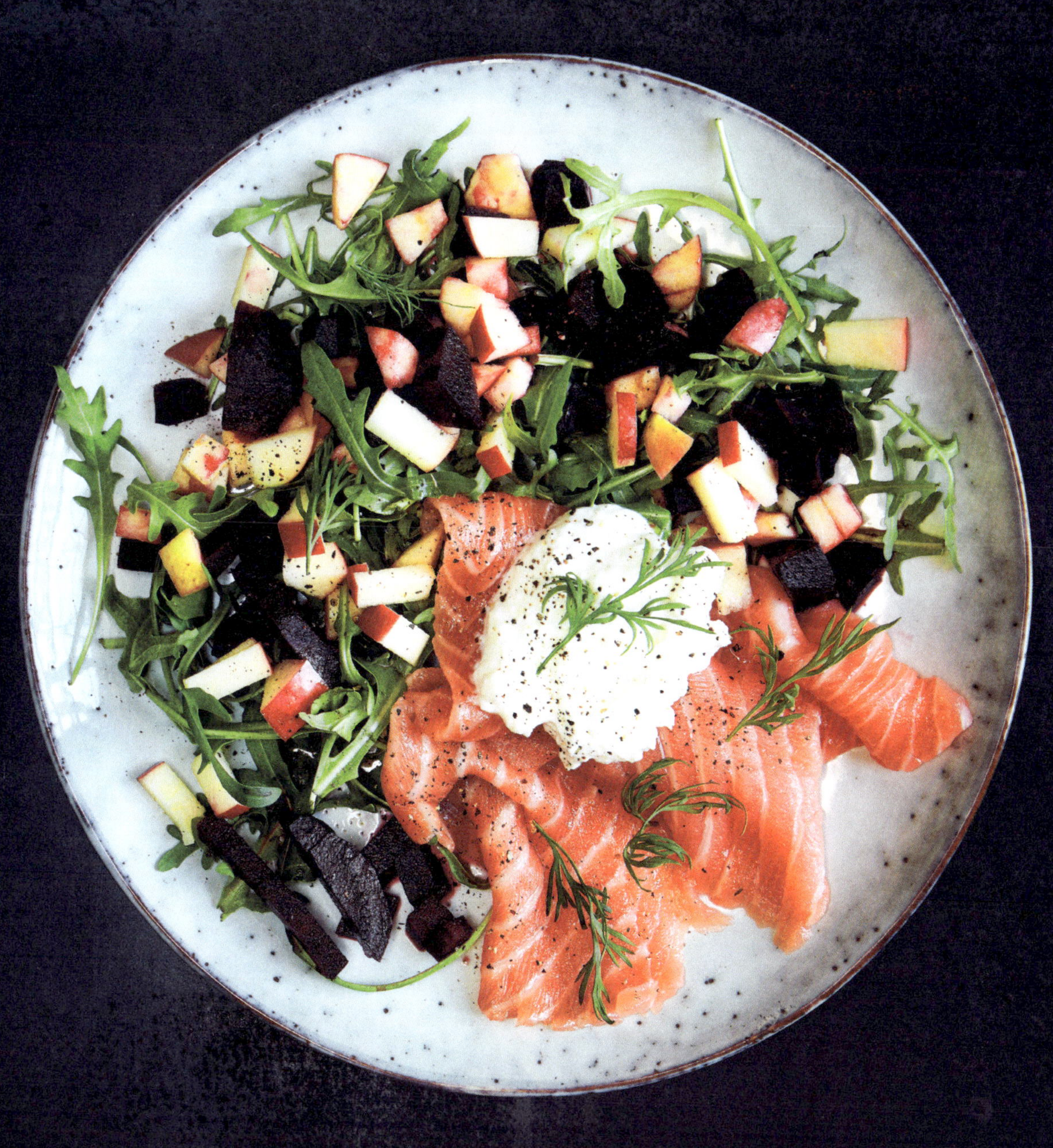

Miesmuscheln mit Tomate, Chili und Weißwein

Muscheln schmecken einfach himmlisch nach Meer. Diese Variante mit würziger Tomate, Weißwein und Chili ist besonders geschmacksintensiv.

- ½ kg Miesmuscheln mit Schale (oder 250 g ohne)
- 2 Knoblauchzehen
- 1 Stange Staudensellerie
- 2 Karotten
- 2 Schalotten
- ½ Fenchelknolle
- ½ Chilischote
- 2 EL Olivenöl
- ¼ Flasche Chardonnay (oder anderer Weißwein)
- 1 Dose stückige Tomaten
- Pfeffer, frisch gemahlen
- Schale von 1 Bio-Zitrone
- 1 Handvoll glatte Petersilie
- 250 ml Fischbouillon

- 2 Scheiben getoastetes Vollkornbrot

Die Muscheln reinigen und die geöffneten aussortieren, wenn sie sich nicht nach einem leichten Schlag gegen den Spülbeckenrand schließen. Knoblauch, Staudensellerie, Karotten, Schalotten, Fenchel und Chili hacken.
Öl in einen großen Topf geben und das Gemüse anschwitzen. 100 Milliliter Wein angießen und verkochen lassen. Tomaten dazugeben und die Sauce cremig-sämig einkochen lassen. Mit Pfeffer abschmecken.
Zitronenschale und Petersilie hacken.
Die Wärme hochdrehen und den Rest des Weins sowie die Bouillon in den Topf geben. Kurz vor dem Siedepunkt die Muscheln vorsichtig dazugeben und leicht köcheln lassen, bis sie sich öffnen. Geschlossene Muscheln aussortieren und wegwerfen. Gut umrühren. Zitronenschale sowie Petersilie dazugeben.

Jeweils eine Scheibe getoastetes Brot in einem Teller mittig platzieren und die Muschelsuppe darübergießen.

Tipp: Wenn Sie keine Muscheln bekommen oder mögen, können Sie auch 100 Gramm Fisch, z. B. Dorsch oder Scholle, im Tomatensud in ca. 8–10 Minuten garen, abhängig von der Dicke der Fischstücke.

DASHBOARD (pro Portion)

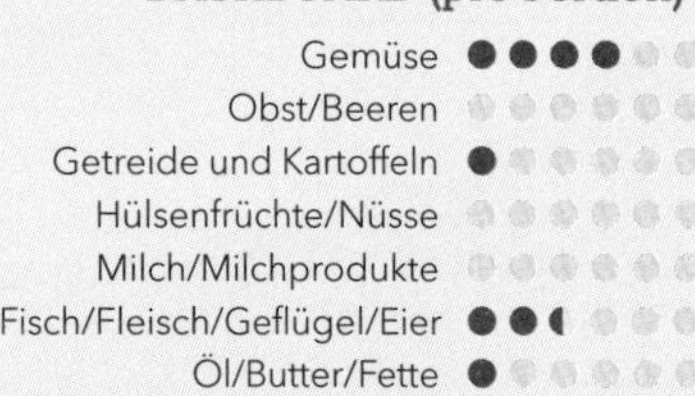

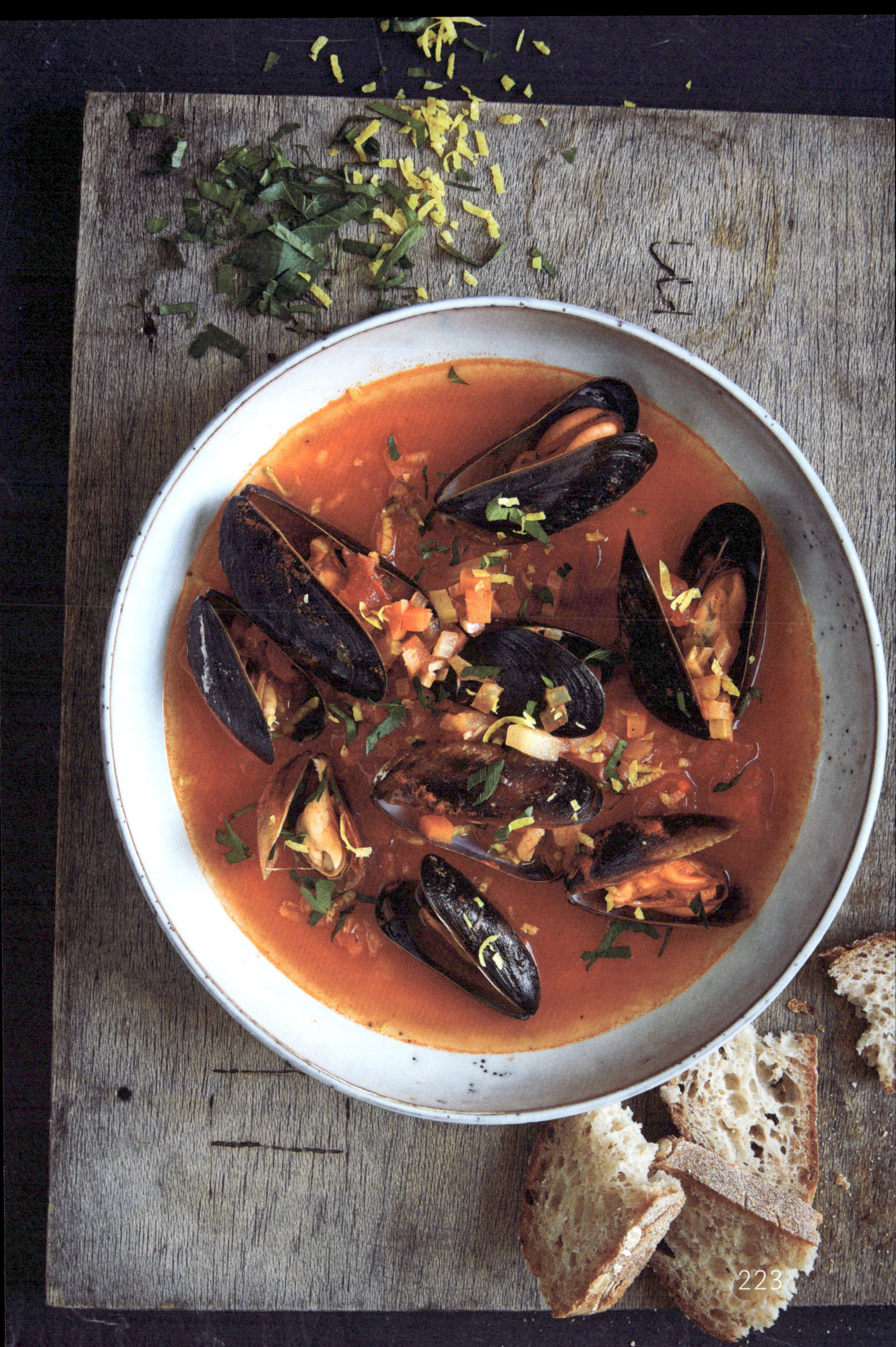

50:50-Frikadellen mit feurigem Spitzkohlsalat

Vergessen Sie die Frikadellen Ihrer Großmutter. Unsere frische schmackhafte Version ist voller feinem Gemüse. Durch das Garen im Ofen sparen Sie wertvolles Fett ein.

Frikadellen

- 1 Karotte
- 1 Schalotte
- 1 Knoblauchzehe
- 180 g mageres Hackfleisch von Kalb und Schwein
- Pfeffer
- 3 EL Sauerrahm, möglichst fettarm
- 4 Scheiben eingelegte Rote Bete

Spitzkohlsalat

- 50 g Quinoa (Trockengewicht, oder 120 g gekocht)
- ½ Spitzkohl
- ¼ von einer Sellerieknolle
- 1 Schalotte
- 1 Apfel
- 1 kleine Handvoll glatte Petersilie
- 1 EL geriebener Meerrettich

Dressing

- 2 EL Olivenöl
- 1 EL Weißweinessig
- 1 TL Senf
- 1 TL Wasser
- Salz und Pfeffer

Karotte reiben, Schalotte und Knoblauch fein hacken. Gründlich mit dem Hackfleisch vermengen, Pfeffer und Sauerrahm dazugeben. Masse für eine halbe Stunde in den Kühlschrank stellen.
Den Ofen auf 180 °C vorheizen. Frikadellen formen und in eine ofenfeste Form legen. Für ca. 30 Minuten in den Ofen schieben und zuletzt unter dem Grill die Oberfläche bräunen lassen.
Quinoa, sofern noch nicht gekocht, unter fließendem Wasser spülen und nach Packungsanweisung 15 Minuten kochen lassen. Evtl. leicht salzen.
Spitzkohl in feine Streifen schneiden, Sellerie, Schalotte und Apfel grob reiben und die Petersilie hacken. Mit Meerrettich unter die Quinoa mischen.
Ein Dressing aus Öl, Essig und Senf anrühren. Mit etwas Wasser verlängern und mit Pfeffer und wenig Salz abschmecken. Zum Salat geben und unterheben.
Mit den Rote-Bete-Scheiben zu den Frikadellen reichen.

DASHBOARD (pro Portion)

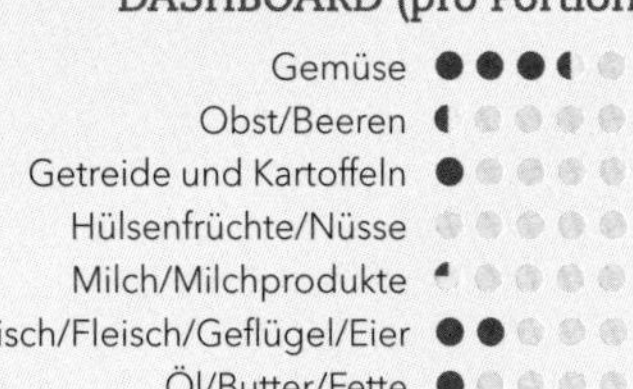

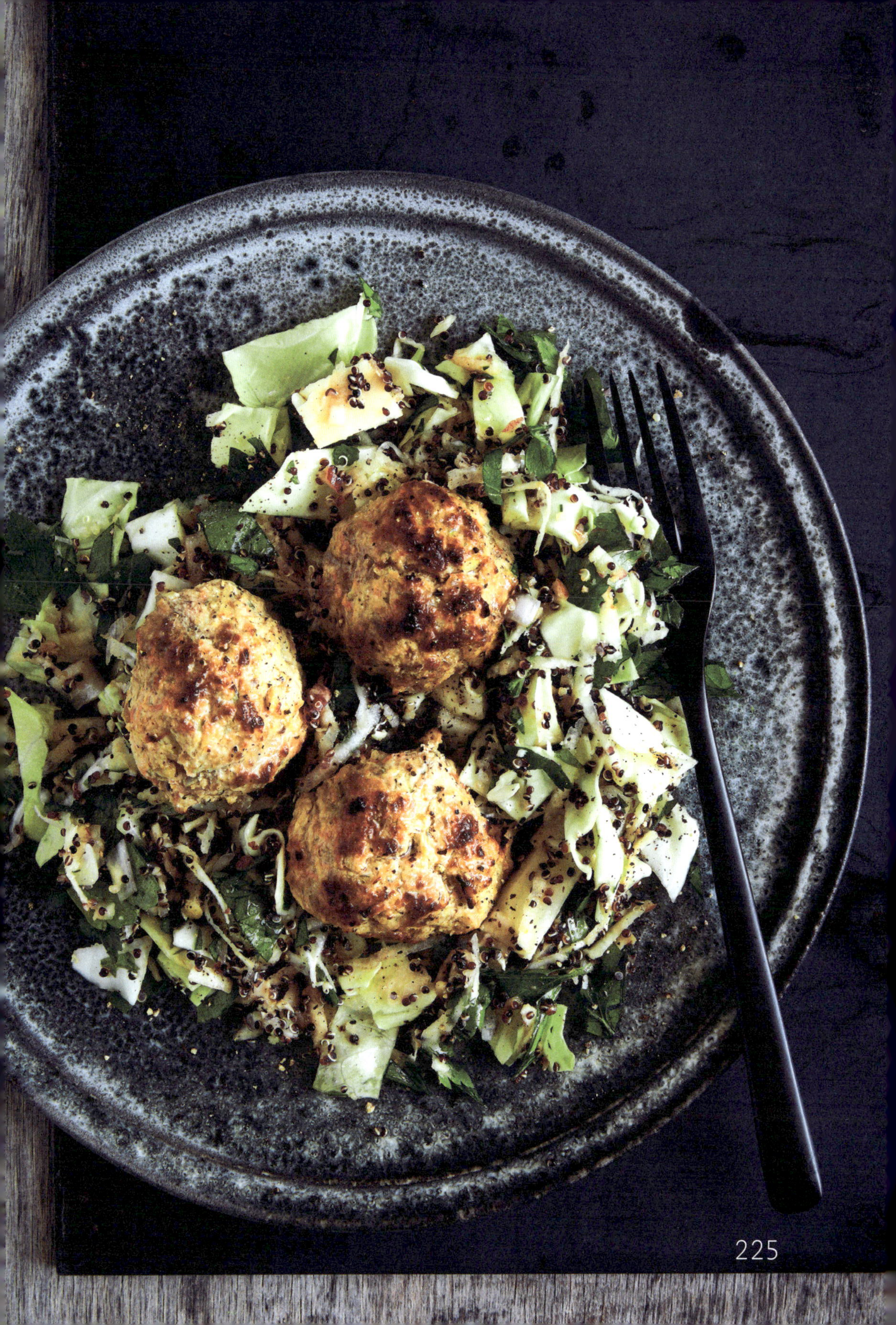

Rote-Bete-Suppe mit Meerrettichcreme

Wir haben die klassische russische Rote-Bete-Suppe aufgepeppt, sodass Sie die gesunde Wirkung bis in die Nase hinein spüren können. Das Gericht ist das ganze Jahr hindurch perfekt – nicht zuletzt dann, wenn Sie eine Erkältung plagt!

- 250 g Rote Bete
- 2 Karotten
- 120 g Kartoffeln
- 2 Schalotten
- 1 Knoblauchzehe
- 2 EL Olivenöl
- ½ Liter Hühnerbrühe
- 70 g kleine Vollkornnudeln (Trockengewicht)
- 1 EL geriebener Meerrettich
- 4 EL Sauerrahm, möglichst fettarm
- 1 Handvoll glatte Petersilie, gehackt

Rote Bete, Karotten und Kartoffeln schälen und in kleine Stücke schneiden. Schalotten und Knoblauch fein hacken und zusammen mit dem Wurzelgemüse in Öl anschwitzen.
Hühnerbrühe erwärmen und zum Gemüse gießen. Eine halbe Stunde köcheln lassen.
Die Suppe grob pürieren.
Nudeln bissfest kochen und zur Rote-Bete-Suppe geben.
Meerrettich unter den Sauerrahm rühren.
Die Suppe in Teller füllen und mit jeweils zwei Löffeln Meerrettichcreme dekorieren. Petersilie darüberstreuen.

DASHBOARD (pro Portion)

Gemüse
Obst/Beeren
Getreide und Kartoffeln
Hülsenfrüchte/Nüsse
Milch/Milchprodukte
Fisch/Fleisch/Geflügel/Eier
Öl/Butter/Fette

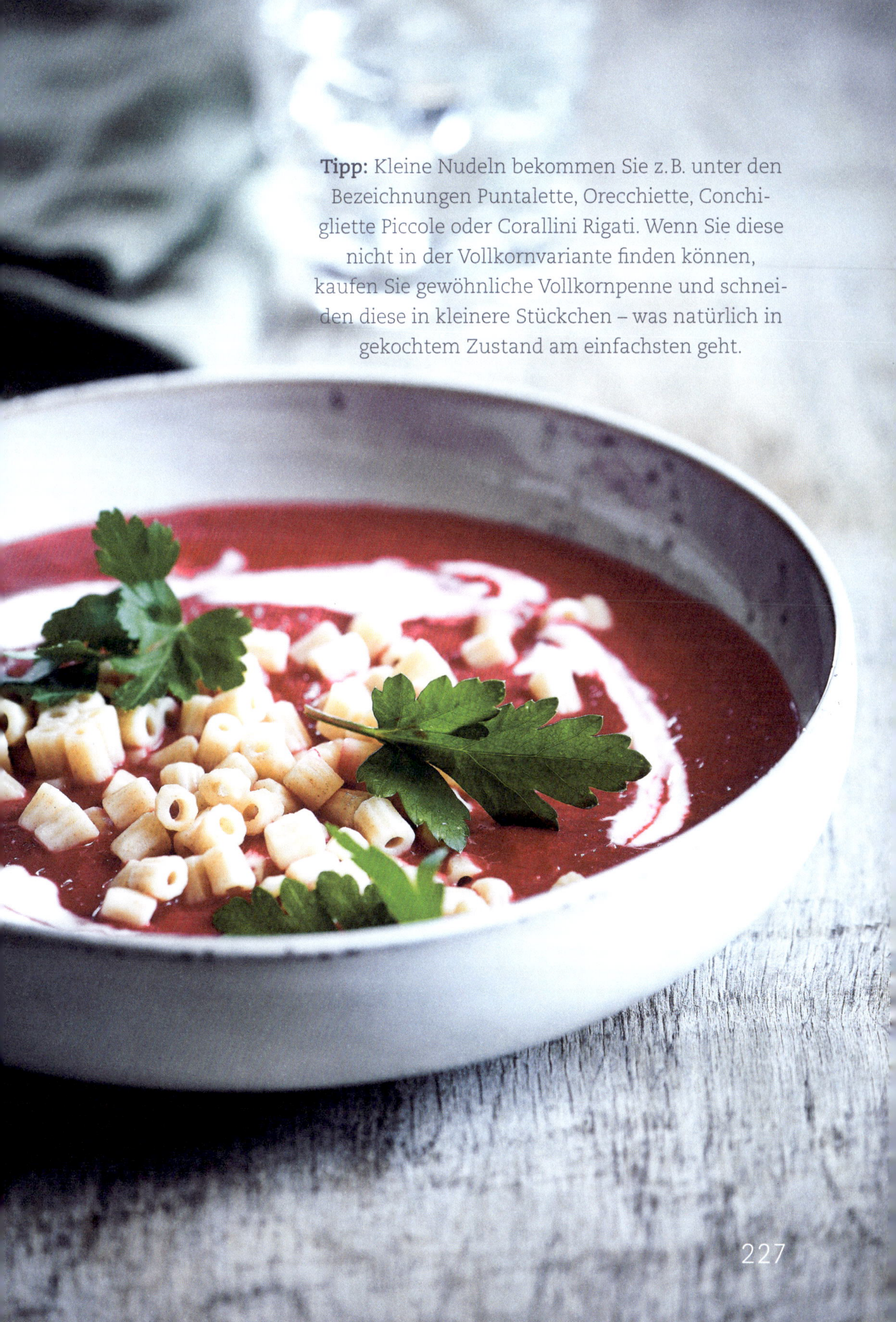

Tipp: Kleine Nudeln bekommen Sie z.B. unter den Bezeichnungen Puntalette, Orecchiette, Conchigliette Piccole oder Corallini Rigati. Wenn Sie diese nicht in der Vollkornvariante finden können, kaufen Sie gewöhnliche Vollkornpenne und schneiden diese in kleinere Stückchen – was natürlich in gekochtem Zustand am einfachsten geht.

Einfache Zwischenmahlzeiten

Alle Rezepte sind für eine Person berechnet

Zwischenmahlzeiten sind Ihre Rettung, wenn sich zwischen den Hauptmahlzeiten der Hunger meldet. Darüber hinaus helfen sie Ihnen, die tägliche Lebensmittelgruppen-Bilanz zu optimieren. Hier finden Sie einige Vorschläge, was Sie essen können, wenn Sie in einer Kategorie oder mehreren noch Tagesdefizite haben.

Popcorn mit Pepp

- 1½ EL Popcornmais
- evtl. 1 TL Wasser
- ½ TL Chili (oder andere Gewürze: gemahlener Ingwer, Kurkuma, Paprika, Meerrettich, Matcha-Pulver, Curry oder Wasabi)

Den Mais in eine große robuste Glas- oder Kunststoffschale geben, evtl. etwas Wasser hinzufügen. Das Gefäß locker zudecken oder mit Frischhaltefolie verschließen, in die Sie kleine Löcher stechen.
Die Körner in der Mikrowelle bei höchster Leistung erhitzen. Nach etwa 2 Minuten auf halbe Leistung herunterschalten und ein paar Minuten weiterpoppen lassen, bis keine Poppgeräusche mehr zu hören sind.
Nach Lust und Laune würzen.
Salz braucht es gar nicht, wenn Sie mit dem experimentieren, was Ihr Gewürzregal hergibt.

DASHBOARD

Gemüse
Obst/Beeren
Getreide und Kartoffeln
Hülsenfrüchte/Nüsse
Milch/Milchprodukte
Fisch/Fleisch/Geflügel/Eier
Öl/Butter/Fette

Edamame mit Zitronensaft

- 100 g Edamame (frische grüne Sojabohnen ohne Hülsen bzw. 200 g mit Hülsen)
- 1 Zitrone oder Limette, halbiert

Tiefgefrorene Edamame verwenden, falls keine frischen erhältlich sind. Eine Portion in ein Schälchen geben und kochendes Wasser darübergießen. 1 Minute ziehen lassen, dann das Wasser abschütten und die Erbsen mit Zitronensaft beträufeln. Sie können auch mit etwas Chili oder Dill würzen. Wenn Sie an Salz sparen wollen, verzichten Sie ganz darauf, genauso wie auf Sojasauce, die ebenfalls viel Salz enthält.

DASHBOARD

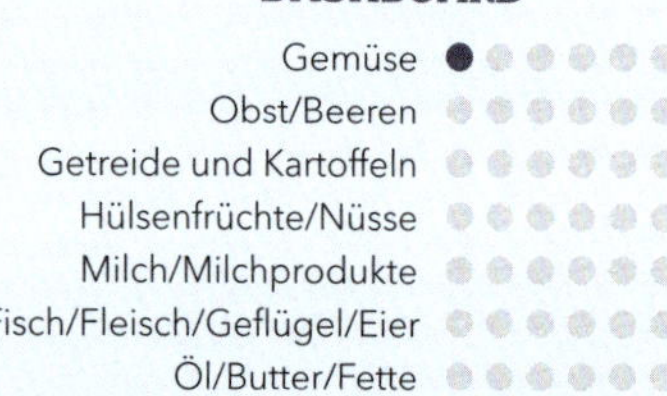

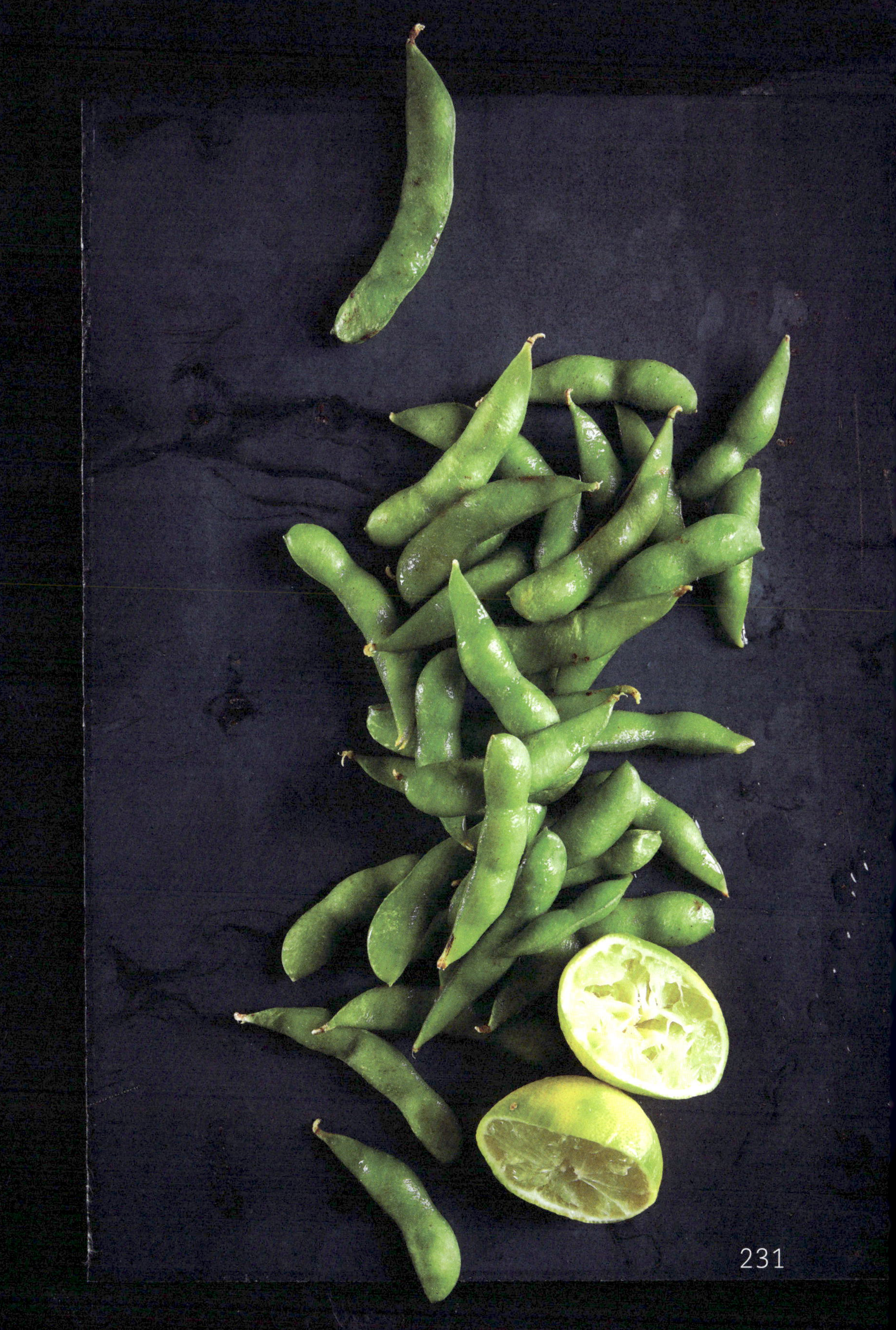

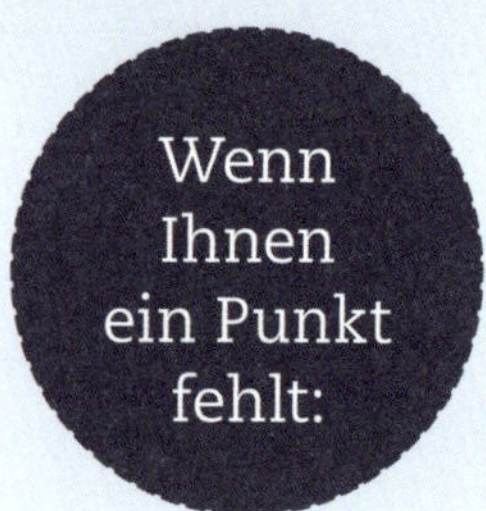

Gemüse

1 Punkt =

100 g Rohkost

- 100 g Babykarotten oder Karottensticks
- 100 g Snackpaprika oder Paprikaschote in Streifen
- 100 g Minigurken oder Gurkensticks
- 100 g Blumenkohlröschen
- 100 g Staudenselleriesticks
- 7 Cherrytomaten

100 g Regenbogenfritten

(siehe Rezept Seite 240)

- Spargel
- Staudensellerie
- Rote Bete
- Petersilienwurzel
- Brokkolini
- Sellerie
- Karotten
- Grüne Bohnen
- Kohlrabi
- Butternutkürbis

- ½ Avocado

Obst und Beeren

1 Punkt =

100 g rohe Frucht

- 1 Apfel
- 1 Birne
- 1 Pfirsich/Nektarine
- 1 Kiwi
- 1 Orange
- ½ Banane
- ½ Mango
- 1 dicke Scheibe Ananas
- 3 Aprikosen
- 1 dicke Scheibe Melone
- 15 Weintrauben

150 g Beeren

- Blaubeeren
- Erdbeeren
- Himbeeren
- Brombeeren
- Stachelbeeren
- Rote Johannisbeeren
- Schwarze Johannisbeeren
- Kirschen

60 g Trockenfrüchte

- Cranberrys
- Aprikosen
- Feigen

Hülsenfrüchte und Nüsse

1 Punkt =

---

40 g Nüsse

- Mandeln
- Haselnüsse
- Walnüsse
- Pistazienkerne
- Erdnüsse
- Cashewkerne
- Pekannüsse oder andere Nüsse, weder gesalzen noch geröstet

oder

- 1 TL Nussmus – z. B. Erdnussbutter, Mandelmus, Cashewmus etc. ohne Zuckerzusatz

Milch und Käse

1 Punkt =

---

200 ml von einem (vorzugsweise) fettarmen Milchprodukt

- Buttermilch oder Trinkjoghurt ohne Zuckerzusatz
- Kefir
- Mager- oder fettarme Milch
- 2 große Tassen Milchkaffee mit Milchschaum aus jeweils 100 ml Milch
- Hüttenkäse, z. B. mit Frühlingszwiebeln
- Naturjoghurt oder Dickmilch

Vollkorngetreide

1 Punkt =

- 2–3 Scheiben Vollkornknäckebrot
- 1 Scheibe Roggenvollkornbrot (30 g)
- 1 Scheibe helles Vollkornbrot (30 g)
- ½ Vollkornbrötchen (ca. 30 g)

Grundrezepte

Roggenvollkornbrot

Teig

- 25 g Hefe
- 600 ml lauwarmes Wasser
- 200 ml Kefir, Joghurt oder Buttermilch
- 150 ml Bier
- 10 g Salz
- 400 g Leinsamen
- 250 g grob geschroteter Roggen
- 550 g Roggenvollkornmehl

ZUM BACKEN

- 2 beschichtete Kastenformen für je 1 l
- 1 EL Olivenöl
- 100 g Kürbiskerne zum Dekorieren

Tag 1: Hefe in einer großen Rührschüssel in Wasser, Kefir und Bier auflösen. Restliche Teigzutaten hinzufügen und den Teig lange und gründlich kneten. In die Backformen füllen und über Nacht unter einem feuchten Geschirrtuch im Kühlschrank gehen lassen.
Tag 2: Den Ofen auf 180 °C vorheizen. Die noch ungebackenen Brote mit Olivenöl bestreichen und vorsichtig die Kürbiskerne an der Oberseite festdrücken. 90 Minuten lang backen. Aus den Formen nehmen und vor dem Anschneiden abkühlen und ruhen lassen, am besten bis zum nächsten Tag – auch wenn es schwerfällt, wenn die ganze Küche nach frisch gebackenem Brot duftet!

Rote-Bete-Brötchen

----

12 Brötchen à ca. 60 g (jedes Brötchen entspricht 2 Portionen Vollkorngetreide)

- 65 g ganze Gerstenkörner
- 15 g Hefe
- 250 ml lauwarmes Wasser
- 100 ml Naturjoghurt oder Kefir
- 50 g Kürbiskerne oder Leinsamen
- 50 g Haferflocken (Großblatt)
- 140 fein geriebene Rote Bete (oder Trester von der Saftherstellung, *siehe Seite 148*)
- 250 g Vollkornmehl (Weizen)
- etwas Salz

Tag 1: Gerstenkörner in leicht gesalzenem Wasser 5 Minuten kochen, dann 30 Minuten im Kochwasser ziehen lassen, anschließend gut abtropfen.
Hefe in lauwarmem Wasser auflösen. Joghurt oder Kefir unterrühren.
Die restlichen Zutaten zugeben – vom Vollkornmehl allerdings zunächst nur 200 g. Je nachdem, wie viel Flüssigkeit die Rote Bete enthält, wird mehr oder weniger davon gebraucht. Der Teig soll von zäher Konsistenz sein, aber nicht flüssig. Die Schüssel über Nacht in den Kühlschrank stellen.
Tag 2: Den Teig kurz kneten und zu 12 Brötchen formen. Evtl. mit Kernen oder Haferflocken bestreuen. 30 Minuten lang ruhen lassen. Ofen auf 250 °C vorheizen. Bei dieser Temperatur die Brötchen 4 Minuten backen, dann für weitere 12–15 Minuten bei 225 °C.

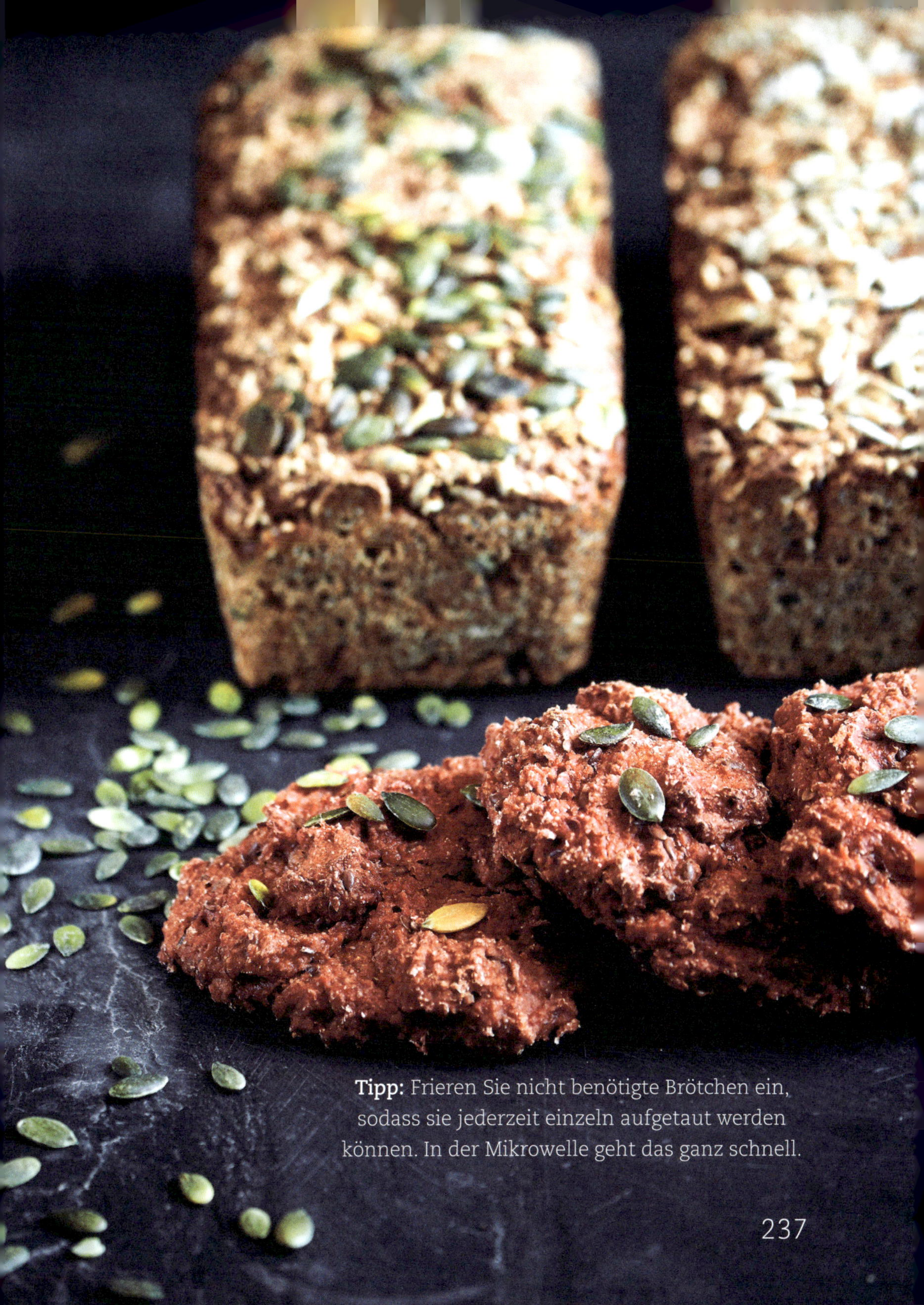

Tipp: Frieren Sie nicht benötigte Brötchen ein, sodass sie jederzeit einzeln aufgetaut werden können. In der Mikrowelle geht das ganz schnell.

Dreikorn-Müsli

- 100 g Haferflocken (Großblatt)
- 30 g Gerstenflocken
- 30 g Roggenflocken
- 5 EL Leinsamen
- 70 g grob gehackte Walnüsse, Cashew- oder Pistazienkerne
- 3–4 EL Honig
- 3 EL getrocknete Cranberrys (ohne Zuckerzusatz)

Sämtliche Zutaten - mit Ausnahme der Cranberrys - vermischen und auf einem mit Backpapier ausgelegten Blech verteilen. Bei 180 °C 15 - 20 Minuten im Ofen backen, bis die Mischung knusprig und leicht golden geröstet ist, dabei einige Male umrühren.
Das Müsli abkühlen lassen, die Cranberrys unterheben und alles in einem dicht schließenden Behältnis aufbewahren. Haltbarkeit: etwa 30 Tage.

DASHBOARD (pro Portion = 5 EL)

Gemüse ○○○○○○
Obst/Beeren ○○○○○○
Getreide und Kartoffeln ●○○○○○
Hülsenfrüchte/Nüsse ○○○○○○
Milch/Milchprodukte ○○○○○○
Fisch/Fleisch/Geflügel/Eier ○○○○○○
Öl/Butter/Fette ○○○○○○

Roggenbrot-Müsli

- 300 g kerniges Roggenvollkornbrot, gerne schon etwas trocken
- 50 g Mandeln
- 1 EL Butter oder Rapsöl
- 200 g Haferflocken (Großblatt)
- 2 EL Akazienhonig
- 4 EL Kürbiskerne
- 4 EL Leinsamen
- ½ TL zerstoßener Kardamom
- 2 TL Zimt
- 12 getrocknete Bio-Aprikosen (75 g)

Roggenbrot zerkrümeln, Mandeln grob hacken. Butter in einer Pfanne erhitzen. Brot, Mandeln und Haferflocken kurz anrösten. Pfanne vom Herd nehmen und Honig, Leinsamen und Kürbiskerne sowie Gewürze untermischen.

Den Ofen auf 200 °C vorheizen. Die Mischung auf einem mit Backpapier ausgelegten Blech verteilen. Das Müsli ca. 10 Minuten backen, dabei nach der Hälfte der Zeit einmal durchrühren. Aprikosen hacken und dazugeben. Müsli gänzlich abkühlen lassen. Dann in ein Glas mit Deckel oder eine Vorratsdose füllen. Haltbarkeit: etwa 30 Tage.

DASHBOARD (pro Portion = 5 EL)

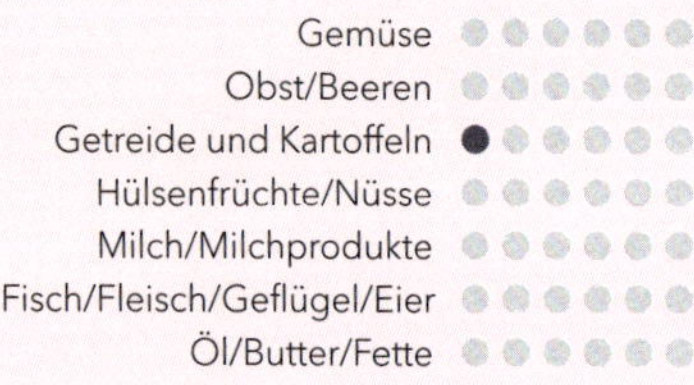

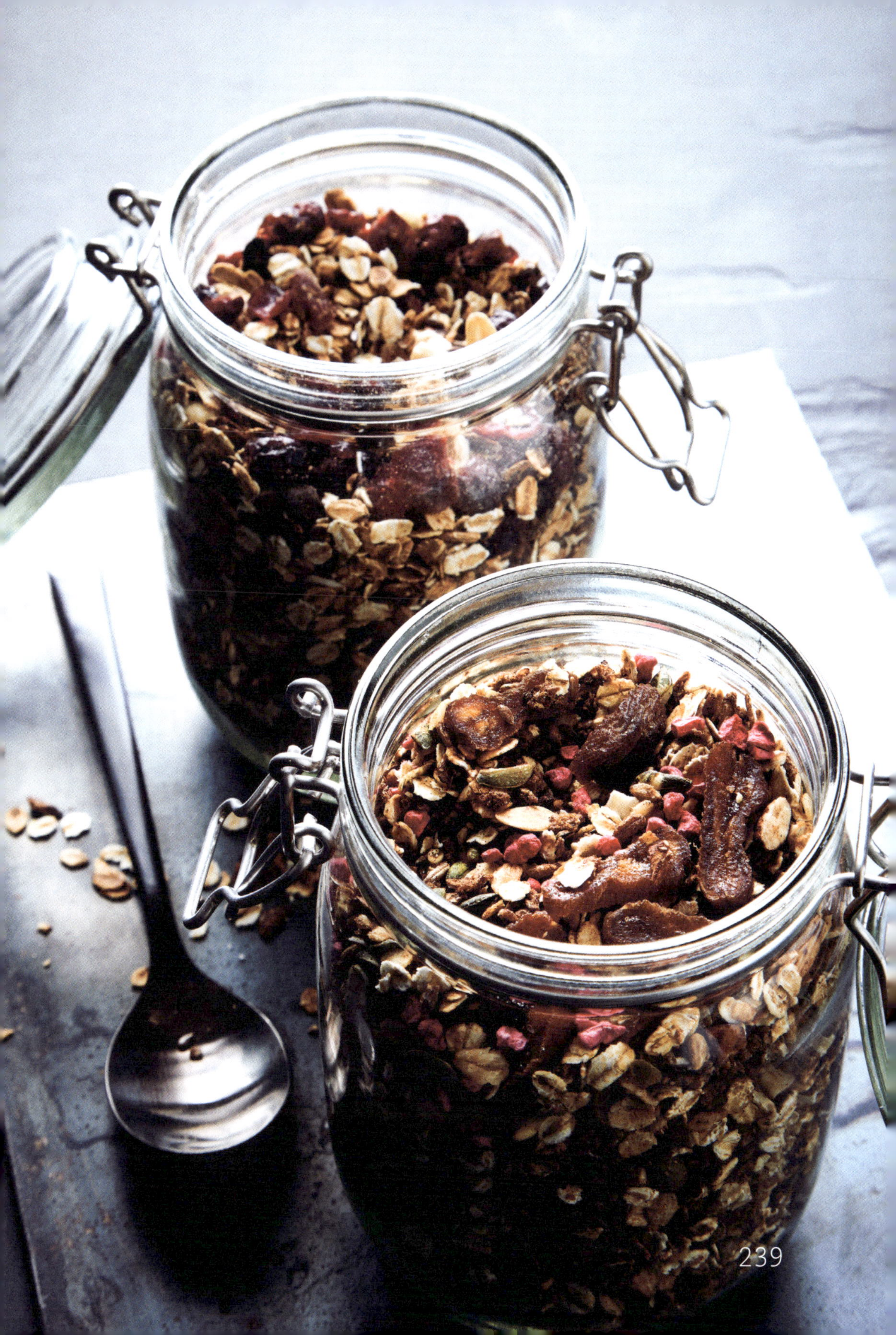

Regenbogenfritten

Rechnen Sie pro Person mit 100 Gramm Gemüse und 1 Teelöffel Olivenöl. Bereiten Sie gerne eine größere Portion zu, und verwenden Sie die Reste für ein Mittagessen unterwegs usw.

Wählen Sie z. B.:

- Spargel
- Staudensellerie
- Rote Bete
- Petersilienwurzel
- Brokkolini
- Sellerie
- Karotten in allen Farben
- Grüne Bohnen
- Kohlrabi
- Butternutkürbis

Ofen auf 200 °C vorheizen.
Gemüse in pommesförmige Streifen schneiden. 2 Esslöffel Olivenöl zusammen mit Pfeffer und etwas Salz und eventuell ein paar zerdrückten Knoblauchzehen in einen Gefrierbeutel füllen. Das Gemüse dazugeben und den Beutel mehrfach wenden, sodass sich Öl und Gewürze gut miteinander vermischen.
Gemüse auf einem mit Backpapier ausgelegten Blech verteilen. Spargel, Brokkolini und Bohnen am vorderen Blechrand platzieren, weil sie schneller fertig sind als Wurzelgemüse.
Harte Gemüse wie Rote Bete und Petersilienwurzel brauchen im Ofen mindestens 30 Minuten, und Winterwurzelgemüse erfordert eine längere Garzeit als die knackigen im Sommer geernteten Exemplare. Am Ende darf alles Gemüse gerne noch etwas Biss haben.

DASHBOARD pro 100 g Fritten

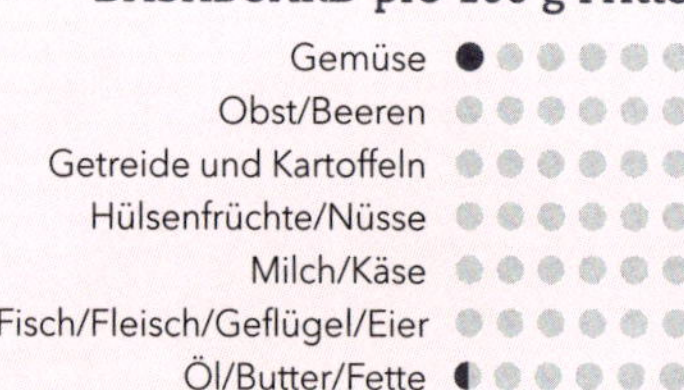

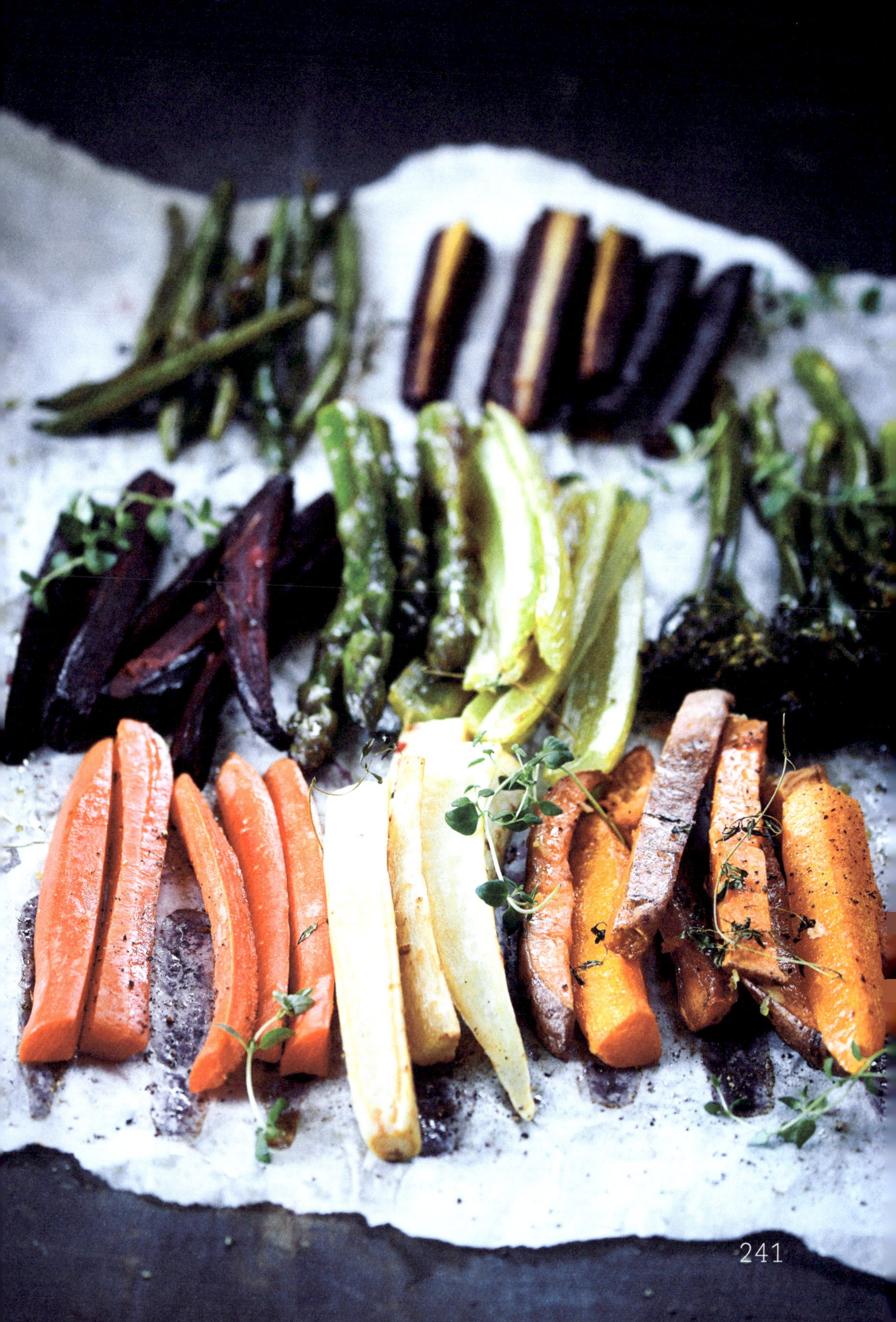

Dips und Dressings

AUF MILCHBASIS

Dilldressing (1 Portion)

- 50 ml Sauerrahm, möglichst fettarm
- 3–5 Zweige frischer Dill
- 2 TL Zitronensaft
- evtl. eine Prise Chili
- Salz und Pfeffer

Alle Zutaten verrühren. Mit Zitrone, Chili und Pfeffer abschmecken.

DASHBOARD

Gemüse
Obst/Beeren
Getreide und Kartoffeln
Hülsenfrüchte/Nüsse
Milch/Käse
Fisch/Fleisch/Geflügel/Eier
Öl/Butter/Fette

Meerrettichcreme (1 Portion)

- 1 TL frisch geriebener Meerrettich
- 50 ml Sauerrahm, möglichst fettarm
- Saft von ¼ Zitrone
- Pfeffer

Alle Zutaten verrühren. Mit Meerrettich, Zitronensaft und etwas Pfeffer abschmecken.

DASHBOARD

Gemüse
Obst/Beeren
Getreide und Kartoffeln
Hülsenfrüchte/Nüsse
Milch/Käse
Fisch/Fleisch/Geflügel/Eier
Öl/Butter/Fette

Caesar-Salat-Dressing (1 Portion)

- ½ Knoblauchzehe
- 50 ml cremiger Joghurt
- 1 EL fein geriebener Parmesan (10 g)
- Saft von ¼ Zitrone
- 1 Sardellenfilet (6 g)
- schwarzer Pfeffer

Alle Zutaten in einem kleinen Blender mixen. Sardelle und Parmesan machen zusätzliches Salz überflüssig.

DASHBOARD

Gemüse
Obst/Beeren
Getreide und Kartoffeln
Hülsenfrüchte/Nüsse
Milch/Käse
Fisch/Fleisch/Geflügel/Eier
Öl/Butter/Fette

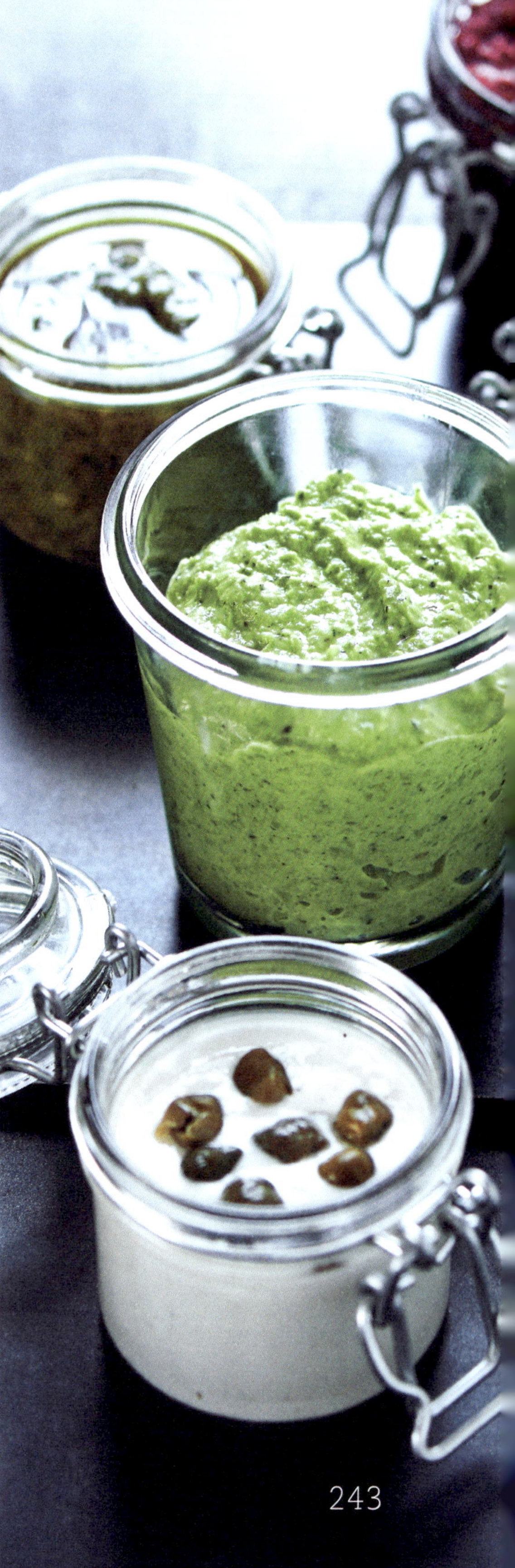

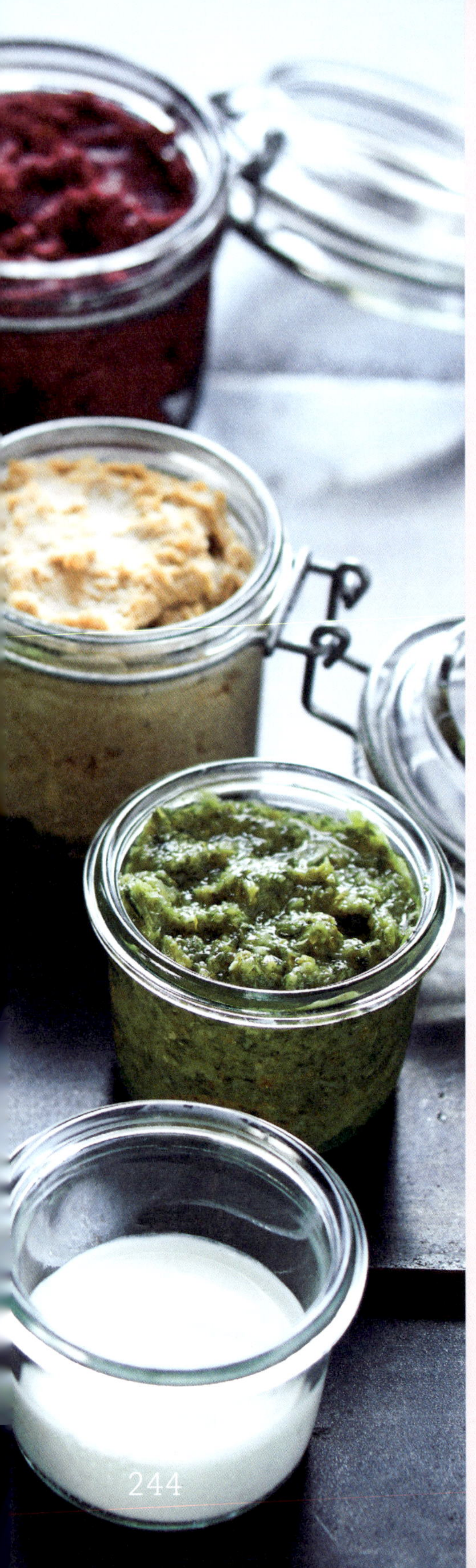

AUF GEMÜSEBASIS

Guacamole (1 Portion)

- ½ reife Avocado
- 1 TL fein gehackte rote Zwiebel
- ¼ TL fein gehackter Knoblauch
- ein wenig fein gehackte Chilischote (oder etwas Chiliflocken)
- 1–2 EL Limetten- oder Zitronensaft
- ¼ TL Kreuzkümmel
- evtl. 2 Stängel frischer Koriander
- Salz und Pfeffer

Avocadofleisch aus der Schale lösen und mit einer Gabel zerdrücken. Mit der fein gehackten roten Zwiebel, Knoblauch und Chili verrühren. Dann Zitrussaft und Kreuzkümmel zugeben. Korianderblätter fein hacken und unterheben und mit Salz, Pfeffer und evtl. mehr Säure und Gewürzen abschmecken, je nachdem, wie Sie Ihre Guacamole mögen.

DASHBOARD

Gemüse
Obst/Beeren
Getreide und Kartoffeln
Hülsenfrüchte/Nüsse
Milch/Käse
Fisch/Fleisch/Geflügel/Eier
Öl/Butter/Fette

Paprikadressing (4 Portionen)

- 2 rote Paprikaschoten
- 1 Zweig frischer Rosmarin (oder ¼ TL getrockneter)
- ½–1 Knoblauchzehe
- 1 EL Balsamico- oder Sherryessig
- ½–1 TL Chiliflocken
- 1 EL Olivenöl
- 2 Sardellenfilets (oder etwas Salz)
- etwas Zitrone
- Pfeffer

Die Paprika in kleine Stücke schneiden und in einer ofenfesten Form in Olivenöl wenden. Zusammen mit Knoblauch und Rosmarin im 200 °C heißen Ofen für ca. 30 Minuten backen, dabei einmal wenden.
Rosmarin entfernen und die Paprikastücke zusammen mit den restlichen Zutaten pürieren. Mit Pfeffer, Essig und Zitrone abschmecken.

DASHBOARD

Gemüse ◖
Obst/Beeren
Getreide und Kartoffeln
Hülsenfrüchte/Nüsse
Milch/Käse
Fisch/Fleisch/Geflügel/Eier
Öl/Butter/Fette ◂

Erbsenpesto mit Zitrone und Minze (1 Portion)

- ¼ Schalotte, gehackt
- 1 EL Sauerrahm, möglichst fettarm
- 75 g tiefgefrorene Erbsen, aufgetaut
- 1 EL Zitronensaft
- Salz und Pfeffer
- frische Minzblätter

Alle Zutaten pürieren. Mit Zitrone, Salz und Pfeffer abschmecken.

DASHBOARD

Gemüse ●
Obst/Beeren
Getreide und Kartoffeln
Hülsenfrüchte/Nüsse
Milch/Käse
Fisch/Fleisch/Geflügel/Eier
Öl/Butter/Fette

AUF ÖLBASIS

Rote-Bete-Dressing (2 Portionen)

- 2 EL Rote-Bete-Saft
- 1 EL Balsamico-Essig
- 1 TL Dijonsenf
- 2 EL Olivenöl
- 1 TL Zitronensaft
- ½ TL gemahlener Ingwer
- Salz und Pfeffer

Alle Zutaten gut verrühren. Mit Salz, Pfeffer und evtl. mehr Zitronensaft nach Geschmack würzen.

DASHBOARD

Gemüse	○○○○○○
Obst/Beeren	○○○○○○
Getreide und Kartoffeln	○○○○○○
Hülsenfrüchte/Nüsse	○○○○○○
Milch/Käse	○○○○○○
Fisch/Fleisch/Geflügel/Eier	○○○○○○
Öl/Butter/Fette	●○○○○○

Rucolapesto (2 Portionen)

- 2 Handvoll Rucola
- 2 EL Pinienkerne
- 2 Knoblauchzehen
- 2 EL Olivenöl
- Saft von ¼–½ Zitrone
- Salz und Pfeffer

Anstelle von Rucola können Sie Brunnenkresse verwenden.

Alle Zutaten außer Zitronensaft und Gewürze in einen kleinen Mixer füllen und zu einer glatten Paste pürieren. Mit Zitrone, Salz und Pfeffer abschmecken.

DASHBOARD

Gemüse	◐○○○○○
Obst/Beeren	○○○○○○
Getreide und Kartoffeln	○○○○○○
Hülsenfrüchte/Nüsse	◐○○○○○
Milch/Käse	○○○○○○
Fisch/Fleisch/Geflügel/Eier	○○○○○○
Öl/Butter/Fette	●○○○○○

Kräuterpesto (2 Portionen)

- 1 Handvoll Petersilie
- 1 Handvoll andere frische grüne Kräuter, z. B. je zur Hälfte Liebstöckel und Basilikum (oder Minze oder Kerbel)
- 2 EL Kürbiskerne
- 1 Knoblauchzehe
- 2 EL Olivenöl
- Saft von ½ Zitrone
- Salz und Pfeffer

Kräuter, Kerne, Knoblauch und Öl in einen Mixer füllen und zu einer glatten Paste pürieren. Mit Zitronensaft, Salz und Pfeffer abschmecken.

DASHBOARD

Gemüse ◖
Obst/Beeren
Getreide und Kartoffeln
Hülsenfrüchte/Nüsse ◖
Milch/Käse
Fisch/Fleisch/Geflügel/Eier
Öl/Butter/Fette ●

Senfvinaigrette (2 Portionen)

- 2 TL Dijonsenf
- 2 EL Olivenöl
- 1 EL Balsamico-Essig
- 1 EL Zitronensaft
- 1 EL Wasser
- ½ Knoblauchzehe
- Salz und Pfeffer

Senf und Olivenöl verrühren. Nach und nach Balsamico-Essig untermixen, bis eine sämige Emulsion entsteht. Dann erst Zitronensaft dazugeben, dann nach und nach Wasser, während Sie weiter rühren. Den Knoblauch fein hacken und dazugeben. Mit Salz und Pfeffer abschmecken.

DASHBOARD

Gemüse
Obst/Beeren
Getreide und Kartoffeln
Hülsenfrüchte/Nüsse
Milch/Käse
Fisch/Fleisch/Geflügel/Eier
Öl/Butter/Fette ●

AUF ÖLBASIS

(Fortsetzung)

Kaperndressing (2 Portionen)

- 1 EL Kapern
- 1 EL gehackte Schalotte
- ½ EL Weißweinessig
- ½ EL Dijonsenf
- ½ EL Wasser
- 2 EL Olivenöl
- ½ Handvoll frische Petersilie
- Salz und Pfeffer

Alle Zutaten im Mixer pürieren, bis ein cremiges Dressing entsteht. Mit Salz und Pfeffer abschmecken.

DASHBOARD

Gemüse
Obst/Beeren
Getreide und Kartoffeln
Hülsenfrüchte/Nüsse
Milch/Käse
Fisch/Fleisch/Geflügel/Eier
Öl/Butter/Fette

AUF ESSIGBASIS

Zitronen-Apfel-Dressing (2 Portionen)

- 1 TL Akazienhonig
- 2 EL Zitronensaft
- 1 EL Apfelessig
- Salz und Pfeffer

Alle Zutaten gut verrühren.

DASHBOARD

Gemüse
Obst/Beeren
Getreide und Kartoffeln
Hülsenfrüchte/Nüsse
Milch/Käse
Fisch/Fleisch/Geflügel/Eier
Öl/Butter/Fette

AUF HÜLSENFRUCHTBASIS

Hummus (2 Portionen à 2 EL)

- ½ Dose Kichererbsen (120 g), abgegossen und gespült (oder 60 g getrocknete Kichererbsen, 10–12 Std. in Wasser eingeweicht und 45 min., evtl. unter Zugabe von ½ TL Natron, gekocht)
- 1 Knoblauchzehe
- 1–2 EL Tahin (Sesammus)
- 6 EL Zitronensaft
- Salz und Pfeffer

Alle Zutaten in der Küchenmaschine bzw. mit Pürierstab pürieren. Mit Salz und Pfeffer abschmecken.

DASHBOARD

Gemüse
Obst/Beeren
Getreide und Kartoffeln
Hülsenfrüchte/Nüsse
Milch/Käse
Fisch/Fleisch/Geflügel/Eier
Öl/Butter/Fette

Rote-Bete-Hummus (4 Portionen à 2 EL)

- 100 g Rote Bete
- ½ Dose Kichererbsen (120 g), abgegossen und gespült (oder 60 g getrocknete Kichererbsen, 10–12 Std. in Wasser eingeweicht und 45 min., evtl. unter Zugabe von ½ TL Natron, gekocht)
- 2 TL Tahin (Sesammus)
- 3 EL Zitronensaft
- 1 EL Olivenöl
- 1 Knoblauchzehe
- 1–1½ TL Kreuzkümmel
- Salz und Pfeffer

Rote Bete waschen und im Ofen bei 200 °C für 45–60 Minuten backen, bis das Gemüse schön weich ist. Die Schale ablösen und Rote Bete mit den restlichen Zutaten in der Küchenmaschine mixen.

DASHBOARD

Gemüse
Obst/Beeren
Getreide und Kartoffeln
Hülsenfrüchte/Nüsse
Milch/Käse
Fisch/Fleisch/Geflügel/Eier
Öl/Butter/Fette

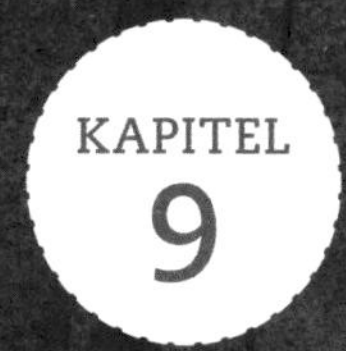

Ab Tag 15 und für immer

Planen Sie für eine gesunde Zukunft

Jetzt sind die 14 Tage geschafft – aber Schluss ist damit noch lange nicht. Sie haben Ihre Reise in Richtung Gesundheit erst begonnen. Unser Programm »Gesunder Blutdruck in 14 Tagen« ist der Startschuss, der bereits einiges in Bewegung gebracht hat. Ab jetzt können Sie Ihre guten neuen Gewohnheiten noch individueller Ihrem eigenen Geschmack und den Bedürfnissen Ihres Körpers anpassen.

– – – – – – –

Waren das nicht wunderbare zwei Wochen? Innerhalb kurzer Zeit haben Sie und Ihr Körper sich an eine blutdruckfreundliche Ernährung gewöhnt. Sie wissen nun, wie Sie entsprechende Gerichte zubereiten – mit viel Gemüse und weniger Fett und Salz. Sie haben körperlich spüren können, wie gut Ihnen die Umstellung tut. Hoffentlich konnten Sie auch schon einen messbaren Erfolg verzeichnen, was Ihren Blutdruck betrifft. Sie haben vielleicht um die Mitte herum etwas abgenommen. Die Gewichtsabnahme wird sicherlich ebenfalls fortschreiten, wenn Sie dranbleiben und sich auch in Zukunft an die Prinzipien unseres Ernährungsprogramms halten.

Sehen Sie sich das Bild an, das Sie anfangs, vor 14 Tagen, von sich selbst gemacht haben. Erinnern Sie sich, wie es Ihnen ging, als Sie das Bild aufnahmen: Welche Gedanken beschäftigten Sie? Und wie geht es Ihnen heute? Wir würden darauf wetten, dass die Veränderung keine geringe ist. Wollen Sie dorthin zurück, wo Sie vor nur 14 Tagen noch waren? Die Antwort ist mit größter Wahrscheinlichkeit ein klares Nein.

Ab Tag 15 haben Sie viel mehr Freiheiten. Sie sind bestens vorbereitet, die richtigen Entscheidungen zu treffen und die Prinzipien, die unserem Programm zugrunde liegen, auch künftig in Ihren Alltag zu integrieren. Sie werden spüren, wie sich gesundes Essen auf längere Sicht auf die Lebensqualität auswirkt. Sie werden es Woche für Woche, Monat für Monat genießen, und dann Jahr für Jahr, während Ihr Blutdruck sich auf einem niedrigen Niveau ausbalanciert.

Sie können die Rezepte aus diesem Buch immer wieder nachkochen, dabei eventuell nur die Reihenfolge verändern oder die Gerichte ein wenig mehr an Ihre persönlichen Vorlieben anpassen. Sie können frei entscheiden, was Sie essen wollen, solange Sie unseren ja doch recht simplen Spielregeln folgen – im Zentrum: die Anzahl der täglichen Portionen aus den sieben Lebensmittelgruppen. Solange Sie diese im Blick behalten, können Sie in aller Ruhe andere Rezepte ausprobieren und sehen, ob nicht auch ein paar der alten Leibgerichte mit Ihrer neuen Ernährungsweise vereinbar sind, wenn Sie z. B. einfach etwas mehr Gemüse einbauen.

Unser Ernährungsplan für die ersten 14 Tage ist ja zum Glück weder die einzige Wahrheit noch in Stein gemeißelt, sondern nur ein möglicher Vorschlag, wie Sie sich unseren Prinzipien folgend ernähren können. In Zukunft können Sie Ihre Mahlzeiten nach Lust und Laune variieren, wenn Sie sich dabei einfach nur an die Portionsverteilung halten.

Ab jetzt können Sie den Ernährungsplan auch noch mehr an Ihren individuellen Zielen ausrichten. Gehört dazu z. B. eine weitere Gewichtsabnahme, empfehlen wir, dass Sie bei Ihrer täglichen Energiezufuhr etwa 500 Kilokalorien unter Ihrem Tagesbedarf bleiben. Wie sich dies auf die Anzahl von Portionen innerhalb der einzelnen Lebensmittelgruppen auswirkt, können Sie der Übersicht auf Seite 254 entnehmen. Dort sehen Sie auch, wie wie Sie vorgehen, wenn Sie eher mehr Kilokalorien zu sich nehmen wollen.

So gestalten Sie Ihren individuellen Ernährungsplan

Vielleicht brauchen Sie mehr Kilokalorien als in den Rezepten für die Tage 1 bis 14 vorgesehen? Oder weniger? Wenn Sie in den ersten zwei Wochen damit zu kämpfen hatten, entweder satt zu werden oder aber Ihre Portionen aufzuessen, empfiehlt es sich zu berechnen, wie viel Nahrungsenergie Ihr Körper benötigt. Verwenden Sie folgende Formel als Richtungsweiser, der Ihnen anzeigt, wie viele Kilokalorien Sie ab Tag 15 brauchen, um Ihr Energiekonto auszubalancieren. Und dann »übersetzen« wir das Ergebnis einfach in Portionen von Lebensmitteln.

Grundenergiebedarf (in kcal) für eine Frau:

447,593 + (9,247 × Gewicht in kg) + (3,098 × Größe in cm) – (4,330 × Alter in Jahren)

Grundenergiebedarf (in kcal) für einen Mann:

88,362 + (13,397 × Gewicht in kg) + (4,799 × Größe in cm) – (5,677 × Alter in Jahren)

Ihr Grundenergiebedarf wird dann mit einem Faktor multipliziert, der davon abhängig ist, wie aktiv Sie körperlich sind:

- kaum aktiv: mit 1,2 multiplizieren
- etwas Bewegung/Sport (1- bis 2-mal wöchentlich): mit 1,375 multiplizieren
- moderates Training (3- bis 5-mal wöchentlich): mit 1,55 multiplizieren
- fast tägliches Training/reichlich Bewegung (6- bis 7-mal wöchentlich): mit 1,725 multiplizieren
- häufiges hartes Training (mehrmals täglich, körperlich fordernde Arbeit): mit 1,9 multiplizieren

Verwirrt? Vielleicht hilft dieses Beispiel zur Klärung: Ein 54-jähriger Mann ist 1,81 Zentimeter groß und wiegt 83 Kilogramm. Zweimal wöchentlich fährt er jeweils 30 Minuten mit dem Rad zur Arbeit; das fällt unter die Kategorie »etwas Bewegung/Sport«.

Sein Grundenergiebedarf (in kcal) =
88,362 + (13,397 × 83) + (4,799 × 181) – (5,677 × 54) = 1762 kcal

Sein täglicher Energiebedarf =
1762 x 1,375 = 2423 kcal

Will dieser Mann abnehmen, kann er einfach mit einem 2000-Kilokalorien-Plan fortfahren. Ansonsten könnte er sich an ein paar Tagen in der Woche eine Extraportion Gemüse, Getreide, Hülsenfrüchte, Milch oder Fisch/Meeresfrüchte/Geflügel/Fleisch aus dem unten stehenden 2600-Kilokalorien-Plan gönnen.

Wenn Sie Ihren Energiebedarf bestimmt haben, können Sie hier in der Übersicht sehen, wie viele Portionen der verschiedenen Lebensmittelgruppen es für Sie täglich sein dürfen. An diese Verteilung sollten Sie sich in Zukunft halten. Wenn Sie an Gewicht verlieren oder irgendwann mehr oder weniger körperlich aktiv sind, empfehlen wir, die Rechnung zu erneuern, damit Ihr Plan die aktuelle Wirklichkeit widerspiegelt.

So viele Portionen dürfen Sie künftig essen

Anzahl der Portionen täglich bei folgendem Energiebedarf:	**1600 kcal**	2000 kcal (Basisplan)	**2600 kcal**	**3100 kcal**
Gemüse	5 und mehr	6 und mehr	6-7 und mehr	8 und mehr
Obst/Beeren	2-3	2-4	4	4
Getreide und Kartoffeln	5 (bevorzugt vollwertig)	6 (bevorzugt vollwertig)	7-8 (bevorzugt vollwertig)	8-9 (bevorzugt vollwertig)
Hülsenfrüchte/Nüsse	2	2	3	3
Milch/Milchprodukte	2	2	3	3
Fisch/Fleisch/Geflügel/Eier	3 (bevorzugt Fisch)	3 (bevorzugt Fisch)	4 (bevorzugt Fisch)	4 (bevorzugt Fisch)
Öl/Butter/Fette	begrenzt	begrenzt	begrenzt	begrenzt

Wenn Sie weniger essen möchten als in den ersten 14 Tagen, weil Sie von zierlicherer Statur sind, abnehmen wollen oder einfach keinen sonderlich großen Appetit haben, ist es am einfachsten, kleinere Portionen zu essen, aber Sie können auch die Anzahl der Mahlzeiten reduzieren. Orientieren Sie sich an den Angaben für 1600 Kilokalorien.

Wenn Sie mehr als 2000 Kilokalorien täglich vertragen können, also mehr als in unserem Basisplan vorgesehen, ergänzen Sie um ein paar Extraportionen aus den im Folgenden aufgeführten Gruppen, bis Sie auf Ihren Energiebedarf kommen. Wir geben Beispiele für den Kaloriengehalt ausgewählter Lebensmittel aus den fünf Gruppen, von denen Sie ein wenig mehr essen können.

1 Portion Gemüse

100 g Spargel, grüne Bohnen, Tomaten, Paprika: 20–30 kcal
100 g Karotte: 35 kcal
100 g Rote Bete: 50 kcal
100 g Mais: 90 kcal
100 g Edamame: 120 kcal
½ Avocado: 130 kcal

1 Portion Vollkorngetreide

30 g grobes Vollkornbrot: 50–75 kcal
30 g Roggenvollkornbrot: 60–70 kcal
60 g gekochter Vollkornreis: 90 kcal
60 g gekochte Vollkornnudeln: 90 kcal
30 g Vollkornknäckebrot: 100–110 kcal
30 g Haferflocken: 110 kcal

1 Portion Hülsenfrüchte

100 g gekochte weiße Bohnen: 141 kcal
100 g gekochte rote Linsen: 148 kcal
40 g Mandeln: 212 kcal
40 g Walnüsse: 272 kcal

1 Portion Milch/Milchprodukte

200 ml Magermilch: 75 kcal
200 g Naturjoghurt, max. 2 % Fett: 125–145 kcal
200 g Hüttenkäse, fettarm: 140 kcal
30 g Schnittkäse, max. 30 % Fett: 55–75 kcal

1 Portion Fisch

50 g Garnelen: 35 kcal
50 g Lachs: 90 kcal
½ Dose Makrele in Tomatensauce: 100 kcal

KAPITEL 10

Den Effekt der Ernährung verstärken

Mit Schlaf und Bewegung

Wenn der Alltag nur so dahinrast und die Aufgaben und Verpflichtungen sich stapeln, nimmt es kaum wunder, dass wir versuchen, kostbare Zeit zu gewinnen, indem wir an ganz Wesentlichem sparen: an Nachtschlaf, Bewegung, gesundem Kochen. Doch das rächt sich schnell – nicht selten mit einem erhöhten Blutdruck. Auch und gerade wenn Sie glauben, für Ihre Gesundheit keine Zeit zu haben, ist es wichtig, an gewissen guten Gewohnheiten festzuhalten – und dabei wollen wir Sie unterstützen.

– – – – – – –

Behalten Sie gesunde Gewohnheiten bei

Viele Menschen geben Stress die Schuld an ihrem erhöhten Blutdruck. So einfach ist es jedoch nicht. Wenn man in eine akute Gefahrensituation gerät, z.B. in einen Verkehrsunfall verwickelt oder von jemandem bedroht wird, kann der Blutdruck zwar tatsächlich in schwindelnde Höhen schießen – aber er sinkt auch ebenso schnell wieder, wenn die Gefahr vorüber ist. Die Forscher können einen direkten Zusammenhang von Langzeitstress und Blutdruckerhöhung ganz einfach nicht nachweisen.

Dagegen neigen viele von uns in sehr geschäftigen, angespannten Phasen dazu, einen Lebensstil zu pflegen, der sich ungünstig auf den Blutdruck auswirkt. Wir streichen den Sport nach Feierabend und essen ungesundes Fast Food, weil uns die Energie fehlt, einzukaufen und selbst zu kochen. Wir trinken mehr Wein, als uns guttut, um nach einem harten Tag zur Ruhe zu kommen. Oder wir arbeiten so lange in den Abend hinein, dass wir nicht ausreichend Nachtschlaf bekommen. Wenn unser Alltag über eine gewisse Dauer so aussieht, lässt sich das mit großer Wahrscheinlichkeit am Blutdruck ablesen.

Deshalb ist Regel Nummer 1 in Zeiten von Stress: Achten Sie gerade jetzt auf gesunde Ernährung und Bewegung. Sie können gut und gerne Ihre Ernährung ganz radikal vereinfachen (siehe Seite 142) und damit die Fast-Food-Falle umgehen. Jede Minute, die Sie in Bewegung verbringen, tut Ihrem Blutdruck gut – dafür sollten sich eigentlich immer zumindest einige Minuten finden.

Menschen, die 70 bis 80 Stunden wöchentlich arbeiten und den herausforderndsten Berufen der Welt nachgehen, teilen ein wichtiges Geheimnis: Sie wissen um die Wichtigkeit Ihrer Gesundheit und kümmern sich kompromisslos um Körper und Entspannung, nicht zuletzt in Zeiten der Spitzenbelastung.

Achten Sie auf Ihren Nachtschlaf

Wir schlafen heute weniger als früher. Die meisten Deutschen geben an, auf sieben Stunden Schlaf pro Nacht zu kommen, für viele ist es weniger. Unzureichender Schlaf wirkt sich negativ auf die Lebensqualität aus – wir leiden unter Müdigkeit, Kopfschmerzen, einer verminderten Stresstoleranz und mangelnder Vitalität. Außerdem besteht ein erhöhtes Risiko für Unfälle im Verkehr und am Arbeitsplatz. Auf längere Sicht können chronische Schlafschwierigkeiten weitere Beschwerden begünstigen, wie Übergewicht, Herzschwäche, Schlaganfall, Diabetes Typ 2 und Depression.

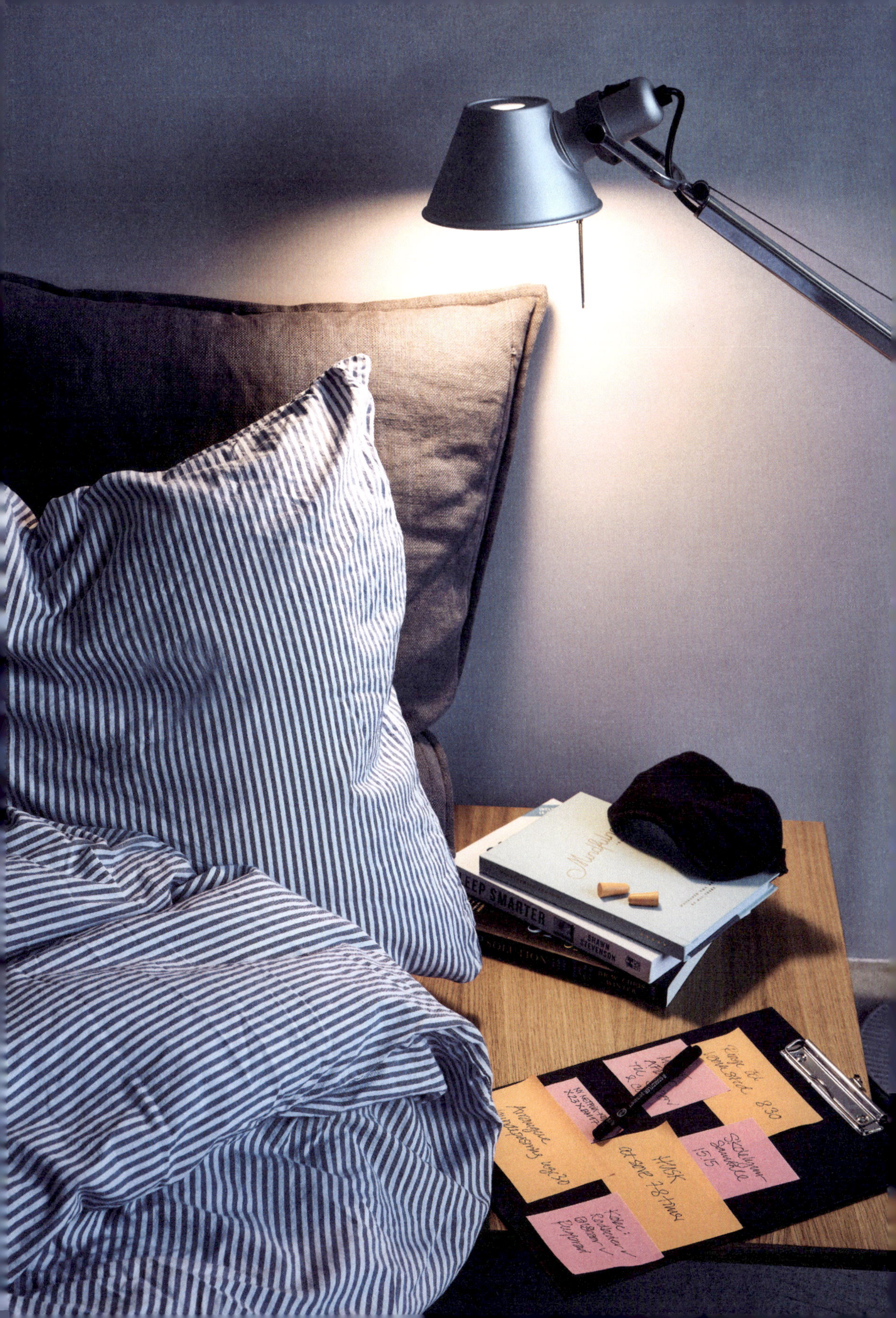
EEP SMARTER
SHAWN STEVENSON

Der Blutdruck reagiert bei den meisten Menschen höchst empfindlich auf schlechten Schlaf. Dies betrifft vor allem Frauen, belegt die Forschung, wobei man nicht sagen kann, weshalb dem so ist. Sowohl zu wenig als auch zu viel Schlaf wirken sich negativ auf den Blutdruck aus. Selbst ein Nachtschlaf von normaler Länge, aber schlechter Qualität – weil man lange braucht, um einzuschlafen, und mehrmals nachts aufwacht – kann den Blutdruck erhöhen und schädliche Entzündungen in den Blutgefäßen hervorrufen, wie neuere Forschungsergebnisse belegen.

Wie viel Schlaf Sie wirklich brauchen, wissen Sie selbst am besten. Meist sind es etwa 7,5 bis 8 Stunden pro Nacht. Doch dies ist lediglich ein Durchschnittswert. Jeder Mensch hat seinen ganz eigenen Bedarf an Nachtruhe. Wenn Sie unsicher sind, ob Sie ausreichend schlafen: Wachen Sie von selbst ohne Wecker auf und fühlen sich dann bereit für die Aufgaben des Tages? Dafür können sieben oder neun Stunden Schlaf nötig sein, der eine benötigt mehr, der andere weniger Schlaf, das ist individuell ganz verschieden. Wenn Sie jeden Morgen den Wecker brauchen, um sich dann müde aus dem Bett zu quälen, schlafen Sie wahrscheinlich zu wenig.

Vielen Menschen ist nicht bewusst, dass eine gesunde Ernährung den Schlaf verbessern kann. Für eine aussagekräftige Studie verbrachten 26 Personen fünf Nächte im Schlaflabor. An manchen Tagen servierte man Ihnen ein gesundes Abendessen mit Gemüse, reichlich Eiweiß und wenig gesättigtem Fett, an anderen Tagen aßen sie weniger gesund zu Abend. Nach einem gesunden Essen schliefen die Testpersonen im Durchschnitt nach 17 Minuten ein, wohingegen sie nach einem fettigen und zuckerhaltigen Abendessen 29 Minuten zum Einschlafen benötigten. Das gesättigte Fett, das vor allem in rotem Fleisch und fetten Milchprodukten zu finden ist, verkürzte den Tiefschlaf, der so wichtig für unsere Regeneration ist. Viel Zucker im Essen hatte mehrmaliges Aufwachen in der Nacht zur Folge. So betrachtet ist unser blutdrucksenkendes Ernährungsprogramm auch wunderbar wirksam für besseren Schlaf.

Schon einige wenige Nächte mit schlechtem Schlaf reichen übrigens aus, das Gehirn darauf zu konditionieren, ungesundes Essen zu bevorzugen. In einer Untersuchung durften sich zwei Gruppen von Teilnehmern vom selben Büfett bedienen: müde und ausgeruhte Menschen. Es zeigte sich schnell, dass die Müden zu Hamburgern, Pommes frites, Cola usw. griffen, während die Ausgeruhten mehr Gemüse und mageres Fleisch wählten.

Schlafmangel lässt unser Gehirn glauben, wir seien hungrig, vor allem aber steigt die Lust auf Kalorienreiches wie Süßigkeiten und fettige Snacks. Dafür verantwortlich ist u.a. ein verminderter Spiegel des Sättigungshormons Leptin – fällt dieser ab, empfinden wir Hunger, selbst wenn wir eigentlich genug gegessen haben. Wenn wir uns ständig müde fühlen, fehlt uns die Energie für Bewegung und Sport, sodass sich der Schlafmangel an verschiedenen Fronten bemerkbar macht.

13 Tipps für besseren Nachtschlaf

- Stehen Sie jeden Morgen zur selben Zeit auf, selbst wenn Sie am Vorabend erst spät eingeschlafen sind. Das gilt auch für das Wochenende.

- Verzichten Sie darauf, tagsüber zu schlafen, auch nach einer richtig schlechten oder kurzen Nacht. Ansonsten wird es am Abend noch schwieriger einzuschlafen.

- Schalten Sie um 20 Uhr Fernseher, Rechner und Mobiltelefon aus, und lesen Sie lieber ein Buch. Computer und Smartphone gehören nicht ins Schlafzimmer.

- Dimmen Sie die Beleuchtung im Wohnzimmer.

- Nehmen Sie in den letzten vier Stunden vor dem Schlafengehen keinen Kaffee, Tee, Kakao und keine Schokolade oder Cola zu sich – das enthaltene Koffein weckt Sie nur wieder auf.

- Vermeiden Sie Sport am Abend. Bewegung ist zwar wichtig für einen guten Nachtschlaf, doch der Körper braucht seine Zeit, wieder zur Ruhe zu kommen. Trainieren Sie früher am Tag.

- Ein Glas Milch, gerne warm getrunken, kann beruhigend wirken.

- Gehen Sie vor dem Schlafengehen zur Toilette, sodass Sie nicht nachts aufstehen müssen.

- Missbrauchen Sie niemals Alkohol als Einschlafhilfe.

- Gönnen Sie sich eine qualitativ hochwertige Bettdecke, die weder zu warm noch zu kalt ist. Wechseln Sie eventuell zwischen einer Winter- und einer Sommerdecke.

- Sollte Ihr/e Partner/in schnarchen, probieren Sie eine Zeit lang, ob Sie nicht besser in getrennten Zimmern schlafen.

- Wenn Sie nicht schlafen können, drehen und wenden Sie sich nicht endlos im Bett, sondern stehen Sie auf und finden Sie eine ruhige Beschäftigung bei gedämpfter Beleuchtung.

- Schlafen Sie an freien Tagen nicht allzu lange. Dies kann Ihren inneren Schlaf-Wach-Rhythmus verschieben, sodass es Ihnen schwerer fallen wird, am Abend wieder einzuschlafen.

Oder mit anderen Worten: Wenn Sie gut schlafen, bleiben Sie eher schlank, das Abnehmen wiederum fällt Ihnen leichter. Umgekehrt erhöht schlechter Schlaf das Risiko, an Gewicht zuzulegen. Dies wiederum kann zum Anstieg des Blutdrucks führen.

Übrigens kann nicht nur zu wenig, sondern auch zu viel Schlaf das Risiko für Bluthochdruck erhöhen. Haben Sie den Eindruck, dass Sie gegenwärtig mehr Schlaf brauchen als früher und Sie sich oft ohne ersichtlichen Grund müde fühlen, empfehlen wir Ihnen, mit Ihrem Arzt darüber zu sprechen und sich vielleicht eingehender untersuchen zu lassen.

Vielleicht leiden Sie, ohne es zu wissen, an Schlafapnoe. Dabei kommt es nachts zu Atemstörungen – der Atem setzt während des Schlafens wiederholt aus. Bei manchen Menschen sind es bis zu 400 solcher Aussetzer pro Nacht, von je 10 bis 60 Sekunden. Schlafapnoe ist mit einem gesteigerten Risiko für erhöhten Blutdruck, Herzinfarkt und Schlaganfall verbunden, doch zum Glück gibt es heute gute Behandlungsmöglichkeiten.

Bringen Sie Bewegung in Ihren Alltag

Bewegung ist Balsam für Ihren Blutdruck, und am besten bauen Sie viel davon in Ihren Alltag ein – besonders dann, wenn Sie die meiste Zeit sitzen: bei der Arbeit, auf dem Weg dorthin und wieder zurück in Auto, Bus oder Bahn und dann auch noch am Abend. Menschen, die am Schreibtisch oder anderweitig sitzend arbeiten, kommen leicht auf elf »Stuhl- und Sofastunden« täglich, was dem Blutdruck leider nicht gut bekommt.

Indem Sie Ihren Puls jeden Tag für etwa 30 Minuten einigermaßen sportlich in Schwung bringen, können Sie einen erhöhten Blutdruck statistisch gesehen um 5 bis 7 mmHg senken. Laufen, Schwimmen und Ballsport würden sich anbieten, aber Sie können einen ähnlichen Effekt auch durch andere neue Gewohnheiten in Ihrem Alltag erreichen. Können Sie z. B. täglich eine halbe Stunde lang spazieren gehen oder mit dem Rad fahren und kleine Aktivitätsphasen in Ihren Tag einbauen, sind Sie schon auf einem guten Weg. Und wenn Sie unterwegs ein bisschen Tempo aufnehmen und die Arme mitschwingen lassen oder mit dem Rad einen Berg hinaufstrampeln, ist der Gesundheitseffekt noch größer.

Mit am wichtigsten ist es, sich regelmäßig und häufig zu bewegen. Zwei- oder dreimal Sport in der Woche sind nicht genug für Ihre Gesundheit, wenn Sie den Rest der Zeit körperlich ruhig gestellt sind. Menschen, die bei der Arbeit mehr als sechs Stunden täglich sitzen, haben ein bis zu 37 Prozent höheres Risiko, an einer Herz-Kreislauf-Erkrankung zu sterben, als diejenigen, die maximal drei Stunden im Sitzen arbeiten – unabhängig davon, wie viel sie sich zu anderen Zeiten bewegen.

Sie und Ihre Gesundheit können nur gewinnen, wenn Sie Bewegung in Ihr Leben bringen. Machen Sie es sich zur Gewohnheit, immer die Option zu wählen, die am meisten Bewegung bedeutet, und sich so oft wie nur möglich von Stuhl oder Sofa zu erheben. Hier einige Ideen für einen aktiveren Alltag:

Von A nach B kommen

- Gehen Sie, wann immer es möglich ist, zu Fuß.
- Parken Sie das Auto etwas weiter weg von Ihrem Ziel, dem Bahnhof oder dem Supermarkt.
- Tragen Sie Ihre Einkäufe, statt einen Einkaufswagen oder -korb auf Rollen zu benutzen.
- Nehmen Sie die Treppe anstelle des Aufzugs.
- Wählen Sie einen Umweg zur Toilette und Kantine.
- Bleiben Sie in Bus und Bahn stehen, und steigen Sie eventuell ein oder zwei Haltestellen früher aus, um den Rest des Weges zu Fuß zu gehen.

Bei der Arbeit

- Stellen Sie einen Alarm auf Ihrem Smartphone ein, der Sie mindestens einmal stündlich an ein paar Minuten aktive Bewegung erinnert.
- Stehen Sie zum Telefonieren auf, und gehen Sie währenddessen auch gerne auf und ab.
- Platzieren Sie den Drucker außer Reichweite, ebenso Papierkorb und Kaffeemaschine, sodass Sie immer wieder aufstehen müssen.
- Schicken Sie keine E-Mails an Kollegen im Haus, wenn Sie ebenso gut in deren Büro vorbeischauen und Ihr Anliegen persönlich besprechen können.
- Ersetzen Sie Besprechungen im Sitzen durch »walk-and-talk«-Verabredungen.
- Stehen Sie, wann immer möglich. Ein höhenverstellbarer Schreibtisch ist dafür ideal.
- Ersetzen Sie den Bürostuhl durch einen Fitnessball, der beständig Aktivität in Beinen, Bauch und Rücken fordert, damit wir die Balance halten.

Zu Hause

- Legen Sie die Fernbedienung auf den Fernseher, damit Sie vom Sofa aufstehen müssen, um den Kanal zu wechseln.
- Nutzen Sie beim Fernsehen jeden Werbeblock, um aufzustehen. Leeren Sie die Waschmaschine, legen Sie Wäsche zusammen usw.
- Führen Sie zu Hause feste Routinen ein, wie zehn Liegestütze, während Sie auf das Teewasser warten, oder schwingen Sie die Arme, wenn Sie durchs Wohnzimmer gehen.

Bewegung und Sport für den Blutdruck

Ihr Blutdruck mag Sport, doch vielleicht möchten Sie mit Ihrem Arzt besprechen, welche Art von Bewegung in Ihrer individuellen Situation die beste ist. Hier können viele Faktoren hineinspielen. Wenn Ihr Blutdruck stark erhöht ist, empfehlen wir, dem zunächst mit blutdrucksenkender Medikation zu begegnen, bevor Sie ein intensives Sportprogramm starten. Einige geeignete Bewegungsformen wären:

Gehen

Gehen (bzw. die sportlichere Variante Walking) ist die einfachste und in vielerlei Hinsicht effektivste Trainingsform. Sie erfordert keinerlei Vorbereitung, ist gratis und kann überall ausgeübt werden. Wenn Sie ein wenig Tempo aufnehmen, kann Gehen sowohl Blutdruck

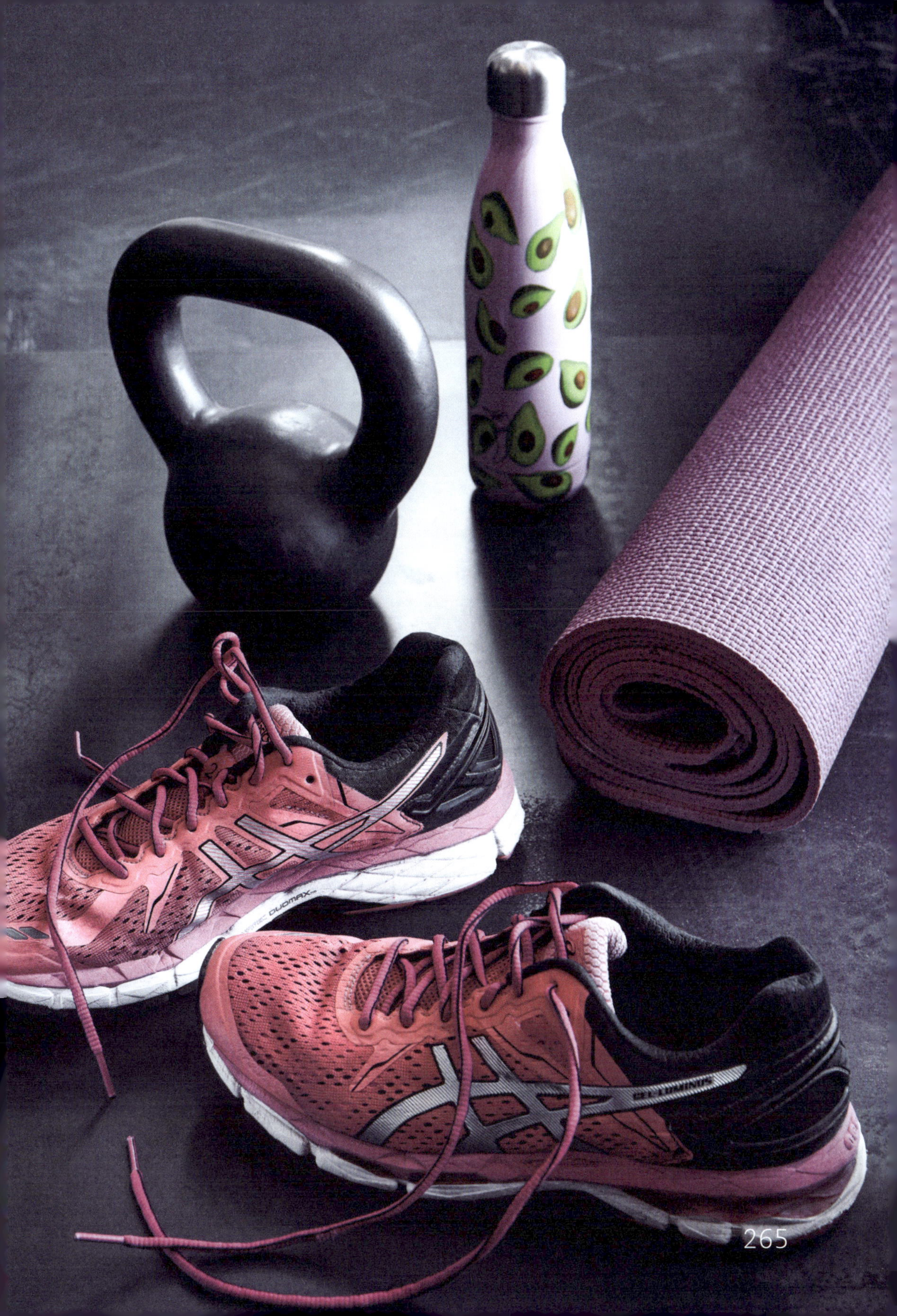
DUOMAX

als auch Cholesterinspiegel senken und den Blutzucker stabilisieren. Gehen bedeutet auch: Zeit für sich selbst haben und dabei Stress abbauen. Hier ein paar Tipps, wie Sie Gehen zu einer täglichen Gewohnheit und zu einem Vergnügen werden lassen:

- **Sorgen Sie für Abwechslung.** Wenn Sie jeden Tag dieselbe Strecke gehen, kann sich schnell Langeweile einstellen. Aber allein schon, wenn Sie eine wohlbekannte Route in der entgegengesetzten Richtung gehen, gewinnen Sie neue Eindrücke.
- **Erforschen Sie die Natur.** In vielen Wäldern finden sich markierte Wege, die durch besonders naturschöne Bereiche führen.
- **Experimentieren Sie.** Sie können Ihre Gehtechnik variieren, indem Sie z. B. Ihre Schrittgeschwindigkeit erhöhen, vielleicht sogar bis hin zu einem regelrechten Powerwalk mit kräftigen Armbewegungen.
- **Setzen Sie sich ein realistisches Ziel,** z. B. eine bestimmte Anzahl von Schritten. Von heute auf morgen die allgemein empfohlenen 10 000 Schritte pro Tag zu erreichen ist unrealistisch, wenn Sie es eher nicht gewohnt sind, viel zu Fuß zu gehen. Gehen Sie im Durchschnitt etwa 4000 Schritte täglich, ist eine Steigerung auf 6000 wunderbar. Erhöhen Sie die Schrittanzahl nach und nach.
- **Finden Sie einen Trainingspartner.** So bleiben Sie auch dann dabei, wenn Sie eigentlich keine Lust haben, weil Sie sich gegenseitig motivieren. Außerdem vergeht die Zeit schneller, wenn Sie beim Gehen über Gott und die Welt reden.
- **Hören Sie unterwegs Podcasts.** Eine interessante Geschichte ist ein guter Begleiter. Ist sie wirklich spannend, verlängern Sie vielleicht auch gerne Ihre Gehstrecke.
- **Hören Sie Musik, und folgen Sie dem Rhythmus.** Je schwungvoller der Takt der Musik, desto schneller schreiten wir voran. Sie können auch im Wechsel schnelle und langsamere Musikstücke wählen, wenn Sie sich ein Intervalltraining mit wechselnder Geschwindigkeit wünschen – was ein richtig gutes Training für den Blutdruck ist.
- **Machen Sie das Gehen zu einem festen Bestandteil Ihres Tagesprogramms.** Wenn sich die Frage gar nicht stellt, ob Sie losgehen sollen oder nicht, kommen Sie leichter in Bewegung.

Radfahren

Tägliches Fahrradfahren ist eine Wohltat für den Blutdruck. Das Risiko eines frühen Todes sinkt für diejenigen, die mit dem Rad zur Arbeit und zurück fahren, um 30 Prozent, wie eine Studie zeigt, an der 7000 Dänen teilnahmen. Im Durchschnitt verbrachten die Testpersonen nur drei Stunden pro Woche auf dem Drahtesel.

Erhöhen Sie auch gerne ab und an das Tempo, dann profitieren Sie noch mehr davon. Gemäß der Østerbro-Studie, an der 5106 Kopenhagener/innen im Alter von 21 bis 90 Jahren über 18 Jahre hinweg teilnahmen, lebten Frauen, die mit gewöhnlicher Geschwindigkeit Rad fuhren, 2,2 Jahre länger als diejenigen, die langsam unterwegs waren. Die allerschnellsten Radfahrerinnen lebten stolze 3,9 Jahre länger, besonders weil sie weniger an Herz-Kreislauf-Beschwerden litten.

Wenn Sie also den Trainingseffekt optimieren wollen, ist es von Vorteil, immer wieder zu spüren, wie der Puls ansteigt, das Herz stärker schlägt und Sie etwas außer Atem geraten – nicht notwendigerweise die ganze Zeit, zwischendurch reicht.

In der Stadt ist es verhältnismäßig einfach, in die Pedale zu treten. Tatsächlich ist Radfahren oft die beste Art der Fortbewegung. Viele Städte geben heute mehr und mehr dem Radverkehr die Vorfahrt, mit einem guten Wegenetz und Abkürzungen für nichtmotorisierte Zweiräder. Wenn Sie in einer kleineren Ortschaft oder auf dem Land wohnen, sind dagegen manchmal die Abstände zum Arbeitsplatz, zur Ausbildungsstätte, zu Läden u.Ä. einfach zu groß. Dafür haben Sie dann aber vielleicht eine wunderschöne Landschaft direkt vor der Haustür, um in Ihrer Freizeit Radtouren zu unternehmen.

Wenn Sie das Radfahren nicht gewohnt sind, kann ein E-Bike eine gute Option sein. Der Motor hilft nur mit, wenn Sie auch selbst in die Pedale treten, Sie kommen also um Bewegung nicht herum. Der Trainingseffekt ist natürlich geringer, wenn der Motor Ihnen einen Gutteil der Anstrengung abnimmt, aber wenn Sie nach und nach fitter werden, können Sie selbst einen immer größeren Teil der Arbeit übernehmen. Das E-Bike ist auch eine große Erleichterung bei Gicht und anderen Knieproblemen, die zu große Belastung verbieten – oder wenn Sie so weit entfernt von Ihrem Arbeitsplatz wohnen, dass es wenig verlockend erscheint, täglich ohne motorisierte Unterstützung dorthin zu fahren.

Krafttraining

Vielleicht haben Sie gehört, dass Krafttraining für Menschen mit erhöhtem Blutdruck gefährlich sein kann. Heute haben die Experten hierzu eine nuanciertere Meinung und raten durchaus zu dynamischem Krafttraining als Ergänzung zu Gehen, Laufen, Radfahren und anderen Formen von Ausdauersport.

Dynamisches Krafttraining bedeutet, dass man während der Übungen beständig in Bewegung ist, z.B. indem man Kurz- oder Langhanteln auf- und abbewegt oder an Bändern und Kabeln zieht – im Gegensatz zu statischen Übungen, bei denen man gerne intuitiv die Luft anhält, während man anhebt oder hochstemmt, was den Blutdruck kurzzeitig nach oben schießen lässt.

Krafttraining empfiehlt sich, wenn man Körperfett verbrennen und Muskelmasse aufbauen möchte, was sich wiederum positiv auf den Blutdruck auswirkt. Zwei oder drei Einheiten Krafttraining pro Woche können also bestens Aktivitäten wie Gehen oder Radfahren, die Ihren Puls über längere Dauer eher sanft ansteigen lassen, ergänzen.

So messen Sie zu Hause den Blutdruck

Kaufen Sie sich ein zuverlässiges Blutdruckmessgerät

Nicht alle Geräte messen gleich präzise, deshalb kaufen Sie nicht das nächstbeste günstige Gerät, auf das Sie stoßen, sondern stellen gewisse Anforderungen:

- Das Blutdruckmessgerät sollte in klinischen Tests geprüft worden sein, was leider nicht auf alle erhältlichen Modelle zutrifft.
- Das Gerät sollte den Blutdruck am Oberarm, nicht am Handgelenk messen.
- Die Manschette, die um den Oberarm gelegt wird, sollte ausgetauscht werden können, sodass Sie perfekt für Ihren Arm passt.
- Das Gerät sollte zur Überprüfung beim Hersteller eingeschickt werden können, gewöhnlich empfiehlt sich das einmal jährlich – oder beispielsweise nachdem es auf harten Boden gefallen ist.
- Eine ausführliche Gebrauchsanweisung auf Deutsch sollte mitgeliefert werden.
- Möchten Sie ein Messgerät für das Handgelenk verwenden, sollte das Gerät anzeigen, wann sich das Handgelenk auf Herzhöhe befindet.

Den Blutdruck bestimmen

- Ruhen Sie sich vor der Messung für mindestens zehn Minuten aus.
- Wenn Sie rauchen: Verzichten Sie eine Stunde vor der Messung auf Zigaretten.
- Legen Sie die Manschette um Ihren Oberarm, ein paar Zentimeter oberhalb der Ellenbeuge und direkt auf die nackte Haut, der Schlauch zeigt dabei mittig nach unten zur Hand.
- Die Manschette darf nicht zu eng sitzen.
- Setzen Sie sich auf einen Stuhl, und legen Sie Ihren Arm ab, z.B. auf der Tischplatte, mit der Handfläche nach oben und der Manschette auf Herzhöhe.
- Finden Sie eine entspannte Sitzhaltung, ohne allerdings die Beine übereinanderzuschlagen. Lehnen Sie sich zurück, und ruhen Sie so noch für mindestens fünf Minuten ungestört aus.
- Bleiben Sie auch bei der Messung entspannt, sprechen Sie währenddessen nicht.
- Wenn Sie auf den Startknopf drücken, nimmt das Gerät automatisch die Messung vor.

- Auf der Anzeige erscheinen in der Regel drei Zahlen: für den systolischen Blutdruck (der höhere Wert), den diastolischen Blutdruck (der niedrigere Wert) sowie die Herzfrequenz.
- Messen Sie dreimal hintereinander, und notieren Sie sämtliche Ergebnisse. Die niedrigsten Werte sind die gültigen.

Der Blutdruck passt sich beständig den augenblicklichen Bedürfnissen des Körpers an. Wenn die Muskeln gefordert sind oder das Verdauungssystem eine Mahlzeit verarbeiten soll, führt der Kreislauf Sauerstoff und Nährstoffe bevorzugt denjenigen Organen zu, die in diesem Moment den größten Bedarf vermelden. Diese Anpassungen geschehen unbewusst und ohne willentliche Kontrolle, sie werden von einem äußerst komplizierten Zusammenspiel zwischen Nervensystem, Hormonen und Signalstoffen in den Blutgefäßen geregelt.

Der Blutdruck kann sich innerhalb von Sekunden verändern. Laufen Sie dem Bus hinterher oder streiten Sie sich mit einem Arbeitskollegen, steigt der Blutdruck augenblicklich an, beispielsweise von 110/70 auf 180/110. Zum Glück sinkt er auch schnell wieder ab. Diese Art von Blutdruckerhöhung ist harmlos.

Der Blutdruck steigt meist morgens an, hält sich den Tag hindurch einigermaßen konstant, sinkt schließlich am Abend wieder und bleibt bis zum nächsten Morgen auf einem niedrigen Niveau. Dies gilt jedoch nur für die sogenannten »Dipper«. Bei jedem Zehnten sinkt der Blutdruck in der Nacht gar nicht oder nur ganz wenig, und ist man ein solcher »Non-Dipper«, kann das bedeuten, dass man zu Blutdruckproblemen neigt.

Liegt eine einzelne Messung einmal höher als gewöhnlich, ist dies kein Grund zur Panik – warten Sie einfach eine Stunde, und messen Sie dann erneut.

Es leuchtet wohl ein, dass eine Blutdruckmessung am besten in Ruhe erfolgt – wenn Sie sich körperlich und geistig ausgeglichen fühlen. Damit die Einzelmessungen zusammengenommen ein klares Bild ergeben, sollten sie möglichst jedes Mal unter den gleichen Umständen vorgenommen werden.

Eine Möglichkeit, den »Zuhauseblutdruck« zu bestimmen: Errechnen Sie die Durchschnittswerte aus zwölf Ergebnissen, die Sie an zwei aufeinanderfolgenden Tagen gemessen haben. Auf der Internetseite der Deutschen Hochdruckliga (www.hochdruckliga.de) finden Sie weitere Informationen, nicht zuletzt zum Blutdruckmessen zu Hause, sowie Verweise zu Quellen und Experten.

Zeigen Sie diese Seiten Ihrem behandelnden Arzt

Sehr geehrter Kollege,

Ihr/e Patient/in hat unser Buch »Gesunder Blutdruck in 14 Tagen« gekauft, um ein Ernährungsprogramm zu befolgen, das wir angelehnt an ein amerikanisches Vorbild – die DASH DIET, eine gut dokumentierte Diät zur Senkung des Blutdrucks – entwickelt haben. Ergebnisse einiger klinischer Untersuchungen sind auf den Seiten 18 bis 20 dieses Buchs in allgemein verständlicher Form beschrieben.

Unser Ernährungsprogramm kann am besten als »vernördlichte« Mittelmeerdiät beschrieben werden, die vor allem auf folgende Nahrungsmittel setzt: Vollkorngetreide, Gemüse, Obst und Beeren, Gewürze, Nüsse, Hülsenfrüchte, Fisch und Fleisch in moderaten Mengen und hier bevorzugt Fisch sowie fettarme Milchprodukte, ebenfalls in moderaten Mengen. Dagegen wird gespart an Zucker, Salz, gesättigtem Fett, Alkohol und Omega-6-Fettstoffen aus verarbeiteten Lebensmitteln.

In den ersten 14 Tagen ernährt sich der/die Patient/in nach den Rezepten in diesem Buch, die für einen täglichen Energiebedarf von 2000 Kilokalorien entwickelt wurden. Wie der Energiebedarf individuell bestimmt wird, beschreiben wir auf Seite 253. Zugrunde liegt eine Einteilung von Lebensmitteln in verschiedene Gruppen sowie empfohlene Tagesportionen, wie auf Seite 17 zu sehen ist. Besteht ein markant höherer Energiebedarf, kann der Ernährungsplan angepasst werden, vor allem indem die Portionen an Gemüse und Vollkornprodukten aufgestockt werden. Wer weniger braucht, kann kleinere Portionen zubereiten oder Reste für den nächsten Tag aufheben.

Folgende Veränderungen sind u.a. zu erwarten – basierend auf klinischen Studien und unseren Erfahrungen:

- Bei Hypertonikern kann der Blutdruck recht deutlich sinken.
- Bei Prähypertonikern kann der Blutdruck etwas absinken.
- Die Dosis der eingenommenen Medikamente kann reduziert werden.
- Die gesünderen Ernährungsgewohnheiten haben oft einen Gewichtsverlust zur Folge – auch ohne Fokus auf das Abnehmen.
- Der Taillenumfang reduziert sich und hiermit auch das Viszeralfett.
- Folgende Werte können sich verbessern: Cholesterin, Blutzucker und HbA1C.

Zu den positiven Veränderungen tragen bei:

- Mehr Vollwertiges und Ballaststoffe
- Höhere Insulinempfindlichkeit
- Mehr Kalium, Magnesium und Calcium
- Nitrat aus Gemüse, nicht von rotem Fleisch
- Bessere Balance zwischen Omega-3- und Omega-6-Fettsäuren
- Weniger Cholesterin, gesättigte Fette und Transfette
- Weniger Zucker und Süßungsmittel
- Weniger Salz
- Anti-entzündliche Lebensmittel
- Fettarme Milchprodukte in moderater Menge
- Mehr sättigende Proteine
- Weniger Alkohol

Zudem raten wir zu reichlich Bewegung im Alltag, vor allem in Form von Gehen und Radfahren. Alles zählt mit.

Wir empfehlen, dass vor der Ernährungsumstellung folgende Messungen vorgenommen werden: Kreatinin, Elektrolyte, Leberwerte, TSH, Lipidprofil sowie HbA1c – und dass diese Messungen eventuell nach einigen Wochen wiederholt werden.

Wahrscheinlich misst der/die Patient/in auch zu Hause den Blutdruck. Sie können vielleicht gemeinsam besprechen, wie diese Messergebnisse am besten dokumentiert werden.

Wir wünschen viel Glück für dieses Projekt. Und wir würden uns freuen, bei Gelegenheit Erfahrungen auszutauschen. Bei Fragen können Sie uns jederzeit gerne kontaktieren unter jerk@langer.dk.

Jerk W. Langer Jens Linnet

Die Autoren

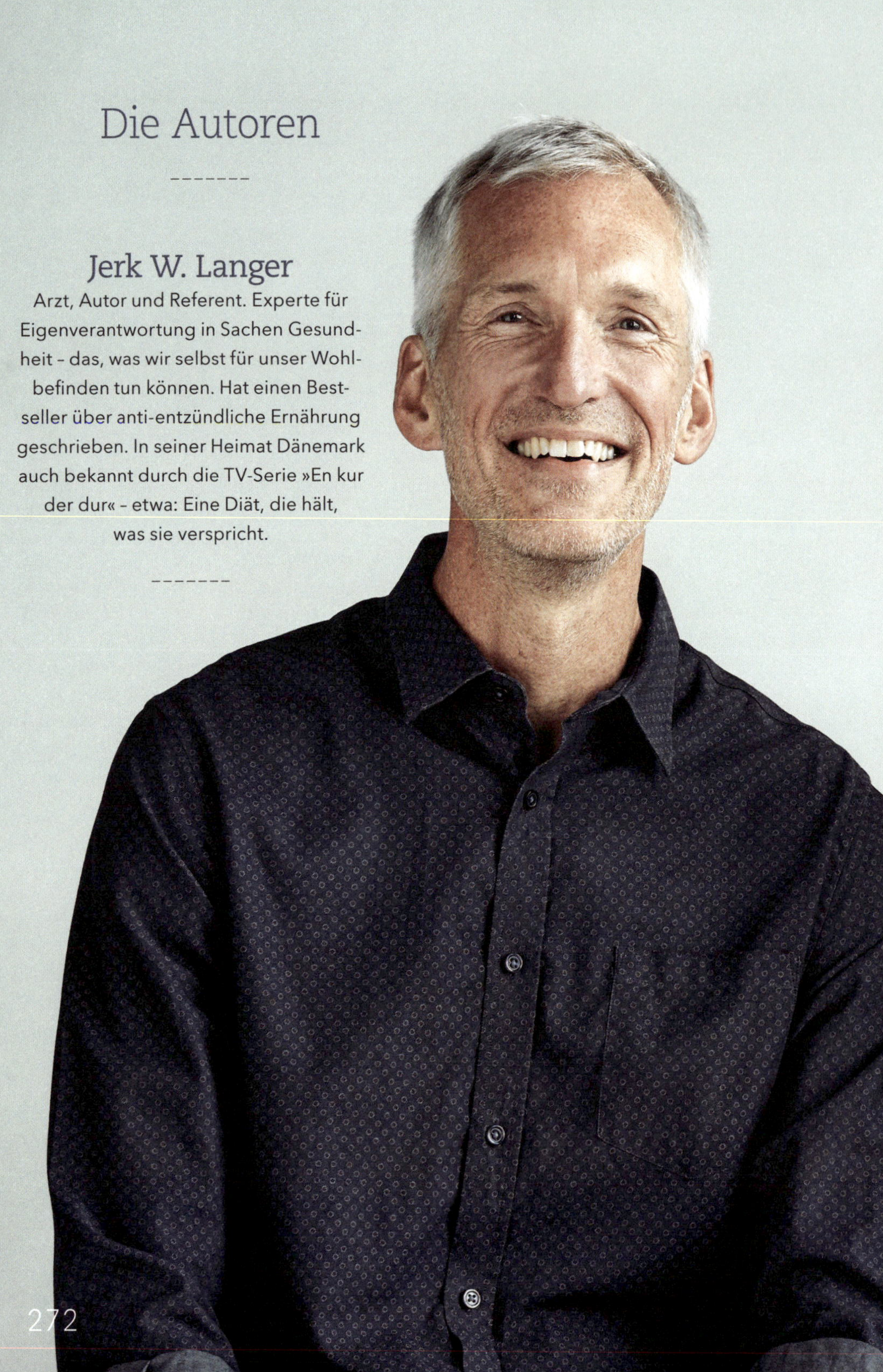

Jerk W. Langer

Arzt, Autor und Referent. Experte für Eigenverantwortung in Sachen Gesundheit – das, was wir selbst für unser Wohlbefinden tun können. Hat einen Bestseller über anti-entzündliche Ernährung geschrieben. In seiner Heimat Dänemark auch bekannt durch die TV-Serie »En kur der dur« – etwa: Eine Diät, die hält, was sie verspricht.

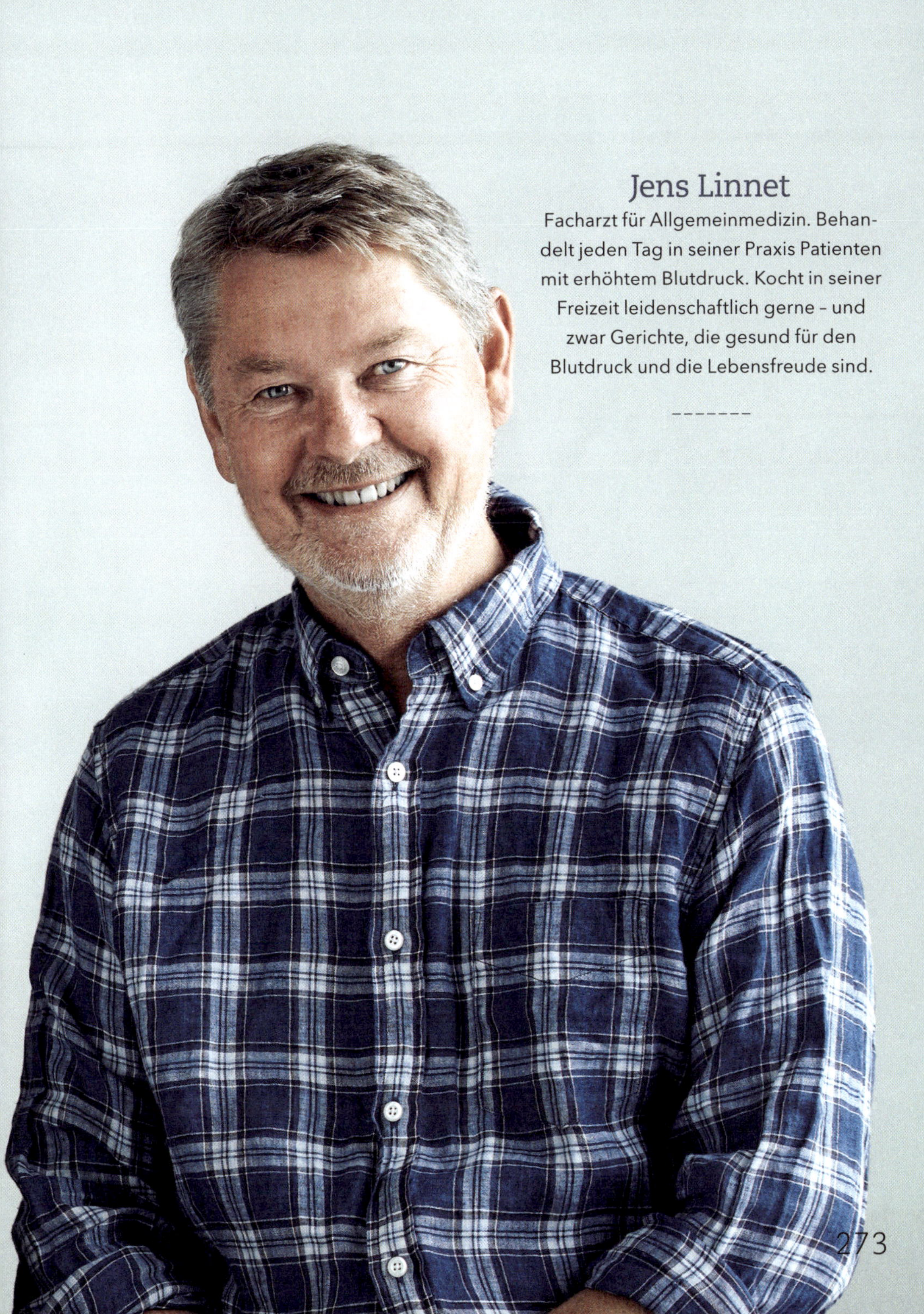

Jens Linnet

Facharzt für Allgemeinmedizin. Behandelt jeden Tag in seiner Praxis Patienten mit erhöhtem Blutdruck. Kocht in seiner Freizeit leidenschaftlich gerne – und zwar Gerichte, die gesund für den Blutdruck und die Lebensfreude sind.

Register

Literatur

Interessieren Sie sich näher für ein bestimmtes Thema, das in diesem Buch aufgegriffen wurde, finden Sie hier Hinweise für die weiterführende Lektüre in englischer Sprache. Emfehlungen für deutschsprachige Fachartikel gibt es hier: www.hochdruckliga.de/bluthochdruck-fachartikel.html

Bluthochdruck

The best way to monitor your blood pressure? Do it yourself. New York Times 2018, March 6. https://www.nytimes.com/2018/03/06/well/live/the-best-way-to-monitor-your-blood-pressure-doit-yourself.html

Prevalence, awareness, and control of arterial hypertension in Denmark. J Am Soc Hypertens. 2009 Jan;3(1):19–24.e2 https://www.ashjournal.com/article/S1933-1711(08)00148-4/abstract

Ausgewählte DASH-Studien

A clinical trial of the effects of dietary patterns on blood pressure. DASH Collaborative Research Group. N Engl J Med 1997;336(16):1117–1124 http://www.nejm.org/doi/full/10.1056/NEJM199704173361601

Effects on blood pressure of reduced dietary sodium and the dietary approaches to stop hypertension (DASH) diet. DASH-Sodium Collaborative Research Group. N Engl J Med 2001(1);344:3–10 http://www.nejm.org/doi/full/10.1056/NEJM200101043440101

Effects of the DASH diet alone and in combination with exercise and weight loss on blood pressure and cardiovascular biomarkers in men and women with high blood pressure: the ENCORE study. Arch Intern Med. 2010 Jan 25;170(2): 126–135.doi: 10.1001/archinternmed. 2009.470 https://www.ncbi.nlm.nih.gov/pubmed/20101007

Adherence to a DASH-style diet and risk of coronary heart disease and stroke in women. Arch Intern Med. 2008;168(7):713–720. doi:10.1001/archinte.168.7.713 http://archinte.jamanetwork.com/article.aspx?articleid=414155

The effect of dietary approaches to stop hypertension (DASH) on serum inflammatory markers: A systematic review and meta-analysis of randomized trials. Clinical Nutrition 2018, 37, 2, 542–550 https://doi.org/10.1016/j.clnu.2017.02.018

Effects of the dietary approach to stop hypertension (DASH) diet on cardiovascular risk factors: a systematic review and meta-analysis. British Journal of Nutrition 2015, 113, 1, 1–15 https://doi.org/10.1017/S0007114514003341
Influence of dietary approaches to stop hypertension (DASH) diet on blood pressure: A systematic review and meta-analysis on randomized controlled trials. Nutrition, Metabolism and Cardiovascular Diseases 2014, 24 ,12, 1253–1261 https://www.nmcd-journal.com/article/S0939-4753(14)00205-1/fulltext

Lebensmittel

Whole dairy matrix or single nutrients in assessment of health effects: Current evidence and knowledge gaps. The American Journal of Clinical Nutrition 2017, 105, 5, 1033–1045 https://doi.org/10.3945/ajcn.116.151548

Dietary nitrate provides sustained blood pressure lowering in hypertensive patients: a randomized, phase 2, double-blind, placebo-controlled study. Hypertension. 2015 Feb; 65(2): 320–327 https://www.ncbi.nlm.nih.gov/pmc/articles/PMC4288952/

Olive oil as medicine: the effect on blood pressure. UC Davis. Olive Oil Center 2015 https://olivecenter.ucdavis.edu/media/files/OliveOilasMedicine.pdf

Consumption of spicy foods and total and cause specific mortality: population based cohort study. BMJ 2015; 351; 351:h3942 http://www.bmj.com/content/351/bmj.h3942

22 fruits high in potassium – a ranking from highest to lowest. My Food Data 2018 https://www.myfooddata.com/articles/high-potassium-fruits.php

Meals based on vegetable protein sources (beans and peas) are more satiating than meals based on animal protein sources (veal and pork) – a randomized cross-over meal test study. Food & Nutrition Research 2016 https://foodandnutritionresearch.net/index.php/fnr/article/view/972

Nut consumption and risk of cardiovascular disease. Journal of the American College of Cardiology 2017, 70 (20) 2519–2532 http://www.onlinejacc.org/content/70/20/2519

Association of nut consumption with total and cause-specific mortality. N Engl J Med 2013; 369:2001–2011 http://www.nejm.org/doi/full/10.1056/NEJMoa1307352

Salz

Effects of low sodium diet versus high sodium diet on blood pressure, renin, aldosterone, catecholamines, cholesterol, and triglyceride. Cochrane Database of Systematic Reviews 2017, Issue 4. Art. No.: CD004022. DOI: 10.1002/14651858. CD004022.pub4 http://www.cochrane.org/CD004022/HTN_effect-low-salt-diet-blood-pressure-and-some-hormones-and-lipids-people-normal-and-elevatedblood

Role of salt intake in prevention of cardiovascular disease: controversies and challenges. Nature Reviews Cardiology 2018; 15,371–377 https://www.nature.com/articles/s41569-018-0004-1

Entzündung und anti-entzündliche Ernährung

Anti-inflammatory diet in clinical practice: A review. Nutr Clin Pract 2017;32:318–325 https://onlinelibrary.wiley.com/doi/abs/10.1177/0884533617700353

Low-grade inflammation, diet composition and health: current research evidence and its translation. British Journal of Nutrition (2015), 114, 999–1012 https://doi.org/10.1017/S0007114515002093

Gluteofemoral body fat as a determinant of metabolic health. International Journal of Obesity. Vol 34, 949–959 (2010) https://www.nature.com/articles/ijo2009286

The importance of a balanced omega-6 to omega-3 ratio in the prevention and management of obesity. Open Heart 2016;3:e000385. doi:10.1136/openhrt-2015-000385 https://openheart.bmj.com/content/openhrt/3/2/e000385.full.pdf

Whole grain-rich diet reduces body weight and systemic low-grade inflammation without inducing major changes of the gut microbiome: a randomised cross-over trial. Gut 2017;0:1–11. doi:10.1136/gutjnl-2017-314786 https://gut.bmj.com/content/early/2017/10/27/gutjnl-2017-314786

Intestinal microbiota metabolism of L-carnitine, a nutrient in red meat, promotes atherosclerosis. Nature Medicine 2013; 19, 576–585 https://www.nature.com/articles/nm.3145

Effects of pomegranate juice on blood pressure: A systematic review and meta-analysis of randomized controlled trials. Pharmacological Research 2017; 115, 149–161 https://doi.org/10.1016/j.phrs.2016.11.018

Kaffee und Tee

Coffee drinking and mortality in 10 european countries: A multinational cohort study. Ann Intern Med. 2017;167(4):236–247 http://annals.org/aim/article-abstract/2643435/coffee-drinking-mortality-10-european-countries-multinational-cohort-study

Coffee consumption and risk of hypertension: a systematic review and dose-response meta-analysis of cohort studies. Journal of Human Hypertension 2018; 32, 83–93 https://www.nature.com/articles/s41371-017-0007-0

Caffeine: How does it affect blood pressure? Mayo Clinic 2017 https://www.mayoclinic.org/diseases-conditions/high-blood-pressure/expert-answers/blood-pressure/faq-20058543

Genetics, metabolism and individual responses to caffeine. Coffee & Health 2018 https://www.coffeeandhealth.org/wp-content/uploads/2018/06/Caffeine_Metabolism_Report-DESIGNED-290518.pdf

Effect of green tea consumption on blood pressure: A meta-analysis of 13 randomized controlled trials. Scientific Reports 2014; 4: 6251 https://www.nature.com/articles/srep06251

Schlaf

Relationship between duration of sleep and hypertension in adults: a meta-analysis. J Clin Sleep Med 2015;11(9):1047–1056 http://jcsm.aasm.org/ViewAbstract.aspx?pid=30175

Fiber and saturated fat are associated with sleep arousals and slow wave sleep. J Clin Sleep Med 2016;12(1):19–24 http://www.aasmnet.org/jcsm/ViewAbstract.aspx?pid=30412

Effects of Inadequate Sleep on Blood Pressure and Endothelial Inflammation in Women. Journal of the American Heart Association. 2018;7:e008590 https://doi.org/10.1161/JAHA.118.008590

Bewegung

Too much sitting: The population-health science of sedentary behavior. Exerc Sport Sci Rev. 2010 Jul; 38(3): 105–113 https://www.ncbi.nlm.nih.gov/pmc/articles/PMC3404815/

Sonstiges

Effect of low-fat vs low-carbohydrate diet on 12-month weight loss in overweight adults and the association with genotype pattern or insulin secretion. The DIETFITS Randomized Clinical Trial. JAMA. 2018;319(7):667–679 https://jamanetwork.com/journals/jama/fullarticle/2673150

2. Auflage 2024

Die dänischsprachige Originalausgabe erschien 2018
bei Politikens Forlag, Kopenhagen unter dem Titel »Sundt blodtryk på 14 dage«

Projektleitung: Eva M. Salzgeber
Übersetzung: Flora Fink, München
Producing & Satz: Matthias Liesendahl, Berlin
Korrektorat: Philip Anton, Köln

Reproduktion: Thomas Brinkløv Grafisk
Druck & Verarbeitung: Alföldi Nyomda Zrt., Debrecen
Printed in Hungary

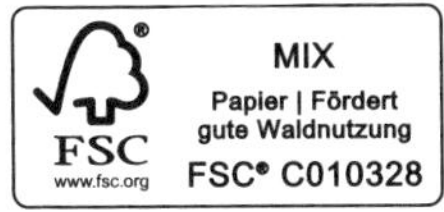

Penguin Random House Verlagsgruppe FSC® N001967

ISBN 978-3-517-09851-7
www.suedwest-verlag.de

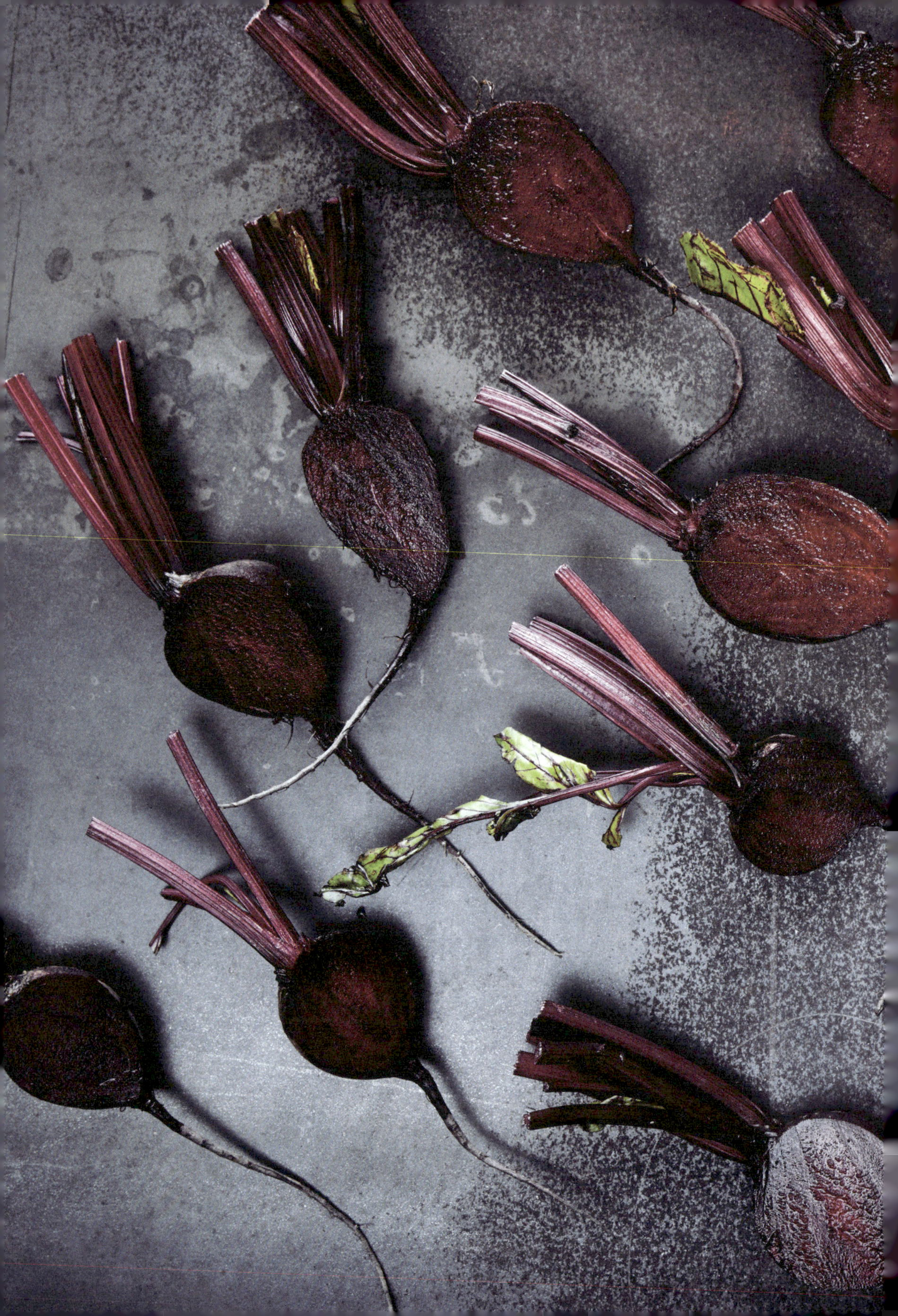